医圣张仲景药法研究

编 著　张世臣

协 编　严桂林　曹丽娟

杨林勇　姜恒丽　张 旭

马向慧

全国百佳图书出版单位

中国中医药出版社

·北 京·

U0308644

图书在版编目（CIP）数据

医圣张仲景药法研究 / 张世臣编著 . —北京：中国中医药出版社，
2021.2

ISBN 978 – 7 – 5132 – 6534 – 8

Ⅰ . ①医⋯　　Ⅱ . ①张⋯　　Ⅲ . ①《伤寒杂病论》– 方剂学 – 研
究　　Ⅳ . ① R222.16

中国版本图书馆 CIP 数据核字（2020）第 229754 号

中国中医药出版社出版

北京经济技术开发区科创十三街 31 号院二区 8 号楼

邮政编码　100176

传真　010-64405721

保定市西城胶印有限公司印刷

各地新华书店经销

开本 880×1230　1/32　印张 12.25　字数 283 千字

2021 年 2 月第 1 版　2021 年 2 月第 1 次印刷

书号　ISBN 978 – 7 – 5132 – 6534 – 8

定价　58.00 元

网址　www.cptcm.com

社 长 热 线　010-64405720

购 书 热 线　010-89535836

维 权 打 假　010-64405753

微信服务号　zgzyycbs

微商城网址　https://kdt.im/LIdUGr

官 方 微 博　http://e.weibo.com/cptcm

天猫旗舰店网址　https://zgzyycbs.tmall.com

如有印装质量问题请与本社出版部联系（010-64405510）

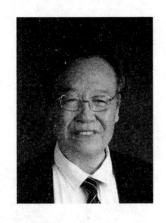

张世臣教授，生于1940年2月28日，锦州义县人。1960年按照组织安排，由西医医疗本科，转学中药专业，1964年毕业于北京中医学院中药系。著名的中药学家、中药教育家、药政管理专家，是国务院"有突出贡献专家"，享受"国务院政府特殊津贴"。曾任北京中医学院中药系（现北京中医药大学中药学院）系主任、国家卫生部药政局副局长、国家药品监督管理局注册司司长，退休后于2002年应香港特区政府卫生署之邀，赴香港襄助中药监督管理、注册法规体系建设事宜。曾任中华中医药学会副会长、中华中医药学会中药炮制学分会主任委员、中国中药协会副会长、中药饮片专委会主任委员。

张世臣教授精通中药学、中药鉴定学、中药炮制学，曾获国家计委、科委、财政部三部委"国家八五科技攻关重大成果奖"、国家中医药管理局"中医药科学技术进步奖"（一等奖）、北京中医药大学"特别贡献奖"，著有《中药炮制学》《药事管理学》《中国附子》《中药新药临床用药手册》《迟悟轩诗笺》等，参与审定国家职业技能标准《中药炮制工》并主编《中药炮制工》教材，发表论文三十余篇。

为传承张世臣教授学术思想，北京中医药大学成立了"张世臣名师传承工作室"、北京市中医管理局"薪火传承3+3"工程建立了"张世臣名老中医工作室"、中国中药协会与盛实百草药业有限公司成立了"张世臣中药炮制传承创新工作室"等多个工作室（站）。旨在弘扬中医药文化，提升中药学术水平和中药质量标准，为"传承精华，守正创新"，振兴中医药事业作贡献。

医圣张仲景药法研究

颜正华 [印章]

2020.9.30.

房序

今年十月初，拿到张世臣教授的《医圣张仲景药法研究》一书清样，喜不自胜，捧读之余，不禁感慨系之。这是对万代医宗张仲景药法在理论和实践上深刻学习得到的深切感悟，弥足珍贵。

张世臣教授是我的师辈先进。他本学西医，后因工作需要又学中药，是北京中医学院（现北京中医药大学）中药系首届毕业生。他勤求古训，博览群书，潜心学习，师从中医药大家谢海洲老师等前辈师长，多获教益。毕业后，世臣师在北京中医药院中药研究所工作，在理论与实践的结合上奠定了扎实的基础。而后，又调入北京中医学院，从教师、教研室主任到中药系主任。20世纪90年代初，奉调到卫生部药政局任副局长。90年代末，又任新成立的国家药监局首任药物注册司司长，在药政管理和药学科研方面贡献良多。进入21世纪，他又被派往回归后的香港特区，协助时任香港卫生署署长陈冯富珍女士进行深入调研，根据香港特区具体情况，结合内地工作情况和自己的经验，制定出符合香港特区情况的中药管理制度和办法。经年，功就返京。退休后，又积极参与各类有关中医药的社会活动，在中国中药协会发挥了首席专家的指导作用。

世臣师近60年的经历，既是在实践中不断提高的中医药专家的经历，也是中医药管理界的"行伍出身"——一步步磨炼出来的。这种经历，对于一个中医药人来说，是可遇不可求的。在同他的接触中，不时能听到他发聋振聩的思想火花。如果能将这些思想火花（有时哪怕是一点两点、一句两句，可能都是浸染着多年思索和实践的收获、感悟）蒐集起来，庶以能给后辈学者带来有益的启发。我也数次将这些想法向世臣师建议过。这次，借中国中药协会与盛实百草药业有限公司共同建立的"张世臣中药炮制传承创新工作室"之便，世臣师偕同曹丽娟等数名后学编著的《医圣张仲景药法研究》终于问世。这是世臣师多年学习解读仲景大师经典著作中有关"药法"的系统梳理、提炼，是一本值得一读的好书。

作为中国传统医药学，历来医和药是不分家的。它们的共同理论基础是中医基本理论，是中医药的四部经典。表现在实践上，历来举凡医家，也必是药家；反之伟大的药学家，也无不是高明的医学家。作为"万代医宗"的张仲景，建立了辨证论治的完整体系，但他的方药也被称为"众方之祖"，其中不少方药又有独特的炮制和使用方法，他在药学上的成就和贡献又何尝不是"万代药宗"。被尊为"药王"的孙思邈，也是隋唐时期的名医。明代李时珍，经典之作是《本草纲目》，但他在医学方面又有极深的造诣，有《濒湖脉学》等一系列医籍传世。医药结合，医药相长，成就了中医药学这硕大的奇葩，盛开在祖国大地，护佑着中华民族生生不息，繁衍昌盛。

近年以来，由于科学技术爆发性的前进、发展、创新，各门学科分类逐渐形成而且日益发展。中医药学非但形成了医学、药学两大系列（近年来又逐渐再次"分蘖"），单在药学方面又产生了许多分支研究系列。这种越分越细的分支，无疑对该分支深入研究、挖掘和提高是有益的，是科技进步的体现。但勿庸讳言，这种越分越细的趋势也逐步加大了相关学科门类的分隔，以至于在一些青年学子中产生了医不知药、药不知医的弊端，影响了医药学的融合发展。

有鉴于此，80年代张世臣教授便在研究生教育中开设《临床中药炮制学》，以期加大药物为临床应用服务的研究。在这段时期，不断有"临床中药学""临床中药药理学"等论著出现，相信亦是为解决此类问题而做的，并非无益的探索。本书亦是世臣师在60年工作中研究仲景《伤寒论》《金匮要略》临床用药及其发挥独特而效验的中药炮制理论和方法（世臣师称之为"药法"）的感悟和总结。

书贵在出新，言人意中所有，而言中所无的见解。开卷捧读，本书对张仲景药法上的解析其新颖之处甚多。例如第五章"《伤寒论》《金匮要略》方剂之探"，第三节中"合方"，谈及"合方"的由来、命名、配伍、功效等颇有见地，从而也印证了仲景方经两千多年历久弥新的道理。联想到此次中医药人在抗疫战斗中屡有效验的"三方三药"为主的中药方剂中，亦多属"合方"为之，是对此最好的诠释和注解。其实，细细分析，其他各章节亦有独特的见解。

习近平总书记要求我们"传承精华，守正创新"，这短短的八字有着极深的内涵。世臣师等编著的这本书，便是实践这八个字的尝试。凡科学都是在不断前进，不断扬弃，不断在探索中发展。有感于此，我不揣浅薄，为世臣老师此书作序，以求教于方家。

2020 年 11 月

张序

庚子年必定是不寻常的年份，新冠疫情肆虐全球，至今已有六千万确诊患者，死亡者已逾一百六十余万，寒冬临近，又一波疫情在欧美蔓延发展，目前尚未看到拐点，令人心忧。我在今年三月中旬针对当时世界上个别国家领导人不负责任的言论写的一首诗《疫考全球》曾云："一张试卷考全球，千万生灵任赌裁。"极不幸被言中。

而疫情最早暴发的中国，在党中央、国务院领导下，坚持"坚定信心，同舟共济，科学防控，精准施策"的方针，打了一场联防联控，群防群控，伟大的抗疫人民战争，进行了超严格的大隔离、大排查，迅速建立方舱医院、定点医院，科学抗疫，中西医结合，中西药并用，千方百计抢救每一个患者，仅仅用了不到三个月的时间就取得了抗击疫情的决定性胜利。而这其中，在没有疫苗，没有特效药的情况下，中医药首次大范围有组织地实施早期干预，深度介入。中西医结合，中西药并用，成为这次疫情防控的一大特点，也是中医药传承精华、守正创新的生动实践。再一次彰显了中医药在危难时刻起到的独特作用，受到党中央高度肯定。习总书记说：几千年来，中华民族能一次次转危为安，靠的就是中医药，并在同疫病斗争中产生了《伤寒杂病论》《温病条辨》《温热论》等经典著作。这次临床筛选出的"三药三方",就是在古典医籍的经方基础上化裁而来的。

面对新的形势和机遇,"察势者智,驭势者赢",中医药工作者有责任和义务推进中医药乘势而为,守正创新,传承精华,加强人才培养和队伍建设,推动中医药与包括现代医学在内的现代科学技术融合发展,推进中医药走向国际,让中医药为健康中国、健康世界做出更多的贡献。

这次抗疫中所研制的三方,主要方药均出自《伤寒论》《金匮要略》两部典籍。这两部书原都是东汉著名医家张仲景所著《伤寒杂病论》的内容。《伤寒杂病论》是集秦汉以前医药学大成的经典医籍。虽历时约两千年,却经久不衰,学术长青,至今仍具有极高的临床价值。

该书开"病脉证治"之先河,创"辨证论治"理论体系,建"汗、吐、下、和、温、清、消、补"八种治则治法,指导临床治疗,融理、法、方、药于一体,兴方剂配伍,立遣药法度,载371首经典之方,久行于世,成活人之方。

历代医家将《伤寒杂病论》奉为医学大典,必读之籍。研究此书较有成就者不下数百家,从辨证大纲、方证相关、临床应用等方面论述辑要者居多,蔚然成为伤寒学派,成就了历代名医无数,推动了中医学术水平提高。

近期看到《医圣张仲景药法研究》一书,令人耳目一新,读后获益匪浅,颇有见地。该书作者为张世臣教授。他是我国首届高等中药教育培养的出色人才,从事中药行业已有六十载,历经教学、科研和药政管理,兢兢业业,克勤克行,致力于中医药的传承和发展。张世臣教授从业期间始终坚持"传承精华,守正创新",尤其注重经典医籍的学习和传承。对《伤寒杂病论》研习颇精，其新著《医圣张仲景药法研究》一书，以医圣张仲景所著《伤寒论》和《金匮要略》两部经典为研究对象，从"辨证论治"体系的探讨，到书中方剂组成药物的品种、药用部位的探求，到方剂药物脚注中炮制法的工艺解析，到方剂剂型的选择、制备工艺的分析，再到药物服用法、药后临床观察以判断疗效的临床药学研究等各方面的深入挖掘，充分展现了医圣张仲景在药学领域中的诸多原创性贡献，表明医圣张仲景不但是一位伟大的医学家，而且还是一位伟大的药学家！

《医圣张仲景药法研究》一书从药法全新视角，以辨证论治、治则治法为引领，重在从组方遣药、药物炮制、配伍配比、煎煮服法等临床药学方面研习传承《伤寒杂病论》之处方用药精华，别开生面，令人眼新，独辟蹊径，方显功夫，有"山重水复疑无路，柳暗花明又一村"之感叹。此书对研习《伤寒杂病论》是难得的好教材，结合原著及前贤的著述，将会相得益彰。相信通过本书的学习，将会对广大中医药学习者解读《伤寒论》和《金匮要略》两部经典的奥义，学习医圣张仲景的中医药思维，大有助益，特别对方剂学、临床药学及临床用药的学习更有启迪和帮助。

书将付梓，先睹为快，感之精诚，谨之为序。

中国工程院院士

天津中医药大学校长　张伯礼

中国中医科学院名誉院长

庚子年冬月于津团泊湖畔

自序

　　记得在大学二年级，因读《政和证类本草》所引唐代《新修本草》的问题，请教谢海洲老师时，谢老师讲隔几天将要去拜访范行准先生，商议请范先生为尚志钧老师所辑《新修本草》作序的事。我未加思索地说："能带我去听听吗？"谢老师爽快地答应了，并介绍说："范先生是国学大家，尤其在中医药典籍方面着力尤多。"未几日，谢老师通知去看范先生，想着要一睹大家风采，心中很兴奋。到后，两位先生谈话中，我听出范先生答应作序，又似乎听范先生说了句"非唐以前书不读"的话（范先生是南方人，说话略带口音），我便俯身问谢老师范先生那句话是否是"非唐以前书不读"，范先生听到了，便对我说"是的"，并说："这样说，是因为唐代以前的书，流传都是以手抄录，没有价值的书慢慢就没人抄传了，能抄写流传下来的书，肯定是好书。唐代后有了雕版印刷，特别是到了宋代有了活字印刷，出书容易了，所以出的书数量大增，就难免泥沙俱下了。当然唐宋以后好书也不少，说非唐以前的书不读也许有些偏颇。"

　　范行准先生的这句话，给我留下的印象太深刻了，我就想唐宋以前的医药书有哪些呢？无非《黄帝内经》《神农本草经》《伤寒论》《金匮要略》《本草经集注》《诸病源候论》《千金要方》《千金翼方》《外台秘要》《新修本草》十部。《黄帝内经》入学后读过，《神农本草经》《本草经集注》《新修本草》在大学一年级通读《本草纲目》时有所学习，有点了解；隋代巢元方《诸病源候论》讨论中医病因病理，可缓读；而《伤寒论》《金匮要略》《千金要方》《千金翼方》《外台秘要》应该读，但《伤寒论》《金匮要略》与《黄帝内经》《神农本草经》均被列入中医药学四大经典之中，应优先读学，然终究非医学生，通读过后不像本草书易解，很多涉及临床病脉证治，不甚了了，之后也就时断时续地读了。

　　1984 年后，由教中药鉴定学转教中药炮制学，饮片炮制与临床用药密切相关，之后就着意研读了。从医圣张仲景处方的脚注中学习炮制用药及其工艺大有收获，所以在 1987 年招收第一位中药炮制学研究生时，课程设置便构想了"临床中药炮制学"，要让学生明白张仲景等名医先贤临床疗效那么奇妙，全凭精确的辨证和精准的处方、药物的恰当炮制而取得的！中药蒸、煮、炒、炙、煅、制炭、制霜、发酵、发芽诸炮制法，张仲景早已运用，而"熟地黄""熟大黄""鳖甲胶"之用，均首创于张仲景；"砒霜"之用，更先于唐宋，张仲景早已通过烧雄黄取其烟（As_2O_3，砒霜）治病了；更早于元代葛可久《十药神书》，在汉代就已提出"烧灰存性"这一炭药应用的理论！至于给药剂型，除汤、酒、丸、散、膏之外，又创制腔道（阴道、直肠）给药之栓剂、灌肠剂，更有口腔、舌下、鼻腔黏膜给药诸法。而且给患者用药之后，要仔细观察药后反应，判断疗效。这种医疗模式，岂能无效？！所以后世尊张仲景为医圣！然仲景先师又何止医圣，他在药学领域的创新和成就，是我国汉代药学科学技术水平的集中体现，是我国 3 世纪初药学领域传承创新的典范，他也是名符其实的伟大药学家。但既往因其医名太盛，故多探讨他建立的辨证论治体系，尤称其为"众方之祖"，对其方药临床应用探究甚多，不但中国有"经方派"，其影响所及远至东瀛，连日本也有尊崇张仲景的"古方派"，可见中外都对张仲景临床辨证、方药运用极为重视、推崇，但对方剂中所用药物的品种，特别是方剂脚注中的药物炮制的工艺、质量要求，以及剂型选择及制备工艺，方剂的服法和将息，药后临床反应和疗效判断，却缺少系统研究，对医圣张仲景是一位伟大的药学家认识不足，以致对我国汉代药学的科学水平认识不足，评价不到位。也正因如此，医圣张仲景已取得的药学成就未能引起后世关注，致使张仲景已取得的成果被略过，推到了后人的头上和著作中；张仲景用药的精准、精微之处，如汤剂溶媒的选择、服药次数、服药时间的考究、药后将息、药效观察、疗效判断等优良传统有的也遗忘了。所以学习经典，整理提炼医圣张仲景的药学成就，对"传承精华，守正创新"具有特殊意义。

2017年，中国中药协会与盛实百草药业有限公司成立了"张世臣中药炮制传承创新工作室"。在工作室的学习中，通过解读《伤寒论》《金匮要略》两部经典的药学成就，分析张仲景的药学创新心得时，我构想系统梳理、提炼医圣张仲景之"药法"，引起工作室诸位共鸣，并得到盛实百草药物有限公司李刚总经理、严桂林副总经理的赞同，由曹丽娟副总经理组建了杨林勇、姜恒丽、马向慧、刘烨等多人参加的经典古籍研究团队。我拿出历年学习《伤寒论》《金匮要略》的笔记和对一些专题的思考心得，规划了全书的大纲。团队成员分工合作，对《伤寒论》《金匮要略》两部经典所用药物、应用的炮制工艺及要求、所列方剂、涉及的剂型及制备工艺、方药服法及将息、药后观察及疗效判断等再行统计、梳理，并查阅相关文献，仔细核对。之后再与团队成员逐章逐节地进行研讨、撰写，并反复修改。在中国中药协会和盛实百草药业有限公司的大力支持下，历时三年，数易其稿，终于完成了《医圣张仲景药法研究》一书，在此深表谢意。

完稿掩卷，仍觉学习不足，愧对先师。又水平所限，或有疏漏、错误之处，敬请同道批评指正，以待改进提高，则不胜感激。

张世臣并团队全体成员

2020 年 8 月 28 日

编写说明

1. 本书相关内容的整理主要参考两个版本的《伤寒论》和《金匮要略》，分别为：钱超尘等整理的《伤寒论》（人民卫生出版社，2005年）；上海中医学院中医基础理论教研组校注的《伤寒论》（上海人民出版社，1976年）；何任等整理的《金匮要略》（人民卫生出版社，2005年）；晋·王叔和收集整理的《金匮要略方论》（人民卫生出版社，1978年）。

2. 本书所列表格以章为单位，各自从序号1开始排列，如第三章第一个表格即为"表3-1"，第四章的第一个表格为"表4-1"。

3. 在不改变原意的前提下，结合现代常用名称，将部分药物名称、方剂名称进行规范统一，如"消石"统调为"硝石"，"芒消"统调为"芒硝"，"黄檗"统调为"黄柏"，"诃梨勒"统调为"诃黎勒"，"栀子檗皮汤"统调为"栀子柏皮汤"。

4. 本书引证书目详见附录三。

5. 张仲景在医学方面具有卓越贡献，但本书侧重研究张仲景在药学方面的特色，对其医学贡献未做过多深入分析及解读，主要就其"辨证论治"思想进行简要概述，旨在对药学研究提供理论支撑。

目　录

第一章　概述 …………………………………………………… 1

第二章　中医之魂——辨证论治 ……………………………… 6

第一节　《伤寒论》《金匮要略》辨证体系 ………………… 6

一、六经辨证 ……………………………………………… 7

二、脏腑经络辨证 ………………………………………… 11

三、八纲辨证 ……………………………………………… 12

四、三焦辨证 ……………………………………………… 18

五、荣卫气血辨证 ………………………………………… 21

第二节　《伤寒论》《金匮要略》之病脉证治 …………… 24

一、病 ……………………………………………………… 26

二、脉 ……………………………………………………… 27

三、证 ……………………………………………………… 31

四、治 ……………………………………………………… 32

第三节　《伤寒论》《金匮要略》治法 …………………… 34

一、治疗法则 ……………………………………………… 34

二、药物疗法 ……………………………………………… 49

第三章　《伤寒论》《金匮要略》用药之探 ……………… 56

第一节　《伤寒论》《金匮要略》用药统计 ……………… 56

第二节　《伤寒论》《金匮要略》用药品种与用药部位及

　　用药剂量的思考·······························68

　一、药物品种基原 ·······························69

　二、用药部位探讨 ·······························88

　三、用药剂量思考 ·······························99

第三节　《伤寒论》《金匮要略》用药法则研究 ·······113

　一、辨证用药 ·······························113

　二、辨证用量 ·······························125

第四章　《伤寒论》《金匮要略》药物炮制之探··········128

第一节　鲜药的应用 ·······························130

　一、鲜药 ·······························131

　二、鲜药榨汁 ·······························135

第二节　生熟炮制用药 ·······························136

　一、净制 ·······························136

　二、切制 ·······························140

　三、炮炙 ·······························144

第三节　方剂配伍中的药物炮制 ·······················167

第五章　《伤寒论》《金匮要略》方剂之探··············175

第一节　张仲景医方渊源 ·······························175

第二节　《伤寒论》《金匮要略》方剂统计与分析 ··········179

　一、《伤寒论》收载方剂 ·······················180

　二、《金匮要略》收载方剂 ·······················181

　三、《伤寒论》《金匮要略》重复方剂 ···············189

　四、《伤寒论》《金匮要略》收载方剂分析 ···········192

第三节 《伤寒论》《金匮要略》方剂配伍 …… **209**

一、七方 …… 209

二、单方与复方 …… 212

三、合方 …… 215

四、类方 …… 219

五、药虽相同但方证不同 …… 240

第六章 《伤寒论》《金匮要略》药剂之探 …… **251**

第一节 剂型研究 …… **251**

一、汤剂 …… 252

二、丸剂 …… 271

三、散剂 …… 276

四、膏煎剂 …… 279

五、栓剂 …… 281

六、灌肠剂 …… 282

七、洗剂 …… 283

八、烟熏（烙）剂 …… 284

九、舌下剂 …… 285

十、鼻腔剂 …… 285

十一、灌药入喉 …… 286

十二、以药涂面 …… 287

第二节 服（用）药法探究 …… **287**

一、服（用）药影响疗效的因素 …… 288

二、服（用）药后的"将息" …… 302

三、服（用）药禁忌 …… 305

第七章 《伤寒论》《金匮要略》临床药效学及急救法之探…… 307

　　一、服药后观察汗出，判断药效 ……………………… 308

　　二、服药后观察呕吐，判断药效 ……………………… 318

　　三、服药后观察止呕哕，判断药效 …………………… 321

　　四、服药后观察下、利，判断药效 …………………… 322

　　五、服药后观察小便利，判断药效 …………………… 331

　　六、服药后观察止下利效果，判断药效 ……………… 335

　　七、服药后观察温经、温阳、温里效果判断药效 …… 335

　　八、服药后观察安胎、养胎效果判断药效 …………… 339

　　九、服药后观察清热、解毒效果判断药效 …………… 340

　　十、服药后观察服药反应，判断药效 ………………… 342

　　十一、服药驱蛔，判断药效 …………………………… 344

　　十二、救卒死及解饮食毒之效果，判断药效 ………… 345

　　十三、自缢死的急救 …………………………………… 347

　　十四、鬼疰、飞尸鬼击病的治疗 ……………………… 348

附录一 《伤寒论》载方（113 首）……………………… 350

附录二 《金匮要略》前二十二篇载方（205 首）……… 353

附录三 主要引证书目 …………………………………… 359

　　一、古籍类 ……………………………………………… 359

　　二、近现代著作类 ……………………………………… 363

　　三、国外著作 …………………………………………… 364

跋 ………………………………………………………… 365

第一章　概述

张仲景（150—219），名机，汉末南阳郡人，师从同乡张伯祖学医，其在所著《伤寒论·伤寒卒病论集》中自谓："怪当今居世之士，曾不留神医药，精究方术，上以疗君亲之疾，下以救贫贱之厄，中以保身长全，以养其生，但竞逐荣势，企踵权豪，孜孜汲汲，惟名利是务，崇饰其末，忽弃其本，华其外而悴其内，皮之不存，毛将安附焉……而进不能爱人知人，退不能爱身知己，遇灾值祸，身居厄地，蒙蒙昧昧，憃若游魂。哀乎！趋世之士，驰竞浮华，不固根本，忘躯徇物，危若冰谷，至于是也！"更因其族二百余人，自"建安纪年以来，犹未十稔，其死亡者，三分有二，伤寒十居其七"，而"感往昔之沦丧，伤横夭之莫救，乃勤求古训，博采众方，撰用《素问》《九卷》《八十一难》《阴阳大论》《胎胪药录》并平脉辨证，为《伤寒杂病论》，合十六卷。虽未能尽愈诸病，庶可以见病知源，若能寻余所集，思过半矣。"

其同郡人何颙称："仲景之术精于伯祖。起病之验，虽鬼神莫能知之，真一世之神医也。"

宋代校正医书局在校正出版《伤寒论》时，在序文中称其"所著论，其言精而奥，其法简而详"。

金元时医学大家李东垣在《内外伤辨惑论》中引张元素之言

曰："仲景药为万世法，号群方之祖，治杂病若神，后之医家，宗《内经》法，学仲景心，可以为师矣。"

朱丹溪在《局方发挥》中称："仲景诸方，实万世医门之规矩准绳也。"

明代李濂在《李濂医史》中称："仲景宗族二百余口，自建安以来，未及十稔，死者三分之一，维时大疫流行，而伤寒死者居其七，乃著《伤寒卒病论》十卷行于世，盖推本《素问·热论》之旨，兼演伊尹《汤液》而为之，探赜钩玄，巧侔造化。华佗读而善之，曰：此真活人书也……实为千古医方之祖，自汉魏以迄于今，海内学者，家肆户习，诵读不暇，如士子之于六经。"

故此，张仲景被尊为医中之圣。

张仲景所著《伤寒杂病论》集秦汉以前医药理论之大成，"融理法方药于一体，开辨证论治之先河"，是人类医药史上第一部理、法、方、药完备的医学典籍，是中国医学史上影响最大的著作之一，也是我国第一部临床治疗学方面的巨著。由于朝代更迭，战乱频仍，再加上书籍传播途径受限，至宋代校正医书局组织收集与编撰时，被分为《伤寒论》与《金匮要略》两部。张仲景首创太阳、少阳、阳明、太阴、少阴、厥阴六经辨证之"病脉证治"的辨证论治体系，并在内科、外科、妇科、儿科等多科杂病方面创建了阴、阳、表、里、虚、实、寒、热之八纲辨证体系以及脏腑、经络、三焦、荣卫气血辨证施治体系，确立了汗、吐、下、和、温、清、补、消等治疗法则，奠定了我国中医药科学体系中药物疗法发展的基础。

由于张仲景卓越的学术成就及其方剂的良好临床疗效，从晋代王叔和至今，整理、注释及研究《伤寒论》《金匮要略》的学者不胜枚举，清代医家张志聪曾言："不明四书者不可以为儒，不明本论（《伤寒论》）者不可以为医。"日本汉方家也对张仲景推崇备至，至今日本汉方药仍首推《伤寒论》诸方。

张仲景在临床医学方面取得了不朽的成就，其方剂每能效如桴鼓，与所用药物皆能依托系统的辨证论治思维、严谨的组方法度、精当的炮制与灵活的配伍密切相关。其所用方药至今仍行之有效，更被世人称为"经方"。

综观《伤寒论》和《金匮要略》，二书共记载处方371首，涉及药物224种，而《神农本草经》收载药物不过365种，可见张仲景用药之广。但是张仲景用药虽多却不滥，如明·张景岳在《景岳全书》中所言："观仲景之方，精简不杂，至多不过数味。"另外，张仲景对组方药物都有明确的炮制要求，对所用药物都有科学的剂型选择，而且炮制方法、制剂工艺又有非常多的创新，这些都体现在方剂用药的脚注和制法中。

张仲景在处方遣药时，首开以"脚注"形式标注药物炮制方法之先河。在组方药物数量与剂量方面，后世推崇其药专力宏。在药物炮制方面，不同方剂中对同一种药物会有不同的炮制要求，而炮制方法较《神农本草经》增加甚多，不但创制了很多新的炮制方法，如熟地黄、熟大黄、巴豆霜、雄黄烧烟等，而且还提出了一些炮制理论，如烧灰存性等。此外，运用毒性药物时，张仲景注重通过水制、火制、水火共制、药物配伍等多种方式来减毒存效或增效，进而达到治疗不同病证的目的。

为提高临床疗效，避免不良反应的发生，张仲景不仅注重药物的自身性能，对于药物间的配伍组合、剂量运用、剂型选择、溶媒选择、制备方法、服用方法、药后调护等也十分讲究。组方时遵循

"君臣佐使"配伍原则，结合"七情合和"配伍方法，或单药成方，或数味药物组合形成复方，由简到繁，层次分明，功能明确。且依据病情、病势及患者性别、年龄、体质等的不同，酌情进行药物加减或剂量增减，形成桂枝汤类、麻黄汤类、承气汤类等经典类方。此外，古有"汤者荡也""散者散也""丸者缓也"之说，张仲景在方剂组成后根据疾病种类的不同与病势的轻重缓急，选择适宜的剂型，极大地丰富了临床治法，更创新了舌下给药、鼻腔给药、肛门栓、阴道栓、灌肠剂、烟熏剂等给药方法，是很多现代剂型的滥觞。根据药物自身或炮制后的特点，选择适合的溶媒与赋形剂进行制剂。如汤剂，煎煮依证而设，依方、药而别，充分体现了中医辨证论治的思想。用药"以知为度"，乃是通过观察患者服药后的状态与反应来判断药物的效果和对疾病的治疗情况，并通过啜粥、覆被、饮暖水、饮冷食等，辨证施护。治疗与护理相结合，丰富且发展了中医护理学理论的相关内容，有效地将临床诊疗指导和临床护理紧密地联系起来。值得一提的是，《金匮要略》书末三篇更是收载了多种急救方法，如胸外按压心肺复苏、舌下含药、吹鼻、灌喉等，为后世中医急救学的形成增添了浓墨重彩的一笔。

张仲景及其著作不仅在中医临床领域地位突出，在中药炮制学、中药方剂学、中药制剂学、临床药学，甚至中医护理学等诸多领域也有着非常重要的建树，所以张仲景不仅是一位伟大的医学家，同时也是一位伟大的药学家！

学习《伤寒论》与《金匮要略》两部经典，能深刻感受到医圣张仲景的大智慧，体悟他独特的医药思维，引领我们更好地传承精华，守正创新。多年来对《伤寒论》与《金匮要略》的研究文献可谓不计其数，其中不乏中医药名家的研究，但大多侧重于中医辨证论治理论及方剂临床使用的论述和解读，对张仲景用药特色的研究较少，且大多为零散无系统的论述。本书从张仲景用药的角度出发，对《伤寒论》和《金匮要略》二部经典的"理、法、方、药"内容与特点，从用药品种、药物炮制、制剂、服（用）药法、药后调护及药效观察等方面进行系统性的梳理和详细论述，旨在挖掘张仲景用药规律及炮制和制剂特点。以张仲景药法研究为核心，旨在发现新的思路，为中药的传承运用与发展提供更多的参考，也为张仲景药法的深入研究奠定基础。

第二章　中医之魂——辨证论治

辨证论治，被认为是中医学最具特色的医学思维和治疗思想，是中医学的灵魂。

张仲景著《伤寒杂病论》首创三阴三阳六经辨证体系，提出"观其脉证，知犯何逆，随证治之"的诊疗原则，形成了"辨××病脉证并治"的诊疗模式，奠定了辨证论治的基础，集中体现了张仲景的学术思想，是我国现存最早的辨证论治专著。

辨证论治，包括辨病、辨脉、辨证，最后论治，给出治疗方案，处方遣药，制成一定剂型供患者服用。这一中医学专业术语，最早见于清代医家章楠的《医门棒喝》（1829），书中卷三"论景岳书"中提到："凡治伤寒瘟疫，宜温补者，为其寒邪凝滞，阳不胜阴，非温不能行，非温不能复也……即此数则观之，可知景岳先生，不明六气变化之理，辨证论治，岂能善哉！"此后"辨证论治"一词便成为中医理论与临床实践相结合的高度概括。

第一节　《伤寒论》《金匮要略》辨证体系

通过研读《伤寒论》和《金匮要略》可知，张仲景针对"伤寒病"与"杂病"，应用了六经辨证论治体系与脏腑经络辨证论治体系，并依据机体发生阴阳不和的原因，将疾病分为外感与内伤两大类。外感病又根据外邪的阴阳属性分为伤寒病与温热病两类。而内伤之病或始于经络，或始于脏腑，病因复杂，无法简单地通过阴阳属性进行区分，必须依据所伤之脏腑经络的具体病理变化认识各种内伤疾病。

一、六经辨证

张仲景继承《黄帝内经》(以下简称《内经》)《难经》的精华，创立三阴三阳之六经辨证。三阳是指太阳、阳明、少阳，三阴是指太阴、少阴、厥阴。这种辨证方法将错综复杂的疾病进行了归纳和分类，分为六大类不同的疾病，即所谓"六经病"，揭示了疾病发生、发展、传变的一般规律，成为辨证的纲领和论治的依据，使临床诊疗有所遵循，这种辨证方法沿用至今而不衰，成为中医学最为显著的特色之一。其所著《伤寒论》便以六经辨证而著称。

《伤寒论》以六经辨证为纲领，书中分为"辨太阳病脉证并治""辨阳明病脉证并治""辨少阳病脉证并治""辨太阴病脉证并治""辨少阴病脉证并治""辨厥阴病脉证并治"，均以六经命篇名，详细论述了六经病的判定条件，如"太阳之为病，脉浮，头项强痛而恶寒"，"阳明之为病，胃家实是也"，"少阳之为病，口苦、咽干、目眩也"，"太阴之为病，腹满而吐，食不下，自利益甚，时腹自痛。若下之，必胸下结硬"，"少阴之为病，脉微细，但欲寐也"，"厥阴之为病，消渴，气上撞心，心中疼热，饥而不欲食，食则吐蛔。下之利不止……凡厥者，阴阳气不相顺接，便为厥。厥者，手足逆冷者是也"。可见每一经病临床表现不同，可能与六经脏腑经络的生理特点及气化特点不同相关。

《伤寒论》六经辨证中，记述最多者为"太阳病脉证并治"。这是因为太阳为人体之最表层，风邪外感，首犯太阳经，故在《伤寒论》中所占的篇幅最多。有"太阳之为病，脉浮，头项强痛而恶寒"，"太阳病，发热，汗出，恶风，脉缓者，名为中风"，"太阳病，或已发热，或未发热，必恶寒，体痛，呕逆，脉阴阳俱紧者，名为伤寒"，由此可以认为凡出现发热、恶寒、头痛、项强、脉浮等症状，即为太阳病。

太阳病又可分为经证和腑证，经证是指由于风寒之邪侵袭人体肌表，正邪相争，荣卫失调所表现的证候；腑证则为太阳经证不解，病邪由太阳之表内传膀胱之腑而表现出的证候。

太阳经证，为伤寒病的初期阶段，由于病人的体质差异，感受病邪的性质、轻重不同，又分为太阳伤寒证和太阳中风证。太阳伤寒证是指外感风寒，以寒为主，卫阳被遏，腠理闭塞，以发热、恶寒、头痛身疼、脉浮而紧为常见的证候，临床常用麻黄汤及其衍生方，以治疗"太阳病，头痛发热，身疼腰痛，骨节疼痛，恶风无汗而喘者"。太阳中风证是指外感风寒，以风为主，卫强荣弱，肌腠疏松，以发热、恶风、汗出、头身疼痛为常见的证候，临床常用桂枝汤及其衍生方，以治疗"太阳中风，阳浮而阴弱，阳浮者，热自发，阴弱者，汗自出，啬啬恶寒，淅淅恶风，翕翕发热，鼻鸣干呕者"。

太阳腑证，由于病邪分别与水、血相搏，病机各异，分为太阳蓄水证和太阳蓄血证。太阳蓄水证是指风寒表邪不解，邪与水结，膀胱气化不利，水液停蓄，以发热恶寒、小便不利、少腹满、渴欲饮水、水入即吐为常见的证候。代表方剂为五苓散，用以治疗"太阳病，发汗后，大汗出，胃中干，烦躁不得眠，欲得饮水者，少少与饮之，令胃气和则愈。若脉浮，小便不利，微热消渴者"。太阳蓄血证是指风寒表邪不解，化热入里，邪热与瘀血结于少腹，以少腹急结或硬满、小便自利、烦躁如狂、脉沉涩或沉结为常见的证候，临床常用桃核承气汤，以治疗"太阳病不解，热结膀胱，其人如狂，血自下，下者愈。其外不解者，尚未可攻，当先解其外；外解已，但少腹急结者"。

另外，"六经病"各病间主要证候虽有不同，但随着时间推移，也可相互传变。如太阳之表证，当汗之可解，若表邪不解，可传入他经，既可传入阳明经，也可传入少阳经，至于先传入阳明经还是少阳经，并无定式。如《伤寒论·辨太阳病脉证并治上第五》篇曰："伤寒一日，太阳受之……伤寒二三日，阳明、少阳证不见者，为不传也。"而《伤寒论·辨阳明病脉证并治第八》篇中明确提到："阳明居中，主土也，万物所归，无所复传。"凡阳明热、实之邪，不能再传他经，务以清、下二法从本经论治，若过用清、下之法，损伤脾之阳气，则病可转入太阴。《伤寒论·辨少阳病脉证并治第九》篇曰："伤寒三日，三阳为尽，三阴当受邪。""伤寒六七日，无大热，其人躁烦者，此为阳去入阴故也。"表明少阳病治疗得法，多表解里和而愈。若失治误治，则每致传变，或伤津化燥而入阳明，或阳伤阴盛而入太阴。《伤寒论·辨少阳病脉证并治第九》篇中还说："少阳不可发汗，发汗则谵语，此属胃。"指出由于少阳病位在半表半里，宜用和解之法，若误发少阳之汗，则可致热邪更炽，津伤化燥，入于阳明。对于太阴、少阴、厥阴三阴病的传变过程，《伤寒论》宗《内经》之论，即太阴→少阴→厥阴，太阴病为脾虚寒湿内盛之证，若病日久，脾阳虚衰益甚，病即可转入少阴或厥阴；少阴病为阴阳气血俱虚之证，若延误医治，导致阳亡阴竭，阴阳离决，则转入厥阴。传与不传，当以客观脉证为准，见是证论是经。

六经辨证体系不仅为外感病的辨证论治提供了辨证纲领和治疗方法，也对杂病及其他疾病的治疗有指导意义。清代伤寒学家柯韵伯在《伤寒论翼·自序》中说："夫仲景之六经，为百病立法，不专为伤寒一科。伤寒杂病，治无二理，咸归六经之节制，六经各有伤寒，非伤寒中独有六经也。"《金匮要略》也重视六经，如《金匮要略·痉湿暍病脉证治第二》篇曰："太阳中热者，暍是也。汗出恶寒，身热而渴，白虎加人参汤主之。"《金匮要略·水气病脉证并治第十四》篇曰："太阳病，脉浮而紧，法当骨节疼痛，反不疼，身体反重而酸，其人不渴，汗出即愈，此为风水……少阴脉紧而沉，紧则为痛，沉则为水，小便即难……少阳脉卑，少阴脉细，男子则小便不利，妇人则经水不通。"《金匮要略·黄疸病脉证并治第十五》篇曰："阳明病，脉迟者，食难用饱，饱则发烦头眩，小便必难，此欲作谷疸……谷疸之为病，寒热不食，食即头眩，心胸不安，久久发黄，为谷疸，茵陈蒿汤主之。"《金匮要略·妇人妊娠病脉证并治第二十》篇曰："妇人伤胎，怀身腹满，不得小便，从腰以下重，如有水气状，怀身七月，太阴当养不养，此心气实，当刺泻劳宫及关元，小便微利则愈。"

在六经辨证体系临床运用中，张仲景提出了扶阳气、存津液、调和阴阳的治疗法则，进一步提出了宣表、通理、补虚、泻实等各种治法，构建了中医学理法方药辨证论治的完整体系，沿用至今。

由于疾病变化的错综复杂性，在六经辨证过程中，不但涉及脏腑经络，而且涉及疾病病位及证候属性，就有了八纲辨证及三焦辨证的提出；涉及疾病病变过程的先后和病变的深浅，就有了荣卫气血辨证的提出。这种辨证既有横向关联，又有纵向关联，诸多辨证方法的综合运用，才能准确辨证，进而施治取效。但六经辨证是其他多种方法的源头活水，只有正确认识六经辨证，才能正确理解和运用六经辨证体系指导临床诊疗，正如恽铁樵所言："《伤寒论》第一重要之处为六经，而第一难解之处亦为六经。凡读《伤寒》者无不于此致力，凡注《伤寒》者亦无不于此致力。"[1]

二、脏腑经络辨证

张仲景在《伤寒论》"辨脉法第一"和"平脉法第二"中说："寸口脉浮为在表，沉为在里，数为在腑，迟为在脏。""脉有三部，尺寸及关，荣卫流行，不失衡铨。肾沉心洪，肺浮肝弦，此自经常，不失铢分。"又说："脉浮而大，心下反硬，有热，属脏者，攻之，不令发汗；属腑者，不令溲数，溲数则大便硬。""又未知何脏先受其灾，若汗出发润，喘不休者，此为肺先绝也。阳反独留，形体如烟熏，直视摇头者，此为心绝也。唇吻反青，四肢絷习者，此为肝绝也。环口黧黑，柔汗发黄者，此为脾绝也。溲便遗失，狂言，目反直视者，此为肾绝也。"提出了脏腑与疾病诊疗的关联。

《金匮要略》更明确提出："千般疢难，不越三条。"第一条就是"经络受邪，入脏腑，为内所因也"，因而提出："夫治未病者，见肝之病，知肝传脾，当先实脾。四季脾旺不受邪，即勿补之……此治肝补脾之要妙也。肝虚则用此法，实则不在用之。经曰：'虚虚实实，补不足，损有余'，是其义也。余脏准此。"

张仲景始终以脏腑经络观指导疾病的辨证，在《金匮要略·肺痿肺痈咳嗽上气病脉证治第七》篇中，着重辨析肺系统疾病的诊疗；在《金匮要略·胸痹心痛短气病脉证治第九》篇中，着重辨析心系统疾病的诊疗；在《金匮要略·腹满寒疝宿食病脉证治第十》篇中，着重辨析脾胃系统疾病的诊疗；在《金匮要略·水气病脉证并治第十四》篇中，着重辨析肾和膀胱系统疾病的诊疗。可见张仲景在临床中，重视整体，注重脏腑经络变化，把脏腑经络作为辨证论治的重要环节。在每个脏腑系统中，还要以经络表里深浅来进行辨证，进而提出："五脏病各有得者愈，五脏病各有所恶，各随其所不喜者为病。""夫诸病在脏欲攻之，当随其所得而攻之。如渴者，与猪苓汤，余皆仿此。"

这就要求临证之时，要分析不同的致病因素，依据脏腑经络所产生的病理变化以及在经、在络、在脏、在腑表现出的各种证候，进而辨证，给出治疗方药。如《金匮要略·水气病脉证并治第十四》篇中，根据水肿形成的脏器之源和表现的证候，又分为心水、肝水、脾水、肺水、肾水的不同，有风水、皮水、正水、石水、黄汗之别。并提到："诸有水者，腰以下肿，当利小便，腰以上肿，当发汗乃愈。"又如在《金匮要略·疮痈肠痈浸淫病脉证并治第十八》篇中，疮痈肠痈虽然都是痈，但由于在脏、在腑、在肌肤、在经络部位的不同，而有不同的病理变化和临床证候，必须给予不同的施治方案。这就是脏腑经络辨证对临床诊疗的指导意义。

三、八纲辨证

八纲，是指阴、阳、表、里、寒、热、虚、实，八纲辨证是对一切疾病的病位和证候性质的总括。八纲辨证与《伤寒论》中的六经辨证有密切关系，正如明·方隅在《医林绳墨》中所说："仲景治伤寒，著三百九十七法，一百一十三方……然究其大要，无出乎表里、虚实、阴阳、寒热八者而已。"《伤寒论》和《金匮要略》针对各种疾病的辨证，无不贯穿八纲辨证思想，且多与脏腑经络、六经辨证结合应用。

1. 阴阳辨证

阴阳辨证是八纲辨证的总纲。《伤寒论》中的三阳病，多属热证、实证，可概括为阳证；三阴病，多属寒证、虚证，可概括为阴证。

张仲景指出病有阴阳，《伤寒论·辨太阳病脉证并治上第五》篇云："病有发热恶寒者，发于阳也；无热恶寒者，发于阴也。"具体如"太阳中风，阳浮而阴弱，阳浮者，热自发，阴弱者，汗自出，啬啬恶寒，淅淅恶风，翕翕发热，鼻鸣干呕者，桂枝汤主之。"

《金匮要略·百合狐惑阴阳毒病脉证治第三》篇曰："百合病见于阴者，以阳法救之；见于阳者，以阴法救之。见阳攻阴，复发其汗，此为逆，见阴攻阳，乃复下之，此亦为逆。"具体如"阳毒之为病，面赤斑斑如锦纹，咽喉痛，唾脓血，五日可治，七日不可治，升麻鳖甲汤主之。""阴毒之为病，面目青，身痛如被杖，咽喉痛，五日可治，七日不可治，升麻鳖甲汤去雄黄蜀椒主之。"

2. 表里、寒热、虚实辨证

《金匮要略·中风历节病脉证并治第五》篇云："邪在于络，肌肤不仁；邪在于经，即重不胜；邪入于腑，即不识人；邪入于脏，舌即难言，口吐涎。"可见表里是对疾病病位、病势的辨证方法。人体的表皮、肌腠、经络在外者属表；气血、骨骼、脏腑在内者属里。

表里，是疾病的病位，但在表、在里的疾病性质又是错综复杂的，有的属热，有的属寒，有的属虚、有的属实，故表里、寒热、虚实辨证一并论之。

《伤寒论·辨太阳病脉证并治上第五》篇曰："太阳中风，阳浮而阴弱，阳浮者，热自发，阴弱者，汗自出，啬啬恶寒，淅淅恶风，翕翕发热，鼻鸣干呕者"，宜桂枝汤;《伤寒论·辨太阳病脉证并治中第六》篇曰："太阳病，头痛发热，身疼腰痛，骨节疼痛，恶风无汗而喘者"，宜麻黄汤。上述两种表证均可由汗解。

《伤寒论·辨阳明病脉证并治第八》篇曰："脉浮而迟，表热里寒，下利清谷者，四逆汤主之。"《伤寒论·辨少阴病脉证并治第十一》篇曰："少阴病，脉沉者，急温之，宜四逆汤。"阳明病里寒，少阴病里寒，需急温，都用四逆汤温里。

《伤寒论·辨厥阴病脉证并治第十二》篇曰："伤寒，脉滑而厥者，里有热，白虎汤主之。"里热证宜用清法。

表证宜汗解，里寒以四逆汤温之，里热以白虎汤除之。

但表里与寒热错综复杂，如《伤寒论·辨太阳病脉证并治下第七》篇云："太阳病，外证未除，而数下之，遂协热而利，利下不止，心下痞硬，表里不解者，桂枝人参汤主之。""伤寒若吐若下后，七八日不解，热结在里，表里俱热，时时恶风，大渴，舌上干燥而烦，欲饮水数升者，白虎加人参汤主之。"又云"伤寒大下后，复发汗，心下痞，恶寒者，表未解也。不可攻痞，当先解表，表解乃可攻痞。解表宜桂枝汤，攻痞宜大黄黄连泻心汤。""太阳中风，下利呕逆，表解者，乃可攻之。其人漐漐汗出，发作有时，头痛，心下痞硬满，引胁下痛，干呕短气，汗出不恶寒者，此表解里未和也。十枣汤主之。"

又如《伤寒论·辨阳明病脉证并治第八》篇云："阳明病，脉迟，虽汗出不恶寒者，其身必重，短气，腹满而喘，有潮热者，此外欲解，可攻里也。手足濈然汗出者，此大便已硬也，大承气汤主之。"《金匮要略·妇人产后病脉证治第二十一》篇曰："产后七八日，无太阳证，少腹坚痛，此恶露不尽，不大便，烦躁发热，切脉微实，再倍发热，日晡时烦躁者，不食，食则谵语，至夜即愈，宜大承气汤主之。热在里，结在膀胱也。"

更有如《金匮要略·脏腑经络先后病脉证第一》篇中提出："病有急当救里、救表者，何谓也？师曰：病，医下之，续得下利清谷不止，身体疼痛者，急当救里，后身体疼痛，清便自调者，急当救表也。"对此，《伤寒论·辨太阳病脉证并治中第六》篇曰："救里宜四逆汤，救表宜桂枝汤。"

可见寒热与表里多相关联，致使疾病多变，临床辨证必须结合运用。

就寒热而论，寒热既是疾病的性质，也是致病因素。寒热是疾病性质的表现，张仲景在《伤寒论·辨太阳病脉证并治上第五》篇中称："病人身大热，反欲得衣者，热在皮肤，寒在骨髓也。身大寒反不欲近衣者，寒在皮肤，热在骨髓也。"疾病寒热属性不同，治法当不相同，这些都是临证之时必须分辨的。

因寒因热致病者，两书即直言病因，以明确其病证的机理。如《金匮要略·五脏风寒积聚病脉证并治第十一》篇曰："热在上焦者，因咳为肺痿；热在中焦者，则为坚；热在下焦者，则尿血，亦令淋秘不通。大肠有寒者，多鹜溏；有热者，便肠垢。小肠有寒者，其人下重便血；有热者，必痔。"又如《金匮要略·腹满寒疝宿食病脉证治第十》篇曰："夫中寒家，喜欠，其人清涕出，发热色和者，善嚏。""中寒，其人下利，以里虚也，欲嚏不能，此人肚中寒。"病因不同，治法亦当有异。

寒邪致病，当用温热药，温之以疗。如《伤寒论·辨太阴病脉证并治第十》篇曰："自利不渴者，属太阴，以其脏有寒故也，当温之，宜服四逆辈。"《伤寒论·辨厥阴病脉证并治第十二》篇曰："若其人内有久寒者，宜当归四逆加吴茱萸生姜汤。"《金匮要略·腹满寒疝宿食病脉证治第十》篇曰："腹中寒气，雷鸣切痛，胸胁逆满，呕吐，附子粳米汤主之。""心胸中大寒痛，呕不能饮食，腹中寒，上冲皮起，出见有头足，上下痛而不可触近，大建中汤主之。""寒气厥逆，赤丸主之。"

病人临床表现为寒、为冷，亦需温热药疗之。如《伤寒论·辨厥阴病脉证并治第十二》篇曰："手足厥寒，脉细欲绝者，当归四逆汤主之。"又如《金匮要略·疟病脉证并治第四》篇曰："治疟寒多微有热，或但寒不热"，柴胡桂姜汤宜之。《金匮要略·腹满寒疝宿食病脉证治第十》篇曰："寒疝腹中痛，逆冷，手足不仁，若身疼痛，灸刺诸药不能治，抵当乌头桂枝汤主之。"

热邪致病，当以寒凉药治疗，如《伤寒论·辨厥阴病脉证并治第十二》篇曰："热利下重者，白头翁汤主之。"《金匮要略·疟病脉证并治第四》篇曰："温疟者，其脉如平，身无寒但热，骨节疼烦，时呕，白虎加桂枝汤主之。"更有复杂的，如《伤寒论·辨霍乱病脉证并治第十三》篇曰："霍乱，头痛发热，身疼痛，热多欲饮水者，五苓散主之；寒多不用水者，理中丸主之。"

综上可见，寒热辨证之复杂，后世医家更通过临床实践，又提出了"真寒假热证"和"真热假寒证"，进一步丰富了寒热辨证。

虚实，既有脏腑、表里病位之不同，又反映邪正关系，反映疾病状态下的机体状况。《素问·通评虚实论》云："邪气盛则实，精气夺则虚。"张仲景在临床实践中充分认识到虚实辨证的重要性，他在《金匮要略·脏腑经络先后病脉证第一》开宗明义，提到："上工治未病……夫治未病者，见肝之病，知肝传脾，当先实脾。四季脾旺不受邪，即勿补之……脾能伤肾，肾气微弱，则水不行；水不行，则心火气盛，则伤肺；肺被伤，则金气不行；金气不行，则肝气盛，则肝自愈。此治肝补脾之要妙也。肝虚则用此法，实则不在用之。经曰：'虚虚实实，补不足，损有余。'是其义也。余脏准此。"以肝之虚实，示范五脏虚实，补不足，损有余，均遵经旨。

虚实表现在表里，如《伤寒论·辨太阳病脉证并治中第六》篇曰："脉浮数者，法当汗出而愈。若下之，身重心悸者，不可发汗，当自汗出乃解。所以然者，尺中脉微，此里虚，须表里实，津液自和，便自汗出愈。"《伤寒论·辨太阳病脉证并治下第七》篇曰："太阳病，医发汗，遂发热恶寒，因复下之，心下痞，表里俱虚，阴阳气并竭。无阳则阴独，复加烧针，因胸烦，面色青黄，肤𥇡者，难治；今色微黄，手足温者，易愈。"虚实又涉阴阳，如《伤寒论·辨太阳病脉证并治中第六》篇曰："太阳病中风，以火劫发汗，邪风被火热，血气流溢，失其常度。两阳相熏灼，其身发黄。阳盛则欲衄，阴虚小便难。阴阳俱虚竭，身体则枯燥，但头汗出，剂颈而还。"虚实又涉寒热，如《金匮要略·腹满寒疝宿食病脉证治第十》篇曰："趺阳脉微弦，法当腹满，不满者必便难，两胠疼痛，此虚寒从下上也，当以温药服之。"又如《金匮要略·胸痹心痛短气病脉证治第九》篇曰："夫脉当取太过不及，阳微阴弦，即胸痹而痛，所以然者，责其极虚也。今阳虚知在上焦，所以胸痹、心痛者，以其阴弦故也。平人无寒热，短气不足以息者，实也。"《金匮要略·呕吐哕下利病脉证治第十七》篇曰："下利，脉沉而迟，其人面少赤，身有微热，下利清谷者，必郁冒，汗出而解，病人必微热。所以然者，其面戴阳，下虚故也。"

《伤寒论·辨太阳病脉证并治中第六》篇曰："发汗，病不解，反恶寒者，虚故也，芍药甘草附子汤主之。"《金匮要略·血痹虚劳病脉证并治第六》篇曰："虚劳里急，诸不足，黄芪建中汤主之。""虚劳腰痛，少腹拘急，小便不利者，八味肾气丸主之。""虚劳诸不足，风气百疾，薯蓣丸主之。""虚劳虚烦不得眠，酸枣仁汤主之。""五劳虚极羸瘦，腹满不能饮食，食伤、忧伤、饮伤、房室伤、饥伤、劳伤、经络荣卫气伤，内有干血，肌肤甲错，两目黯黑。缓中补虚，大黄䗪虫丸主之。"《金匮要略·妇人产后病脉证治第二十一》篇曰："妇人乳中虚，烦乱呕逆，安中益气，竹皮大丸主之。""产后下利虚极，白头翁加甘草阿胶汤主之。"

上述诸虚，均补之。

《伤寒论·辨太阳病脉证并治中第六》篇曰："发汗后，恶寒者，虚故也。不恶寒，但热者，实也。当和胃气，与调胃承气汤。"《伤寒论·辨阳明病脉证并治第八》篇曰："伤寒六七日，目中不了了，睛不和，无表里证，大便难，身微热者，此为实也，急下之，宜大承气汤。"此乃实则泻之也。

可见，虚实辨证涉及面甚广，在疾病治疗中非常重要。

综观《伤寒论》和《金匮要略》，张仲景能够在临证面对复杂多变的疾病之时，辨证面对阴阳、表里、虚实、寒热交织而导致的错综复杂的病情之时，充分考虑多种致病因素，确定病变部位，准确辨析各种证候，综合分析，给出治疗方案，取得最佳疗效。

四、三焦辨证

"三焦"一词，始见于《黄帝内经》，《素问·灵兰秘典论》提到"三焦者，决渎之官，水道出焉"，强调三焦的主要功能是通调水道。但将三焦作为病位，说明病理的演变和辨证却始于张仲景。他在《金匮要略·脏腑经络先后病脉证第一》篇中指出："腠者，是三焦通会元真之处，为血气所注；理者，是皮肤脏腑之纹理也。"并进一步说："吸而微数，其病在中焦，实也，当下之即愈，虚者不治。在上焦者，其吸促；在下焦者，其吸远，此皆难治。"又在《伤寒论·辨脉法第一》篇曰："寸口脉阴阳俱紧者，法当清邪中于上焦，浊邪中于下焦。清邪中上，名曰洁也；浊邪中下，名曰浑也……三焦相溷，内外不通。上焦怫郁，脏气相熏，口烂食龂也。中焦不治，胃气上冲，脾气不转，胃中为浊，荣卫不通，血凝不流……下焦不盍，清便下重，令便数难，齐筑湫痛，命将难全。"指明了三焦之特点、病位、辨证和治疗原则。在《金匮要略·五脏风寒积聚病脉证并治第十一》篇中又言："三焦竭部，上焦竭善噫……上焦受中焦气未和，不能消谷，故能噫耳。下焦竭，即遗溺失便，其气不和，不能自禁制，不须治，久则愈。"不但指出上焦病、下焦病的证候，更说明了其病的病理。

《金匮要略·五脏风寒积聚病脉证并治第十一》篇云："热在上焦者，因咳为肺痿；热在中焦者，则为坚；热在下焦者，则尿血，亦令淋秘不通。"对热邪在三焦所致疾病的不同，进行了辨析。《金匮要略·肺痿肺痈咳嗽上气病脉证治第七》篇云："热在上焦者，因咳为肺痿……脉数虚者为肺痿，数实者为肺痈。"热邪在上焦致病，因咳而为肺痿，但与肺痈如何辨证呢？其脉数虚者为肺痿，数实者为肺痈。

《金匮要略·水气病脉证并治第十四》篇曰："脉浮而洪，浮则为风，洪则为气，风气相搏，风强则为瘾疹，身体为痒，痒为泄风，久为痂癫。气强则为水，难以俯仰。风气相击，身体洪肿，汗出乃愈。恶风则虚，此为风水。不恶风者，小便通利，上焦有寒，其口多涎，此为黄汗。"《伤寒论·辨少阴病脉证并治第十一》篇又云："少阴病……虚故引水自救。若小便色白者，少阴病形悉具。小便白者，以下焦虚有寒，不能制水，故令色白也。"寒邪侵袭上焦，不恶风，小便通利，其口多涎，为黄汗；而寒邪袭少阴，下焦虚寒，不能制水，小便色白。病证不同。

关于三焦辨证治疗，如《伤寒论·辨阳明病脉证并治第八》篇云："阳明病，胁下硬满，不大便而呕，舌上白胎者，可与小柴胡汤。上焦得通，津液得下，胃气因和，身濈然汗出而解。""食谷欲呕，属阳明也，吴茱萸汤主之。得汤反剧者，属上焦也。"又如《伤寒论·辨太阳病脉证并治下第七》篇云："伤寒服汤药，下利不止，心下痞硬，服泻心汤已，复以他药下之，利不止，医以理中与之，利益甚。理中者，理中焦，此利在下焦，赤石脂禹余粮汤主之。"再如《伤寒论·辨太阳病脉证并治中第六》篇曰："太阳病六七日，表证仍在，脉微而沉，反不结胸，其人发狂者，以热在下焦，少腹当硬满，小便自利者，下血乃愈。所以然者，以太阳随经，瘀热在里故也。抵当汤主之。"

综上可见，张仲景通过对三焦部位疾病之证候、病机的辨析，对具体的疾病给出治疗方案，开创了三焦辨证的先河，初步构建了三焦辨证体系。而到了清代，吴鞠通博采众家之长，建立了更为完备的三焦辨证体系，在《温病条辨》中详述了三焦病的辨证论治，成为温病学说的核心。

五、荣卫气血辨证

《伤寒论》和《金匮要略》中有多处论及荣卫气血病证的相关内容，尤其对其在疾病辨证中的重要作用，以及在诊治过程中的层次与先后顺序等论述颇多，与《黄帝内经》一脉相承，对后世医家总结荣卫气血理论具有指导意义。

1. 荣卫气血致病及辨证

《金匮要略·中风历节病脉证并治第五》篇云："寸口脉迟而缓，迟则为寒，缓则为虚，荣缓则为亡血，卫缓则为中风。邪气中经则身痒而瘾疹，心气不足，邪气入中，则胸满而短气。""味酸则伤筋，筋伤则缓，名曰泄。咸则伤骨，骨伤则痿，名曰枯。枯泄相搏，名曰断泄。荣气不通，卫不独行，荣卫俱微，三焦无所御，四属断绝，身体羸瘦，独足肿大，黄汗出，胫冷。假令发热，便为历节也。"患者卫气虚弱，邪气入侵，则身痒而瘾疹。而荣血不足，血不养心，邪气入中，则胸满而短气。这也可以看作是邪气由卫入荣血再及心之表现，与叶天士"逆传心包"之描述相似。

《金匮要略·消渴小便不利淋病脉证并治第十三》篇云："厥阴之为病，消渴，气上冲心，心中疼热，饥而不欲食，食即吐，下之不肯止。寸口脉浮而迟，浮即为虚，迟即为劳，虚则卫气不足，劳则荣气竭。趺阳脉浮而数，浮即为气，数即消谷而大坚，气盛则溲数，溲数即坚，坚数相搏，即为消渴。""寸口脉浮而迟"提示患者荣卫气竭，虚劳不足。"趺阳脉浮而数"，趺阳脉以候胃，浮乃胃气盛；数为热，即为消谷。荣卫虚损且胃肠有热，津液输布不利，小便频数，大便坚硬，故致消渴。

《金匮要略·呕吐哕下利病脉证治第十七》篇云："寸口脉微

而数，微则无气，无气则荣虚，荣虚则血不足，血不足则胸中冷。""寸口脉微而数"是气虚荣血少所致，所以"微则无气"。人体的荣卫气血本来是相互滋生的，气为荣之主，气虚荣亦虚；荣为血之源，荣虚则血不足；荣卫俱虚，则积于胸中的宗气自然虚少，故胸中冷。

《金匮要略·肺痿肺痈咳嗽上气病脉证治第七》篇曰："寸口脉微而数，微则为风，数则为热，微则汗出，数则恶寒。风中于卫，呼气不入；热过于荣，吸而不出。风伤皮毛，热伤血脉，风舍于肺，其人则咳，口干喘满，咽燥不渴，时唾浊沫，时时振寒。热之所过，血为之凝滞，蓄结痈脓，吐如米粥。始萌可救，脓成则死。"卫受风邪，汗出荣伤则脉微，而热更扰荣，进而伤血。若波及肺气，则咳喘，唾浊沫、振寒，病尚轻浅易救；若由荣入血，则蓄结痈脓，吐如米粥，病深难治，甚至引起死亡。可见张仲景已认识到邪气入侵后，荣卫气血受扰层次不同，病情的严重程度亦不同。

综上可见，荣卫受邪，既可致病，同时也表明了疾病部位，是辨证疾病、认识疾病传变层次从而施治的依据。

《金匮要略·水气病脉证并治第十四》篇曰："寸口脉迟而涩，迟则为寒，涩为血不足。趺阳脉微而迟，微则为气，迟则为寒，寒气不足，则手足逆冷；手足逆冷，则荣卫不利；荣卫不利，则腹满肠鸣相逐，气转膀胱，荣卫俱劳；阳气不通，即身冷，阴气不通，即骨疼；阳前通，则恶寒，阴前通，则痹不仁；阴阳相得，其气乃行，大气一转，其气乃散；实则失气，虚则遗尿，名曰气分。""寸口脉沉而迟，沉则为水，迟则为寒，寒水相搏，趺阳脉伏，水谷不化，脾气衰则鹜溏，胃气衰则身肿。少阳脉卑，少阴脉细，男子则小便不利，妇人则经水不通。经为血，血不利则为水，名曰血分。"

可见气分尚浅，血分已入里了。

2. 辨荣卫气血以诊治

《伤寒论·辨太阳病脉证并治中第六》篇云："病常自汗出者，此为荣气和，荣气和者，外不谐，以卫气不共荣气谐和故尔。以荣行脉中，卫行脉外。复发其汗，荣卫和则愈，宜桂枝汤。""病人脏无他病，时发热，自汗出，而不愈者，此卫气不和也。先其时发汗则愈，宜桂枝汤。""太阳病，发热汗出者，此为荣弱卫强，故使汗出，欲救邪风者，宜桂枝汤。"

《金匮要略·血痹虚劳病脉证并治第六》篇云："五劳虚极羸瘦，腹满不能饮食，食伤、忧伤、饮伤、房室伤、饥伤、劳伤、经络荣卫气伤，内有干血，肌肤甲错，两目黯黑。缓中补虚，大黄䗪虫丸主之。"《金匮要略·腹满寒疝宿食病脉证治第十》篇云："腹痛，脉弦而紧，弦则卫气不行，即恶寒，紧则不欲食，邪正相搏，即为寒疝。绕脐痛，若发则白汗出，手足厥冷，其脉沉弦者，大乌头煎主之。"

荣卫气血辨证施治，对具体的复杂病情有先后之别。《金匮要略·水气病脉证并治第十四》篇云："病者苦水，面目身体四肢皆肿，小便不利，脉之，不言水，反言胸中痛，气上冲咽，状如炙肉，当微咳喘……寸口脉沉而紧，沉为水，紧为寒，沉紧相搏，结在关元，始时当微，年盛不觉，阳衰之后，荣卫相干，阳损阴盛，结寒微动，肾气上冲，喉咽塞噎，胁下急痛。医以为留饮而大下之，气击不去，其病不除。后重吐之，胃家虚烦，咽燥欲饮水，小便不利，水谷不化，面目手足浮肿。又与葶苈丸下水，当时如小差，食饮过度，肿复如前，胸胁苦痛，像若奔豚，其水扬溢，则浮咳喘逆。当先攻击冲气，令止，乃治咳；咳止，其喘自差。先治新病，病当在后。"

综上可见，张仲景在医疗实践中对荣卫气血辨证论治是非常重视的。清代名医叶天士在《内经》《难经》《伤寒论》《金匮要略》等经典著作对荣卫气血认识的基础上，依据温热病病机、疾病演变规律，结合他自己的临床实践，完善了荣卫气血辨证体系，以阐明温病的病变过程、病变层次深浅，确定证候类型及病变性质，进而更好地指导温病诊疗。同时他也明确认识到，卫气荣血辨证并非只能用于温病辨证，与伤寒辨证也有相通之处，只是治疗有异。叶天士在《温热论》中明言："温邪上受，首先犯肺，逆传心包。肺主气属卫，心主血属营。辨营卫气血虽与伤寒同，若论治法，则与伤寒大异也。"两者邪气性质不同，故对应治疗方法也不同。

张仲景之所以被后世尊为医圣，就在于他"勤求古训，博采众方"撰成《伤寒杂病论》，即后世《伤寒论》和《金匮要略》，成为传世经典。这两部经典之所以能成为医门之规矩准绳，乃因张仲景创立了六经辨证、脏腑经络辨证、八纲辨证、三焦辨证、荣卫气血辨证体系，以之指导临床辨证论治，效如桴鼓，故称"仲景药为万世法"。

第二节 《伤寒论》《金匮要略》之病脉证治

无论《伤寒论》的六经辨证论治，还是《金匮要略》各种杂病的辨证论治，各篇篇名中均明示"××××病脉证并治"，这充分体现了张仲景的医学逻辑思维，且贯穿两部经典的始终，是张仲景医学思想的精华所在。在临床中，张仲景首先辨病，在辨病的基础上，再根据脉、证深入辨证，体现了其在疾病诊疗过程中的大局观和精准度，也充分体现了他的大智慧，其逻辑思维的集中体现即为病→脉→证→治。如《伤寒论·辨太阳病脉证并治上第五》篇云："太阳之为病，脉浮，头项强痛而恶寒。"此即首先辨病，在此基础上，可进一步区分"伤寒""中风"与"温病"的不同。识"病"而析"证"，即以疾病的表现，再结合"脉象"进行辨析，之后才能论及治疗方案。在此过程中，疾病、脉象、证候信息的收集，则是通过望、闻、问、切取得的。

所谓"望"，《金匮要略·脏腑经络先后病脉证第一》篇曰："病人有气色现于面部……鼻头色青，腹中痛，苦冷者死。鼻头色微黑者，有水气。色黄者，胸上有寒；色白者，亡血也。设微赤，非时者，死；其目正圆者，痉，不治。又色青为痛，色黑为劳，色赤为风，色黄者便难，色鲜明者，有留饮。""息摇肩者，心中坚；息引胸中上气者，咳；息张口短气者，肺痿唾沫。""吸而微数，其病在中焦，实也，当下之即愈，虚者不治。在上焦者，其吸促；在下焦者，其吸远，此皆难治。呼吸动摇振振者，不治。"

所谓"闻"，则曰："病人语声寂然，喜惊呼者，骨节间病；语声喑喑然不彻者，心膈间病；语声啾啾然细而长者，头中病。"

所谓"问"，当为询问病人，由病人主述来了解疾病对病人的影响，为辨病诊治提供参考。对此，张仲景在《伤寒论·伤寒卒病论集》中说到当时医家的一些陋习："各承家技，终始顺旧，省疾问病，务在口给。"即医生疏于望闻问切，只凭病人主述，就开方子治疗。而他主张医者在临床中，务必全面收集患者信息，为诊治提供充足依据。

关于"切"，即有"寸口脉动者，因其王时而动，假令肝王色青，四时各随其色。肝色青而反色白，非其时色脉，皆当病。""病人脉浮者在前，其病在表；浮者在后，其病在里。""脉脱入脏即死，入腑即愈。""风令脉浮，寒令脉急。"

这样把病人的"病－脉－证"有机结合起来辨析，形成完整的辨证论治体系，才能辨脉证而识病，遣方用药以救治病人。

一、病

"病"是机体邪正相争，阴阳失调所导致的一种机体失衡状态。陶弘景曰："夫病之所由来虽多，而皆关于邪。邪者不正之因，谓非人身之常理，风、寒、暑、湿、饥、饱、劳、逸，皆各是邪，非独鬼气疫疠者矣……邪气之伤人，最为深重，经络既受此气传入脏腑，随其虚实冷热，结以成病，病又相生，故流变遂广。"张仲景所论之"病"是对《内经》的继承和发展，《伤寒论》和《金匮要略》二书对"病"命名也有差异，如《伤寒论》最独特的就是以六经命名"病"，如"太阳病""阳明病""少阳病""太阴病""少阴病""厥阴病"等；有的以病因、病机命名，如"伤寒""中风""亡阳""热厥""蛔厥"等；有的以病位结合病机命名，如"热结膀胱""热入血室""结胸""脾约""胃家实"等；还有的以特殊临床表现命名，如"霍乱""奔豚"等。《金匮要略》则有的以证命名"病"，如"呕吐哕下利病""惊悸吐衄下血胸满瘀血病""腹满寒疝宿食病"等；有的以病因、病机命名，如"五脏风寒积聚病""中风历节病""血痹虚劳病""胸痹心痛气短病""水气病"等；有的以病位加病机命名，如"肺痿""肺痈""肠痈"等；有的以特殊临床表现命名，如"百合病""狐惑病""疟病""消渴病""黄疸病"等；还有的专门针对妇人疾患命名，如"妊娠病""产后病"等。

综观张仲景两全书，无论是《伤寒论》之辨"六经病"，还是《金匮要略》之辨"杂病"，强调的都是辨病在临床实践中的重要性。正如清代名医徐洄溪所说："欲治病者，必先识病之名，能识病名，而后求其病之所由生。"张仲景临床先辨病，就是通过辨病掌握病机，从而确立治病的大法，最后落实在方药上。如太阳病在表，治疗宜用汗法，以解表药取效；太阴病"以其脏有寒故也，当温之，宜服四逆辈"；痰饮病是由水液输布失常，停积于机体某些部位所致的疾病，水饮为阴邪，得温则行，故张仲景提出"病痰饮者，当以温药和之"；对于水液内停之水气病，提出"诸有水者，腰以下肿，当利小便，腰以上肿，当发汗乃愈"。

辨病论治有对证用药者，如呕吐治疗，无论何种证型，都会用到止呕之生姜、半夏等。但这只是辨病论治的一个方面，更多的是辨病求因，针对病因施治。如大黄甘草汤治疗的呕吐，乃因病人有实热之邪，腑气不通所致，大黄、甘草虽非止呕之品，但二药配伍用，使实热之邪从下排出，腑气一通，胃气自降，呕吐即止。同为水气病，"风水，恶风，一身悉肿，脉浮不渴，续自汗出，无大热，越婢汤主之。""皮水为病，四肢肿，水气在皮肤中，四肢聂聂动者，防己茯苓汤主之。"可见辨病求因随证治之在临床诊疗中的重要性。

二、脉

辨脉诊疗疾病，是中医临床的一种特殊诊断方法，是中医诊断学的重要组成部分。诊脉疗病，据传始自扁鹊，《史记·扁鹊仓公列传》载："至今天下言脉者，由扁鹊也。"

张仲景在《内经》《难经》等脉学理论的基础上，结合自己的临床实践，创造性地提出了独具一格的寸口、趺阳、少阴、少阳四部合参的脉诊法，有极高的临床价值，对后世的影响巨大。

张仲景将复杂的脉象分为阳脉和阴脉两大类，进而通过脉象确认阴阳盛衰的病机。如《伤寒论·辨脉法第一》篇便开宗明义，言："脉有阴阳……凡脉大、浮、数、动、滑，此名阳也。脉沉、涩、弱、弦、微，此名阴也。凡阴病见阳脉者生，阳病见阴脉者死。""阳微则恶寒，阴弱则发热。""脉阳盛则促，阴盛则结，此皆病脉。""病脉欲知愈未愈者，何以别之？答曰：寸口、关上、尺中三处，大小浮沉迟数同等，虽有寒热不解者，此脉阴阳为和平，虽剧当愈。""阳脉浮，阴脉弱者，则血虚，血虚则筋急也。其脉沉者，荣气微也。其脉浮，而汗出如流珠者，卫气衰也。"

1. 辨病位

辨病位，即通过脉象辨疾病部位，以判断疾病在表、在里、在脏、在腑、在荣、在卫、在气、在血、在三焦。如《伤寒论·辨脉法第一》篇云："寸口脉浮为在表，沉为在里，数为在腑，迟为在脏。假令脉迟，此为在脏也。"又如《金匮要略·五脏风寒积聚病脉证并治第十一》篇说："病有积、有聚、有檠气……积者，脏病也，终不移；聚者，腑病也，发作有时，辗转痛移，为可治；檠气者，胁下痛，按之则愈，复发为檠气。诸积大法，脉来细而附骨者，乃积也。寸口，积在胸中；微出寸口，积在喉中；关上，积在脐旁；上关上，积在心下；微下关，积在少腹；尺中，积在气冲。脉出左，积在左；脉出右，积在右；脉两出，积在中央，各以其部处之。"《金匮要略·脏腑经络先后病脉证第一》篇则进一步说："病人脉浮者在前，其病在表；浮者在后，其病在里。"《伤寒论·辨脉

法第一》篇也说："趺阳脉浮而涩，少阴脉如经者，其病在脾，法
当下利……若脉浮大者，气实血虚也。今趺阳脉浮而涩，故知脾气
不足，胃气虚也。""寸口脉浮而紧，浮则为风，紧则为寒。风则伤
卫，寒则伤荣，荣卫俱病，骨节烦疼，当发其汗也。"

《伤寒论·平脉法第二》篇亦云："假令脉来微去大，故名反，
病在里也。脉来头小本大，故名覆，病在表也。"

"寸口脉弱而迟，弱者卫气微，迟者荣中寒。荣为血，血寒则
发热。卫为气，气微者心内饥，饥而虚满，不能食也。"

"寸口脉微而涩，微者卫气不行，涩者荣气不逮，荣卫不能相
将，三焦无所仰，身体痹不仁。荣气不足，则烦疼口难言。卫气虚
者，则恶寒数欠。三焦不归其部，上焦不归者，噫而酢吞；中焦不
归者，不能消谷引食；下焦不归者，则遗溲。"

"寸口脉微而涩，微者卫气衰，涩者荣气不足。卫气衰，面色
黄，荣气不足，面色青。荣为根，卫为叶，荣卫俱微，则根叶枯槁
而寒栗、咳逆、唾腥、吐涎沫也。"

"寸口脉微而缓，微者卫气疏，疏则其肤空；缓者胃气实，实
则谷消而水化也。谷入于胃，脉道乃行，水入于经，其血乃成。荣
盛则其肤必疏，三焦绝经，名曰血崩。"

"脉有三部，尺寸及关，荣卫流行，不失衡铨。肾沉心洪，肺
浮肝弦，此自经常，不失铢分……当复寸口，虚实见焉，变化相
乘，阴阳相干。风则浮虚，寒则牢坚，沉潜水蓄，支饮急弦。动则
为痛，数则热烦，设有不应，知变所缘。三部不同，病各异端，大
过可怪，不及亦然。邪不空见，终必有奸，审察表里，三焦别焉。
知其所舍，消息诊看，料度腑脏，独见若神。"

由上述可见，辨脉象可诊知病位，如在表、在里、在脏、在

腑、在荣血、在卫气、在上焦、在中焦、在下焦，再结合证候，便可精准治疗了。

2. 辨病机

辨病机，即通过脉象辨病机，以判断疾病发生、发展、变化的机理。如《金匮要略·血痹虚劳病脉证并治第六》篇曰："夫男子平人，脉大为劳，极虚亦为劳。男子面色薄者，主渴及亡血，猝喘悸，脉浮者，里虚也。男子脉虚沉弦，无寒热，短气里急，小便不利，面色白，时目瞑，兼衄，少腹满，此为劳使之然。劳之为病，其脉浮大，手足烦，春夏剧，秋冬瘥，阴寒精自出，酸削不能行。""虚劳里急，悸，衄，腹中痛，梦失精，四肢酸疼，手足烦热，咽干口燥，小建中汤主之。""虚劳虚烦不得眠，酸枣仁汤主之。"但若"五劳虚极羸瘦，腹满不能饮食，食伤、忧伤、饮伤、房室伤、饥伤、劳伤、经络荣卫气伤，内有干血，肌肤甲错，两目黯黑。缓中补虚，大黄䗪虫丸主之。"

《金匮要略·消渴小便不利淋病脉证并治第十三》篇云："寸口脉浮而迟，浮即为虚，迟即为劳，虚则卫气不足，劳则荣气竭。趺阳脉浮而数，浮即为气，数即消谷而大坚。气盛则溲数，溲数即坚，坚数相搏，即为消渴。"可见消渴亦属虚劳，其治疗则如"男子消渴，小便反多，以饮一斗，小便一斗，肾气丸主之。""脉浮，小便不利，微热消渴者，宜利小便、发汗，五苓散主之。""小便不利者，有水气，其人若渴，用栝蒌瞿麦丸主之。""渴欲饮水，口干舌燥者，白虎加人参汤主之。"可见消渴病机主在虚劳内热。

3. 辨病势

辨病势，即通过脉象辨病势，以判断疾病发展趋势，对确立治则和组方遣药具有重要指导意义。《金匮要略·呕吐哕下利病脉证治第十七》篇云："下利，脉沉弦者，下重；脉大者，为未止；脉微弱数者，为欲自止，虽发热不死……下利，脉沉而迟，其人面少赤，身有微热，下利清谷者，必郁冒，汗出而解，病人必微热。所以然者，其面戴阳，下虚故也。下利后，脉绝，手足厥冷，晬时脉还，手足温者生，脉不还者死。"均为下利，因脉象有异，结合临证表观，便可判断其疾病发展趋势。

综上可见，脉诊在疾病治疗中具有重要作用。

三、证

证，中医学将其定义为疾病过程中某一阶段或某一类型的病理概括，一般由一组相对固定的、有内在联系的、能揭示疾病某一阶段或某一类型病变本质的证候构成。如风寒感冒之恶寒、发热；伤寒脉结代、心动悸；胸痹胸背痛，心痛彻背，背痛彻心；脾约、胃家实、下利清谷；热入血室；小便不利等。张仲景通过自己的临床实践，把看似无序的临床表现高度概括为表里、寒热、经络、脏腑、荣卫气血、三焦等，形成不同的证候，并进行分类。如六经辨证体系的太阳证、阳明证、少阳证、太阴证、少阴证和厥阴证；以性质命名的有阴证、阳证、寒证、热证、表证、里证等，进而以证辨病。如《金匮要略·五脏风寒积聚病脉证并治第十一》篇云："热在上焦者，因咳为肺痿；热在中焦者，则为坚；热在下焦者，则尿血，亦令淋秘不通。大肠有寒者，多鹜溏；有热者，便肠垢。小肠有寒者，其人下重便血；有热者，必痔。"以病-证合称命名的有太阳伤寒表证、太阳病桂枝证、太阳中风证、太阳柴胡证等；以方剂命名的有桂枝汤证、小柴胡汤证、小青龙汤证等。

医生临证之时，通过望、闻、问、切四诊收集有关疾病的所有信息，再运用中医理论进行分析，辨清疾病的原因、性质、部位及发展趋势等，据此判断疾病的本质，即审证求因，辨证立法，据法组方遣药以施治，才能完成辨证论治全过程。

四、治

治，是辨病脉证的终极目的。脉因病显，证由病出，辨其脉证，准确识病，三者密切相关，惟其有机结合，方能精准施治。如在《金匮要略·痰饮咳嗽病脉证并治第十二》篇，张仲景论"饮"之辨病－脉－证及施治方药："夫饮有四……有痰饮，有悬饮，有溢饮，有支饮……其人素盛今瘦，水走肠间，沥沥有声，谓之痰饮。饮后水流在胁下，咳唾引痛，谓之悬饮。饮水流行，归于四肢，当汗出而不汗出，身体疼重，谓之溢饮。咳逆倚息，短气不得卧，其形如肿，谓之支饮。水在心，心下坚筑，短气，恶水不欲饮。水在肺，吐涎沫，欲饮水。水在脾，少气身重。水在肝，胁下支满，嚏而痛。水在肾，心下悸。夫心下有留饮，其人背寒冷如手大。留饮者，胁下痛引缺盆，咳嗽则辄已。胸中有留饮，其人短气而渴，四肢历节痛。脉沉者，有留饮。膈上病痰，满喘咳吐，发则寒热，背痛腰疼，目泣自出，其人振振身瞷剧，必有伏饮。夫病人饮水多，必暴喘满。凡食少饮多，水停心下，甚者则悸，微者短气。脉双弦者，寒也，皆大下后善虚。脉偏弦者，饮也。肺饮不弦，但苦喘短气。支饮亦喘而不能卧，加短气，其脉平也。病痰饮者，当以温药和之。"若"心下有痰饮，胸胁支满，目眩，苓桂术甘汤主之"；若"病者脉伏，其人欲自利，利反快，虽利，心下续坚满，此为留饮欲去故也，甘遂半夏汤主之"；若"脉沉而弦者，悬饮内痛。病悬饮者，十枣汤主之"；若"病溢饮者，当发其汗，大青龙汤主之，小青龙汤亦主之"；若"膈间支饮，其人喘满，心下痞坚，面色黧黑，其脉沉紧，得之数十日，医吐下之不愈，木防己汤主之"；若"支饮不得息，葶苈大枣泻肺汤主之"；若"呕家本渴，渴者为欲解；今反不渴，心下有支饮故也，小半夏汤主之"。

　　上述例证，一个"饮"之水邪，为痰饮病、悬饮病、溢饮病、支饮病，脉证不同，施治不同，落实在不同方药上，诠释了辨证论治的真谛。

　　然病不常变而证多变，同一病会有不同的证，同一证又会出现在不同的病中，这就是"同病异证""异病同证"之谓。如少阴病，既可出现麻黄细辛附子汤证、真武汤证、附子汤证，也可出现猪苓汤证、大承气汤证、四逆汤证，病虽同，但证不同，表明了少阴病不同阶段的不同病情，故其治疗方法必然各有侧重，最终方药自然不同。而如小柴胡汤证，既可见于少阳病，也可见于太阳病、阳明病、厥阴病，乃至阴阳易瘥后劳复病、呕吐哕下利病中，说明在不同的病中，病变发展过程中会有某些相同的环节，便会形成相同的证表现出来，这就是施治之时有"同病异治""异病同治"的奥妙所在。

　　综上所述，可见在疾病形成变化过程中，随时关注脉象、体征、证候的变化，准确判断病因、病位、病性及其病变趋势，才能确定相应的治疗方法，达到精准医疗的目的，这便是张仲景强调的"观其脉证，知犯何逆，随证治之"的辨证论治体系所确立的个体化医疗方案的全部内涵，也是中医药学历久弥新、长盛不衰的奥秘所在。

第三节 《伤寒论》《金匮要略》治法

在张仲景辨证论治思想中，论治是临床的终极目标，即在辨证论治思想指导下，确立相应的治疗原则和方法。他在六经辨证、脏腑经络辨证、八纲辨证、荣卫气血辨证、三焦辨证的基础上，创立了理、法、方、药的论治体系。《伤寒论》与《金匮要略》两书组方371首，除去重复方剂23首，可实得方剂348首，被后世称为"医方之祖""论治楷模""规矩准绳"。两书中的治疗法则与治疗方法既有较高的理法原则，又有具体的施治方法并运用灵活，为现代中医理论所遵循。从历史的角度和发展的眼光来看，二书中所蕴含的理法原则、实践经验，为后世辨证论治体系的建立和发展奠定了坚实的基础，时至今日，仍具重要指导意义和临床价值。

一、治疗法则

中医治则的提出，源自《黄帝内经》，但治则的确立并成体系以及用于指导临床实践则始自张仲景。

学习《伤寒论》《金匮要略》两部经典，其治疗法则可概括为六个方面，即治未病、治标与治本、扶正与祛邪、正治与反治、调整阴阳和三因制宜。

1. 治未病

治未病，顾名思义，是指在未病而出现疾患苗头时及早诊治，将其消弭于萌芽状态，防止疾病发生或进一步传变。这一思想源自《黄帝内经》，《素问·刺热》篇云："肝热病者左颊先赤，心热病者颜先赤，脾热病者鼻先赤，肺热病者右颊先赤，肾热病颐先赤。病虽未发，见赤色者刺之，名曰治未病。"张仲景承前启后，丰富和发展了"治未病"的理念，将其贯穿于《伤寒论》与《金匮要略》两部经典之始末，进一步诠释了"防病"思想。并将治未病与临床治疗紧密结合，开创了"预防为主，防治结合"的先河，使"治未病"理论更为完善，更具现实指导意义。

治未病，主要包括两方面的内容。一是未病先防，即《黄帝内经》"病虽未发"之谓，在未病之前，采取措施，做好预防，防止疾病发生。《金匮要略·脏腑经络先后病脉证第一》篇曰："夫人禀五常，因风气而生长，风气虽能生万物，亦能害万物，如水能浮舟，亦能覆舟。若五脏元真通畅，人即安和，客气邪风，中人多死。"可见疾病的发生多由正气不足所致，而邪气是疾病发生的必备条件，邪正斗争的结果关系到疾病的发生与否，因此治未病应以扶助正气和外避邪气为两大要素。

扶助正气，日常生活中就要注意"养慎"。张仲景称："若人能养慎，不令邪风干忤经络，适中经络，未流传脏腑，即医治之；四肢才觉重滞，即导引、吐纳、针灸、膏摩，勿令九窍闭塞；更能无犯王法，禽兽灾伤；房室勿令竭乏，服食节其冷热苦酸辛甘，不遗形体有衰，病则无由入其腠理。"提示世人要注意摄生，稍有不适，便导引吐纳纠偏，无牢狱灾，无禽兽伤，节房室护肾养精，饮食有节，则身体健旺，外邪无隙得入，自然无病。

为什么要避外邪？怎么避外邪呢？《伤寒论·伤寒例第三》篇曰："《阴阳大论》云：春气温和，夏气暑热，秋气清凉，冬气冰冽，此则四时正气之序也。冬时严寒，万类深藏，君子固密，则不伤于寒……但天地动静，阴阳鼓击者，各正一气耳。是以彼春之暖，为夏之暑，彼秋之忿，为冬之怒。是故冬至之后，一阳爻升，一阴爻降也；夏至之后，一阳气下，一阴气上也。斯则冬夏二至，阴阳合也；春秋二分，阴阳离也。阴阳交易，人变病焉。此君子春夏养阳，秋冬养阴，顺天地之刚柔也。"如此则外邪得避，无可致病之外因，自然无病了。

再则就是"既病防变"，即在疾病发生的初始阶段，应力求早诊早治，防止疾病进一步发展和传变。《伤寒论·伤寒例第三》篇指出："凡人有疾，不时即治，隐忍冀差，以成痼疾。小儿女子，益以滋甚。时气不和，便当早言。寻其邪由，及在腠理，以时治之，罕有不愈者。患人忍之，数日乃说，邪气入脏，则难可制。此为家有患，备虑之要。凡作汤药，不可避晨夜，觉病须臾，即宜便治，不等早晚，则易愈矣。如或差迟，病即传变，虽欲除治，必难为力。"

《金匮要略·脏腑经络先后病脉证第一》篇也说："适中经络，未流传脏腑，即医治之。"意在提醒世人，方病即治，不可贻误。疾病初起，邪在腠理，及时施治，定能治愈；一旦耽误，邪传入脏，就会小病变大病，难以治愈。所以邪入经络就治疗，阻断其进一步发展之路，便愈而不传。故有"夫治未病者，见肝之病，知肝传脾，当先实脾。四季脾旺不受邪，即勿补之。中工不晓相传，见肝之病，不解实脾，惟治肝也。夫肝之病，补用酸，助用焦苦，益用甘味之药调之。酸入肝，焦苦入心，甘入脾，脾能伤肾，肾气微弱，则水不行；水不行，则心火气盛，则伤肺；肺被伤，则金气不行；金气不行，则肝气盛，则肝自愈。此治肝补脾之要妙也。肝虚则用此法，实则不在用之。"阐述了疾病有先后次第传变的规律，如上述实脾愈肝之法，即通过阻断传变之路径而取效。

又如《伤寒论·辨太阳病脉证并治中第六》篇说："伤寒中风，

有柴胡证，但见一证便是，不必悉具。"就是早治早防的指导思想，即只要出现柴胡证，哪怕只一证，就可按少阳论治，把握早期治疗的时机，便可及时治愈，也防止了进一步传变，避免病情进一步发展。

另外，张仲景还关注到病愈后复发的问题。疾病痊愈后的初期，人体机能尚不可能完全恢复，会有正气尚虚，而余邪未尽的问题，若调理不慎，易导致旧病复发甚至出现新的疾病。此时就要分析具体情况，采取相应措施，促进旧病痊愈，防止旧病复发或出现新的疾病。对此，《伤寒论·辨阴阳易差后劳复病脉证并治第十四》篇进行了专门论述，称："病人脉已解，而日暮微烦，以病新差，人强与谷，脾胃气尚弱，不能消谷，故令微烦，损谷则愈。"说的是病虽愈，但脾胃仍显虚弱，不可勉强多食，注意饮食调节，恢复脾胃功能，更有助康复。

这种病愈后，注意调摄，祛除余邪，恢复脾胃功能，以求彻底痊愈，避免旧病复发，甚至出现新的疾病，促进早日康复的思想，也是"治未病"的重要组成部分。

2. 治标与治本

标与本是两个相对的概念，中医常用来分析探讨病变发展过程中矛盾的主次先后关系，若就病因、病机与证候而言，病因病机为本，证候是标；就邪正而言，正气为本，邪气为标；就疾病先后而言，先发之病为本，后发之病是标；就病位而言，脏腑精气病为本，肌表经络病是标等。因此，在辨证时必须通过对标本的分析归纳，分清矛盾的主次关系，根据标本主次的不同，考虑治标治本的缓急先后，分别采取急则治标、缓则治本和标本兼治的方法。

中医理论一向强调治病求本，本病一除，标病之源则绝，但疾病不是一成不变的，有时标病也会成为影响疾病转归、痊愈的关键。急则治标的方法，是针对疾病发展过程中，标证显示病情危急、病势凶险，影响到病人的安全，或影响到对"本"的治疗时所采取的一种暂时救急治疗措施。《金匮要略·脏腑经络先后病脉证第一》篇中就提及此法："夫病痼疾，加以卒病，当先治其卒病，后乃治其痼疾也。"痼，《古医籍词义》解释为"病经久难治，顽固"，陈修园认为痼疾为"平时"之"慢性疾患"，即顽固难愈的久病，因病已入里，病根已深，故虽病势缓和，但治之不易，更难根除。卒病是新得之病，虽邪气盛、变化多端，但其病情尚轻浅、病程短，易治愈。所以应当先治卒病，再治痼疾。但治标只是在应急情况下的权宜之计，治本才是治病的核心。"急则治其标"缓解了病情，也为治本创造更为有利的条件。

缓则治本，是指在病势缓和，病情平稳的情况下，针对"本"病的病机进行治疗。张仲景分标本，一般以病势急者为标，病势缓和者为本。如《金匮要略·脏腑经络先后病脉证第一》篇说："病有急当救里、救表者，何谓也？师曰：病，医下之，续得下利清谷不止，身体疼痛者，急当救里，后身体疼痛，清便自调者，急当救表也。"即病在表，但是医反下之，诛伐过当，导致伤损脾胃之气，所以下利清谷不止；虽身疼痛，表证未解，应当救误下之逆为急，以防内伤下脱，因此以"下利清谷不止"为标，不可以姑息表邪，但要待元阳恢复，清便自调之后，再救其表，即谓治其本病。

若标本并重或标本均不太急时，应标本兼治，这是标病与本病错杂并重时采取的一种治疗原则，临床较为多见。若单治其本而不治其标或单治其标而不治其本，都无法适应治疗病证的要求，此时需要标本兼顾同治，方能取得较好的治疗效果。如虚人外感，反复感冒，此时患者气虚为本，反复外感为标，若单补气则易留邪，纯发汗解表则易伤正，故治疗宜益气解表，益气是扶正治本，解表是祛邪治标，如此标本同治才能使正盛邪退而病愈[2]。又如"伤寒表不解，心下有水气，干呕发热而咳，或渴，或利，或噎，或小便不利，少腹满，或喘者，小青龙汤主之。"该病外感风寒与水饮内停并重，治疗时用小青龙汤解表散寒的同时温肺化饮，标本兼治，病势得解。

3. 扶正与祛邪

扶正，即扶助正气，增强体质，提高机体的抗邪和康复能力，适用于各种虚证，即所谓的"虚则补之"；祛邪，即祛除邪气，消解病邪的侵袭和损害，抑制亢奋有余的病理反应，适用于各种实证，即所谓的"实则泻之"。扶正和祛邪虽是两种大不相同的治则，但又相互为用，相辅相成。扶正增强了正气，有助于机体祛除病邪，即"正胜邪自去"；祛邪则在邪气被祛除的同时，减弱了病邪对正气的伤害，即"邪去正自安"。扶正与祛邪两者既可以单独使用，也可以相互为用，无论何种应用方式均应遵循"扶正不留邪，祛邪不伤正"的原则。两者在运用上有单独使用、同时使用、先后使用三种方式，下面简单举例说明。

（1）扶正单用：适于以正气虚弱为主要矛盾的虚证，如《伤寒论·辨少阴病脉证并治第十一》篇曰："少阴病，脉沉者，急温之，宜四逆汤。""少阴病，饮食入口则吐，心中温温欲吐，复不能吐。始得之，手足寒，脉弦迟者，此胸中实，不可下也，当吐之。若膈上有寒饮，干呕者，不可吐也，当温之，宜四逆汤。"《伤寒论·辨太阳病脉证并治中第六》篇曰："伤寒，医下之，续得下利清谷不止，身疼痛者，急当救里；后身疼痛，清便自调者，急当救表。救里宜四逆汤，救表宜桂枝汤。"均体现的是扶正思想，取四逆汤急温脾肾之阳，使脾肾阳气得以恢复，阴寒自消。

（2）祛邪单用：适于以邪气亢盛为主要矛盾的实证，如《伤寒论·辨太阳病脉证并治中第六》篇曰："太阳病，头痛发热，身疼腰痛，骨节疼痛，恶风无汗而喘者，麻黄汤主之。"即用麻黄发汗祛散表邪，治疗太阳表实证。《伤寒论·辨阳明病脉证并治第八》篇云："汗出谵语者，以有燥屎在胃中，此为风也，须下者，过经乃可下之。下之若早，语言必乱，以表虚里实故也。下之愈，宜大承气汤。"使用大承气汤取峻下行气之功，使塞者通，闭者畅，热得泄，阴得存，阳明腑实证可愈也。

（3）扶正与祛邪并用：适合于虚实夹杂证，在实际应用时还应注意分辨正虚和邪实的主次。对于虚中夹实证，应以扶正为主，祛邪为辅，如《伤寒论·辨不可下病脉证并治第二十》篇曰："下利脉大者，虚也，以强下之故也。设脉浮革，因尔肠鸣者，属当归四逆汤。"在用当归、甘草、大枣等养血和荣的同时，又用桂枝温经散寒，通草清热利尿，扶正的同时兼顾祛邪，以保证"扶正不留邪"。对于实中夹虚证，应以祛邪为主，扶正为辅，如《伤寒论·辨发汗吐下后病脉证并治第二十二》篇曰："太阳病，外证未除，而数下之，遂协热而利，利下不止，心下痞硬，表里不解者，属桂枝人参汤。"在桂枝解肌祛风的同时，辅以甘草、人参益气补虚，祛邪的同时兼顾扶正，以保证"祛邪不伤正"。对于邪实正虚并重的病证，治疗时也应祛邪与扶正兼施。如《伤寒论·辨太阳病脉证并治下第七》篇云："伤寒若吐若下后，七八日不解，热结在里，表里俱热，时时恶风，大渴，舌上干燥而烦，欲饮水数升者，白虎加人参汤主之。"因表里俱热，正邪相争过程邪气伤正，形成虚实相兼的病情，正邪缓急无所偏甚，故而选择扶正祛邪并举较适宜，既用知母、石膏泻热，又加人参补虚，攻补兼施。

（4）扶正祛邪的先后使用：可分为两类。一是先扶正后祛邪，适用于正气过于虚损，不耐受攻伐者，治疗时应先扶正以助正气，待正气能耐受攻邪时再祛邪。如《伤寒论·辨太阳病脉证并治中第六》篇云："伤寒，阳脉涩，阴脉弦，法当腹中急痛，先与小建中汤，不差者，小柴胡汤主之。"腹痛先用小建中汤温阳扶正，在正气得复后，邪尚不解时，再用小柴胡汤和解祛邪，即先扶正后祛邪。二是先祛邪后扶正，适用于正气虽虚尚耐攻伐的病证或虚实错杂中邪盛为主者，治疗当先祛邪，邪气去则正亦易复，此时扶正则事半功倍。如由于瘀血导致的崩漏，瘀血不去，崩漏难愈，治疗时应先活血化瘀祛邪，后补血扶正。正如《金匮要略·妇人妊娠病脉证并治第二十》篇所言："妇人宿有癥病，经断未及三月，而得漏下不止，胎动在脐上者，为癥痼害。妊娠六月动者，前三月经水利时，胎也。下血者，后断三月衃也。所以血不止者，其癥不去故也，当下其癥，桂枝茯苓丸主之。"此为孕妇宿有癥病，怀孕三月时病发，导致漏下不止，治疗时用桂枝茯苓丸。方中用桂枝通血脉而消瘀血；桃仁、牡丹皮以活血化瘀，消除癥块；癥积日久，必然阻遏气机，影响津液代谢，导致水湿停聚，故用茯苓渗水利湿。诸药合用，瘀血可消，邪气则去。又配以芍药养血和营，扶正补血，病势得解。再如瓜蒂散的吐法、抵当类的消法，均属先祛邪后扶正。

4. 正治与反治

在疾病的发展过程中，各种疾病的性质不同，病证本质所反映出来的现象也十分复杂。有的证候与病机一致，但有些证候与病机不尽一致，出现假象。实际治疗时，前者应逆其证而治，即所谓的"正治"；后者当从其证（假象）而治，即所谓的"反治"。正治与反治，是在"治病求本"的根本原则指导下，针对病证有无假象所制定的两种治疗原则。

（1）正治法：正治法，亦称为"逆治"，主要包括"寒者热之""热者寒之""虚则补之""实则泻之"四种，是中医最常用的一种治疗法则。

"寒者热之"是指采用温热性质的方药对寒性病证进行治疗的原则，临床运用时应分清病证的表、里、虚、实等属性。表寒证治宜辛温解表，方如麻黄汤、桂枝汤等；里寒证则应根据具体病证采取温中祛寒或回阳救逆等方法进行治疗，如附子汤用于治疗"少阴病，得之一二日，口中和，其背恶寒者"，"少阴病，身体痛，手足寒，骨节痛，脉沉者"。此时，患者阳虚寒湿内侵，身痛且手足寒，故重用附子以温经祛寒镇痛。又如当归四逆汤用于治疗"手足厥寒，脉细欲绝者"。此时，患者血虚，外感寒邪，导致气血运行不畅，不能温养四肢，而致手足厥寒，脉细欲绝，以当归四逆汤养血通阳兼散寒邪。

"热者寒之"是指采用寒凉性质的方药对热性病证进行治疗的原则。该法在《伤寒论》和《金匮要略》中主要用于里热证的治疗，如《伤寒论·辨太阳病脉证并治上第五》篇曰："服桂枝汤，大汗出后，大烦渴不解，脉洪大者，白虎加人参汤主之。"患者大汗后，气津两伤，症见身热而渴，脉洪大，大烦渴不解，用白虎加人参汤甘寒之剂清热养津。又如《伤寒论·辨厥阴病脉证并治第十二》篇中的白头翁汤，用于治疗"热利下重者""下利欲饮水者，以有热故也"，此为厥阴经湿热，热毒下迫大肠所致热毒痢疾，症见热痢下重，渴欲饮水，甚则下痢脓血，用白头翁汤，清热解毒，凉血止痢。

"虚则补之"是指采用补益的方药对虚性病证进行治疗的原则。该法在《伤寒论》和《金匮要略》中应用较多，主要用于各种虚证，如阳虚用温阳的方药，方如桂枝甘草汤温补心阳，用以治疗心阳虚证；阴虚用滋阴方药，方如黄连阿胶汤滋阴清热，用于治疗阴虚火旺之不寐；气虚用益气的方药，方如小建中汤温中健脾，用以治疗中焦虚寒，中气不足证；血虚用补血的方药，方如当归生姜羊肉汤养血散寒，用以治疗因血虚引起的胁腹疼痛等。亦有单一功能的补益药不能胜任的复杂病证，须多种药物加以配伍使用，如《金匮要略·血痹虚劳病脉证并治第六》篇云："虚劳诸不足，风气百疾，薯蓣丸主之。"此为气血两虚、脾肺不足所致之虚劳兼有风气，用薯蓣丸益气养血，滋阴助阳。又如炙甘草汤用以治疗"伤寒脉结代，心动悸"，此为心阴心阳两虚，心脉失养所致，症见脉结代，心动悸，虚羸少气等，炙甘草汤诸药合用，滋而不腻，温而不燥，使气血充足，阴阳调和，则心动悸、脉结代皆得其平。

"实则泻之"是指采用攻泻的方药对实性的病证进行治疗的原则。因邪气性质及所在部位不同，具体治法也有差异，如食滞用消食导滞法，痰热壅滞用清热化痰法，瘀血内阻用活血化瘀法，湿盛用祛湿法等。张仲景于阳明腑实证中多应用此原则，如《伤寒论·辨阳明病脉证并治第八》中"阳明病……手足濈然汗出者，此大便已硬也"，症见大便秘结，腹痛拒按，甚或潮热谵语，手足濈然汗出，选用大承气汤治疗，可攻下实热，荡涤燥结。

（2）反治法：反治法，又称"从治"，主要包括"热因热用""寒因寒用""塞因塞用""通因通用"四种。

  "热因热用"是针对真寒假热证而采用温热方药进行治疗的原则。《伤寒论》对真寒假热证的描述为"病人身大热，反欲得衣者，热在皮肤，寒在骨髓也"。张仲景为"热因热用"法则的临床运用创立了许多范例，如《伤寒论·辨少阴病脉证并治第十一》篇言："少阴病，下利清谷，里寒外热，手足厥逆，脉微欲绝，身反不恶寒，其人面色赤，或腹痛，或干呕，或咽痛，或利止脉不出者，通脉四逆汤主之。"本条所述为阴盛格阳于外，里寒外热之证。由于阴寒太盛，迫使已虚之阳外越，从而呈现出里真寒、外假热的证象，用通脉四逆汤破阴回阳，通达内外，则病愈。四逆汤类方大多用于此类病证，属"热因热用"治则，如"大汗出，热不去，内拘急，四肢疼，又下利厥逆而恶寒者，四逆汤主之"（厥阴病），"下利清谷，里寒外热，汗出而厥者，通脉四逆汤主之"（厥阴病），"脉浮而迟，表热里寒，下利清谷者，四逆汤主之"（阳明病）等。又如《金匮要略·消渴小便不利淋病脉证并治第十三》篇云："男子消渴，小便反多，以饮一斗，小便一斗，肾气丸主之。"肾为水脏而寓真火，若久病体弱，劳伤过甚导致肾气亏损，肾中虚火失于固守，浮越于上，形成上假热、下虚寒的病理状态。其小便反多即为肾阳虚弱，不能固摄之下虚寒证；烦渴引饮则为肾中龙雷之火，上燔心肺之上假热证。故治疗以肾气丸调补肾中阴阳，温滋并用，引火归原，如程钟龄所说："肾气虚寒，逼其无根失守之火浮游于上，当以辛热杂于壮水药中导之下行，所谓导龙入海，引火归原。"

  "寒因寒用"是针对真热假寒证而采用寒凉方药进行治疗的原则。如《伤寒论·辨少阴病脉证并治第十一》篇云："少阴病，四逆，其人或咳，或悸，或小便不利，或腹中痛，或泄利下重者，四逆散主之。"本条所述为肝气郁结四逆证，看似寒，但是以药测证，此因肝气郁结，气机不畅，阳郁于里，不能通达四肢导致，所以出现四肢逆冷的假寒证象，需用四逆散疏肝解郁，宣郁通阳以解厥逆。又如《伤寒论·辨太阳病脉证并治下第七》篇言："伤寒脉滑而厥者，里有热，白虎汤主之。"本条所述是热深厥亦深的厥证，出现内真热、外假寒的证象，主要由于阳盛热郁，热邪郁滞于里，经脉流行不利，阳不外达所致，运用白虎汤清其里热，透达郁阳以解厥逆，此二条则是"寒因寒用"的体现。

"塞因塞用"是针对因正虚所致闭塞不通病证而采用补益方药进行治疗的原则。如《金匮要略·胸痹心痛短气病脉证治第九》篇云："胸痹心中痞，留气结在胸，胸满，胁下逆抢心，枳实薤白桂枝汤主之，人参汤亦主之。"论述了胸痹虚实不同的证治，由痰饮瘀积所致的实证，用枳实薤白桂枝汤治之，此为"实则泻之"之法；由无形之气痞为患的虚证，用人参汤温补之，此为"塞因塞用"之法。

"通因通用"是针对因邪实所致泻利崩漏等病证而采用通利方药进行治疗的原则。如《伤寒论·辨少阴病脉证并治第十一》篇云："少阴病，自利清水，色纯青，心下必痛，口干燥者，可下之，宜大承气汤。"本证主要表现为热结旁流，已经下利，又用攻下之法，通因通用，腑实去，利始能止，欲竭之阴才能救。该法在杂病中亦有体现，如《金匮要略·呕吐哕下利病脉证治第十七》篇言："下利，三部脉皆平，按之心下坚者，急下之，宜大承气汤。""下利，脉迟而滑者，实也。利未欲止，急下之，宜大承气汤。""下利，脉反滑者，当有所去，下乃愈，宜大承气汤。""下利已差，至其年月日时复发者，以病不尽故也，当下之，宜大承气汤。"上述各证均用大承气汤治下利，因为热邪结聚之利，故以通为治。

5. 调整阴阳

调整阴阳是指调整阴阳盛衰，以恢复阴阳相对平衡的治疗原则。从本质上说，人体病理变化虽然复杂但都可概括为正邪相争，体内阴阳的相对平衡受到破坏，因此调整阴阳，补偏救弊，促进阴平阳秘是临床治疗阴阳失调的根本法则，正所谓凡病"阴阳自和者必自愈"。调整阴阳的运用主要涉及损其有余和补其不足两个方面。

（1）损其有余：适用于阴阳偏盛之证。若阳邪偏盛造成实热证，需以寒清热，即用"热者寒之"的方法祛除阳邪；阴邪偏盛造成寒实证，需以热散寒，即用"寒者热之"的方法祛除阴邪。如当"瘀热在里"时，宜用抵当汤破血逐瘀；当"寒实结胸，无热证"时，宜用白散温下寒实，涤痰破结。若阴偏盛或阳偏盛，其相对的一方偏衰时，则应当兼顾其不足，治疗时应配以扶阳或益阴之品。如白虎汤为治疗阳明热证的经典方，其病机为"热结于里，表里俱热"，治疗当清热之法治之，但热盛易消灼津液，故方中选用了知母、石膏，清热兼有生津之用。

（2）补其不足：适用于阴虚、阳虚和阴阳两虚证。当人体正气之阴阳虚衰，临床表现为虚证时，应采用"虚则补之"的原则"补其不足"。

当患者表现为阳虚时，当以扶阳之法治之，如《伤寒论·辨太阳病脉证并治中第六》篇云："发汗过多，其人叉手自冒心，心下悸，欲得按者，桂枝甘草汤主之。"针对发汗太过，损伤心阳，方中桂枝辛甘性温，入心助阳，炙甘草甘温，补中益气，二药相配，有辛甘合化、温通心阳之功，心阳得复，则心悸自止。又如《伤寒论·辨少阴病脉证并治第十一》篇言："少阴病，二三日不已，至四五日，腹痛，小便不利，四肢沉重疼痛，自下利者，此为有水气，其人或咳，或小便利，或下利，或呕者，真武汤主之。"此为肾阳虚水气证，方中诸药合用，温肾阳以消阴翳，利水道以祛水邪，共奏温阳利水之效。

当患者表现为阴虚时，应以滋阴之法治之，如黄连阿胶汤用以治疗"少阴病，得之二三日以上，心中烦，不得卧"，此证为肾阴虚，心火独亢，由素体阴虚，复感外邪，邪从火化，致阴虚火旺而形成的少阴热化证。全方合用，共奏滋肾阴、降心火、交通心肾之功，则心烦自除，夜寐自安。又如《伤寒论·辨阳明病脉证并治第八》篇云："若脉浮发热，渴欲饮水，小便不利者，猪苓汤主之。"此为阴伤水热互结之证，症见小便不利、发热、口渴欲饮等，治宜利水清热养阴。方中诸药合用，以利水渗湿为主，清热养阴为辅，体现了利水而不伤阴、滋阴而不碍水（湿）的配伍特点。水湿去，邪热清，阴津复，诸症自除。

若阴阳两虚，治当阴阳两补。如《金匮要略·血痹虚劳病脉证并治第六》篇曰："夫失精家少腹弦急，阴头寒，目眩，发落，脉极虚芤迟，为清谷，亡血，失精。脉得诸芤动微紧，男子失精，女子梦交，桂枝加龙骨牡蛎汤主之。"此为阴阳失调引起的虚劳少腹弦急，阴部寒冷，男子失精，女子梦交，心悸等症，治宜调和阴阳，潜镇摄纳。张仲景以桂枝汤加入龙骨、牡蛎调和荣卫，潜敛阴阳，确为妙法。又如附子汤中用附子配芍药，即是于"阳中求阴"，与此类似的还有炙甘草汤，方中用阿胶、麦冬、麻仁等配伍桂、姜、清酒，即是于"阴中求阳"。此正所谓"阳得阴助而生化无穷，阴得阳升而泉源不竭"。

6. 三因制宜

三因制宜，即因时、因地、因人制宜的总称，是治疗疾病所必须遵守的一个基本原则。疾病受时令气候、地域环境甚至个体差异等因素的影响总是在变化，这就要求在治疗疾病时需要具体问题具体分析。

（1）因时制宜：是根据时令气候等不同变化选择适宜的治法、方药的治疗原则。张仲景对该法则的应用随处可见，如《伤寒论·伤寒例第三》篇云："十五日得一气，于四时之中，一时有六气，四六名为二十四气……夏至之后，一阳气下，一阴气上也。斯则冬夏二至，阴阳合也；春秋二分，阴阳离也。阴阳交易，人变病焉。"《伤寒论·平脉法第二》篇曰："春弦秋浮，冬沉夏洪。"《金匮要略·脏腑经络先后病脉证第一》篇云："师曰：寸口脉动者，因其王时而动，假令肝王色青，四时各随其色。肝色青而反色白，非其时色脉，皆当病。"张仲景从调养、脉象、脏腑等角度阐述年、时、月、气（节气）等的节律变化，都会影响人体的健康，故在养护与治疗时要遵循"因时制宜"的原则。

（2）因地制宜：是指根据不同地区的地理环境特点选择适宜治法、方药的治疗原则。张仲景在《伤寒论·伤寒例第三》篇中就有对"因地制宜"的直接论述，曰："又土地温凉，高下不同；物性刚柔，餐居亦异。是故黄帝兴四方之问，岐伯举四治之能，以训后贤，开其未悟者。临病之工，宜须两审也。"张仲景认为不同的地域，地势高下不同，气候寒热也不同，地理因素使得一些疾病呈现出地域性的差异，因此在治疗的方法和药物的应用上应有所区别。如西北地区多寒冷干燥，人们常外感风寒，治疗多重用辛温解表药，如麻黄、桂枝等；而东南地区气候相对温暖，外感风寒证候较轻，故辛温解表药用得较轻较少，多选用荆芥、防风等。

（3）因人制宜：是指依据病人的性别、年龄、体质、生活习惯等个体差异，选择适宜的治法，方药的治疗原则。《伤寒论》与《金匮要略》对此虽没有系统的论述，但都融合在了各章辨证与组方用药中，如《伤寒论·辨厥阴病脉证并治第十二》篇四逆汤下就提到"若强人可用大附子一枚，干姜三两"，通脉四逆汤的干姜脚注中也提到"强人可四两"。而在《金匮要略·痰饮咳嗽病脉证并治第十二》篇十枣汤下明确提出"强人服一钱匕，羸人服半钱"，《金匮要略·肺痿肺痈咳嗽上气病脉证治第七》篇小青龙加石膏汤下提出"强人服一升，羸者减之"。这都是在强调体质较好的人，用量稍大，体质较弱的人，用量也要相应减少。

张仲景对治疗法则的应用多样而灵活，从不同的角度应用不同的治疗法则进行临床辨证，可谓"辨证论治"思想中"论治"的核心。

二、药物疗法

治法，是在辨清证候的情况下，审明病因、病机后，有针对性地采取的治疗方法。张仲景在《伤寒论》和《金匮要略》中使用的治疗方法非常丰富，法中寓法，法外有法，周密详尽，归纳起来主要有药物疗法、针灸疗法（针刺疗法、艾灸疗法）、针（灸）药并用、饮食疗法、调护法等，皆为后世治法之圭臬，至今沿用。

药物疗法是张仲景运用最多的治疗方法，归纳起来，有八大疗法。张仲景临床辨证，依法组方遣药，再根据疾病、患者的特点灵活选用适宜的剂型，供内服和外用。综观《伤寒论》和《金匮要略》全文，多处提及"当吐""汗出愈""和之愈""急温之"等，无不折射出"八法"思想。所谓"八法"，即汗、吐、下、和、温、清、消、补，其理论源于《内经》，丰富于《伤寒杂病论》，提出于

《医学心悟》。"八法"之意皆为和阴阳，相互之间既有横向联合，又有纵向递进，张仲景熟谙八法之理，在精准辨证的基础上，融会贯通，灵活施治，达到"所见诸病，无不应手取效"之妙。

1. 汗法

汗法即解表法，是通过发腠理，调荣卫，发汗解表来祛邪外出的治疗方法，桂枝汤、麻黄汤是汗法运用的经典方剂。其中桂枝汤为太阳病中风表虚证而立，是滋阴和阳、调和荣卫、解肌发汗之总方。方中桂枝辛温发汗，通阳散寒，芍药酸寒阴柔，敛阴和营，二药相伍，和调荣卫，有散有收，汗中寓补。生姜辛温，走而不守，佐桂枝以解肌；大枣温中，佐芍药以和营里。炙甘草甘温益气，调和诸药。诸药配伍严谨，发中有补，散中有收，荣卫同治，邪正兼顾，为发汗之缓剂。麻黄汤发汗解表，宣肺平喘，专为太阳病伤寒表实证而设，是张仲景解表逐邪发汗第一峻药。方中麻黄、桂枝相须为用，辛温开腠理发汗之力较强；麻黄与杏仁相伍，一升一降，宣肺平喘；甘草调和诸药，缓和麻、桂峻烈之性，防止大汗伤津。四药相伍，风寒得散，肺气得宣，诸症解而病可愈。

此外，《伤寒论》中的桂枝加葛根汤、葛根汤、桂枝麻黄各半汤、桂枝二麻黄一汤、桂枝二越婢一汤、大青龙汤、小青龙汤、麻黄细辛附子汤、麻黄附子甘草汤等，《金匮要略》中的麻黄加术汤、越婢汤、桂枝加黄芪汤、苓甘五味姜辛汤、栝蒌桂枝汤、防己黄芪汤等，也可发汗，或解肌发汗，或解表发汗，或温经发汗，或蠲饮发汗，但都主张以微微汗出为宜，不可大汗淋漓。

2. 吐法

吐法即催吐法，是通过催吐以祛除病邪的治疗方法。适用于邪高而实于上者，凡宿食、痰涎、毒物等停滞咽喉、胸膈、上脘者，皆可用此法治疗。张仲景方中的瓜蒂散为此法运用的经典方剂。《伤寒论·辨太阳病脉证并治下第七》篇云："病如桂枝证，头不痛，项不强，寸脉微浮，胸中痞硬，气上冲喉咽，不得息者，此为胸有寒也。当吐之，宜瓜蒂散。"《伤寒论·辨厥阴病脉证并治第十二》篇云："病人手足厥冷，脉乍紧者，邪结在胸中，心下满而烦，饥不能食者，病在胸中，当须吐之，宜瓜蒂散。"《金匮要略·腹满寒疝宿食病脉证治第十》篇云："宿食在上脘，当吐之，宜瓜蒂散。"可见三者病位均偏高且病势向上，故皆可用瓜蒂散因势利导，涌吐治之。方中瓜蒂苦寒，能涌吐痰涎、宿食，赤小豆酸平，善吐胸脘实邪，两药与淡豆豉同煮，既可宣解胸中邪气利于涌吐，又可兼顾胃气安中护胃。

另有《金匮要略·痉湿暍病脉证治第二》篇中的一物瓜蒂汤，单用一味涌吐药瓜蒂来行吐法得汗，主治"夏月伤冷水，水行皮中"所致的暑夹湿证。

3. 下法

下法即攻下法，是指运用具有泻下作用的药物，使停留于胃肠之中的有形积滞从下窍排出，荡涤肠胃，逐邪外出的治疗方法，具有排出燥屎，涤荡热邪，逐除水饮，攻下瘀血等作用。张仲景方中麻子仁丸、大（小）承气汤、十枣汤为该法运用的经典方剂。其中麻子仁丸用于肠胃燥热，脾津不足，肠道失于濡润的脾约证，重在润肠燥，缓通大便，具泻而不峻、下不伤正的特点；大承气汤用于阳明腑实之重证，重在攻下实热，荡涤燥结，为峻下方剂；小承气汤用于以痞满为主之阳明腑实轻证，重在消痞除满，为轻下微和之剂；十枣汤用于悬饮、水肿实证，重在攻逐水饮，为峻下逐水基本方。

此外，《伤寒论》中的调胃承气汤、桃核承气汤、抵当汤、抵当丸、大陷胸汤、大陷胸丸、蜜煎方、土瓜根方、猪胆汁方、白散等，《金匮要略》中的大黄附子汤、厚朴大黄汤、大黄牡丹汤、大黄甘遂汤、厚朴三物汤、《外台》桔梗白散等，也属下法范畴，涵盖了温下、寒下、逐水、攻瘀、去饮等多种方法。

4. 和法

和法即和解法，是通过调和作用达到和解表里，调和肝、脾、肠、胃的治疗方法，常用于治疗肠胃不和、肝脾不调等病。张仲景方中小柴胡汤为和法运用的经典方剂，具有和解少阳之功效，为治疗少阳证的主方。该方柴胡配黄芩，一散一清，恰入少阳，以解少阳之邪；人参、甘草、大枣相伍，益气和中，扶正祛邪；半夏配生姜有助中州气机的升降。方中虽仅含七药，但寒热并用，辛开苦降，甘温调补，攻补兼施。

此外，还有诸多方剂运用和法，如《伤寒论》中的大柴胡汤、柴胡桂枝汤、四逆散、半夏泻心汤等，《金匮要略》中的半夏干姜散、生姜半夏汤、小半夏汤、当归芍药散、黄芩加半夏生姜汤等。

5. 温法

温法即温里法，是运用温热药物祛除阴寒之邪，扶助阳气，使机体机能得以恢复的治疗方法，具有祛除寒邪、温补阳气之功效，尤适用于里实寒虚证或里虚寒实证。张仲景根据"寒者热之"理论创立了诸多温里方剂，灵活运用于各种类型的寒证。如《伤寒论·辨阴阳易差后劳复病脉证并治第十四》篇云："大病差后，喜唾，久不了了，胸上有寒，当以丸药温之，宜理中丸。"文中提及的理中丸又可作汤。《金匮要略·胸痹心痛短气病脉证治第九》中人参汤，以参、术、姜、草温中祛寒，补气健脾，为治疗中焦脾胃虚寒证的主方。再如《伤寒论·辨少阴病脉证并治第十一》篇云："少阴病，得之一二日，口中和，其背恶寒者，当灸之，附子汤主之。"《金匮要略·妇人妊娠病脉证并治第二十》篇亦言："妇人怀娠六七月，脉弦发热，其胎愈胀，腹痛恶寒者，少腹如扇，所以然者，子脏开故也，当以附子汤温其脏。"附子汤重用附子、白术，配以茯苓、芍药和人参温补脾阳而祛寒湿止痛。

此外，《伤寒论》中的四逆汤、通脉四逆汤、桂枝附子汤、桂枝加桂汤、桂枝人参汤、白通汤、四逆加人参汤、茯苓四逆汤、通脉四逆加猪胆汤、白通加猪胆汁汤、真武汤、当归四逆汤、干姜附子汤、桂枝加附子汤等，《金匮要略》中的枳实薤白桂枝汤、大建中汤、白术附子汤、甘草附子汤、薏苡附子散、附子粳米汤、乌头汤、乌头煎、乌头桂枝汤、茱萸汤、温经汤、柏叶汤、黄土汤、当归生姜羊肉汤、甘草干姜汤等，也以温法为主，或解表温里，或温中止呕，或温阳祛湿，或温通经脉，或温经散寒，或温经止血，或温中散寒，或温中补虚等，来治疗各种寒证。

6.清法

清法即清热法，是运用苦寒或甘寒之性的药物，清热祛邪，凉火解毒，使里热证得以消除的治疗方法。张仲景根据《内经》提到的"热者寒之"理论创立了诸多清热方剂，灵活运用于各种类型的热证。如治疗伤寒阳明经证或温病气分热盛证的白虎汤，重用辛甘大寒的石膏，配伍苦寒滋润的知母，清热除烦、生津止渴之力尤强，为治气分大热之最佳配伍，佐以粳米、炙甘草可防大寒伤中之弊。该方加人参组成白虎加人参汤为清热与益气并用之剂，适用于气分热盛、气津两伤之证；加桂枝组成白虎加桂枝汤，清中有透，兼通经络，主治温疟或风湿热痹证。又如治疗热扰胸膈、虚烦不得眠、心中懊恼的栀子豉汤及栀子甘草豉汤、栀子生姜豉汤、栀子柏皮汤，皆以栀子为君药，清宣郁热，除烦安神。

此外，《伤寒论》中的栀子厚朴汤、白头翁汤、黄芩汤等，《金匮要略》中的白虎人参汤、千金苇茎汤、百合知母汤、百合地黄汤、甘草泻心汤、泻心汤、麦门冬汤等方剂也都运用了清法。

7. 消法

消法即消导法，是用消散导滞破积之药，消除食滞或痞积的治疗方法，有行气化痰、消食导滞、软坚消痰、消痞化积之功，凡气滞、血瘀、痰凝、食积、痞块、癥瘕、积聚等病证均可用此法。张仲景方中用于"太阳病不解，热结膀胱，其人如狂，血自下，下者愈……外解已，但少腹急结者"的桃核承气汤可活血化瘀，通下瘀热；用于"此结为癥瘕，名曰疟母，急治之下"的鳖甲煎丸寒热并用，在软坚消癥的同时兼有祛湿化痰之功；"腹满，口干舌燥，此肠间有水气，己椒苈黄丸主之"，此方可分消水饮，导邪下行。

此外，《金匮要略》桂枝茯苓丸、枳术汤、皂荚丸等皆属消法范畴。

8. 补法

补法即补益法，是补益气血阴阳的一种治疗方法，凡脏腑气血阴阳诸虚之证，均可用补法治之。张仲景在《金匮要略·脏腑经络先后病脉证第一》篇中便多次提及"补"，如"夫肝之病，补用酸"，"补不足，损有余"，"治肝补脾"，"四季脾旺不受邪，即勿补之"等，可见其对补法的重视。综观《伤寒论》和《金匮要略》，补法的运用主要分为四大类，即补气、补血、补阴、补阳。补气法多以黄芪、甘草为主药，治疗气虚病证，如小建中汤、黄芪桂枝五物汤、黄芪建中汤等；补血药多以当归为主药，治疗血虚证，如当归芍药散、芎归胶艾汤等；补阴药多以芍药、酸枣仁为主药，治疗阴虚证，如芍药甘草汤、酸枣仁汤等；补阳药多以附子、人参、干姜为主药，治疗阳虚证，如桂枝加芍药生姜各一两人参三两新加汤、肾气丸等。根据具体病因病机，部分方剂还采用了两种或两种以上的补法，如气阴两补的竹皮大丸、阴阳双补的桂枝加龙骨牡蛎汤、气血阴阳俱补的薯蓣丸等。

上述方剂多侧重"八法"中的一法，然而《伤寒论》和《金匮要略》运用"八法"时并非完全独立，常常多法并用，融会贯通。如乌梅丸以辛热之干姜与苦寒之黄连并用，体现了温清互用；麻黄杏仁甘草石膏汤以辛散的麻黄与甘寒的石膏并用，体现了清散并用等。

《伤寒论》与《金匮要略》是中医药学传承至今的两部经典著作，奠定了张仲景在中医学术上的权威地位，是后世历代医家及现代中医理论学习的重要典籍。张仲景是伟大的医学家，被尊称为"医中之圣"。但在药学方面，只称其创立的诸方为"众方之祖"，实为对其在药学领域的贡献研究不足，后面章节将从药学研究角度系统地进行分述，探讨张仲景作为医圣在药学方面的重大贡献。

参考文献

[1] 恽铁樵. 恽铁樵伤寒金匮研究 [M]. 福州：福建科学技术出版社. 2008：12.

[2] 孙磊.《伤寒杂病论》治则探析 [D]. 南京中医药大学，2011.

第三章 《伤寒论》《金匮要略》用药之探

　　《伤寒论》《金匮要略》两部经典，被后世尊为"众方之祖"，"治杂病若神"。两部经典理法方药体系完整，对临床有着重要的指导作用，是后世医家辨证论治的典范，是临床诊治的准绳。"用药"是理法方药中重要的一环，其重要意义不亚于辨证。诚如宋代林希在陈承《重广补注神农本草并图经》序中所言："良医之不能以无药愈疾，犹良将不能以无兵胜敌也。兵之形易见，善用者，能以其所以杀者生人；药之性难穷，不善用者，返以其所以生者杀人。吁！可畏哉！……则非独察脉、用方之为难，而辨药最其难者。"可见辨证虽精，但用药不当，亦难取效！又如清代周岩在《本草思辨录》中也曾提到："人知辨证之难，甚于辨药；孰知方之不效，由于不识证者半，由于不识药者亦半。证识矣而药不当，非特不效，抑且贻害。"为更好地学习两部医学经典著作，有必要全面、深入学习两书所涉药物。本章旨在探究张仲景在用药领域的成就。

第一节 《伤寒论》《金匮要略》用药统计

　　张仲景在《伤寒论》与《金匮要略》中不仅对辨证论治规律

进行了系统论述，更重视方药的应用和论述。通过两部典籍中对方剂组成和药物的记述，能够看出张仲景组方用药配伍严谨，主治明确，疗效显著，本节首先对张仲景用药品种进行统计分析及讨论。

据统计，《伤寒论》用药总计 88 种（详见表 3-1），按自然属性分为四大类，包括植物类 65 种（包括菌藻类 3 种、鲜药类 3 种）、动物类 12 种、矿物类 8 种和其他类 3 种，其中不包括煎药用的液体清酒、苦酒、白饮。

《金匮要略》用药总计 209 种（详见表 3-2），按自然属性分为四大类，包括植物类 131 种（包括菌藻类 2 种、树脂类 1 种、鲜药类 2 种、鲜药榨汁类 8 种）、动物类 37 种、矿物类 20 种和其他类 21 种，因白酒、苦酒在方剂的组方中出现过，所以将其纳入统计。此外，天雄、附子视为 2 种药味，生地黄、生地黄汁视为 2 种药味，生姜、生姜汁视为 2 种药味，冬瓜、冬瓜汁视为 2 种药，而硝石与赤硝为同药异名，统计时作为一种药，乌扇与射干也为同药异名，统计时作为同一种药。

综上，《伤寒论》与《金匮要略》两部典籍中，除去重复使用的 73 味药外（详见表 3-3），共计用药 224 种，按自然属性可分为植物类 140 种（包括菌藻类 3 种、树脂类 1 种、鲜药类 3 种、鲜药榨汁类 8 种）、动物类 42 种、矿物类 21 种和其他类 21 种，分类明细详见表 3-4。在对两部典籍中的药味进行统计时，发现张仲景治病善用桂枝、芍药、甘草、生姜、干姜、大枣、附子、人参、半夏、黄芩、黄连、白术、茯苓、麻黄、大黄、当归、杏仁、枳实、细辛、厚朴等品种，如仅在《伤寒论》中使用甘草及其炮制品就达 70 次之多，生姜也达 37 次之多，可以看出张仲景运用药物之精。

表 3-1 《伤寒论》所用药物（88 种）

编号	名称	编号	名称	编号	名称
1	人尿	22	代赭石	43	鸡子黄
2	人参	23	白术	44	知母
3	干姜	24	白头翁	45	泽泻
4	大枣	25	（白）芍药	46	细辛
5	大黄	26	白粉	47	莞花
6	大戟	27	瓜蒂	48	茵陈蒿
7	天门冬	28	半夏	49	茯苓
8	五味子	29	芒硝	50	枳实
9	水蛭	30	当归	51	栀子
10	贝母	31	竹叶	52	厚朴
11	升麻	32	麦门冬	53	虻虫
12	乌梅	33	赤小豆	54	香豉
13	文蛤	34	赤石脂	55	禹余粮（太一禹余粮）
14	巴豆	35	芫花	56	秦皮
15	甘草	36	杏仁	57	桂枝（桂）
16	甘遂	37	连轺	58	桔梗
17	石膏	38	吴茱萸	59	栝蒌实
18	龙骨	39	牡蛎	60	栝蒌根
19	生地黄	40	阿胶	61	桃仁
20	生姜	41	附子	62	柴胡
21	生梓白皮	42	鸡子	63	铅丹

编号	名称	编号	名称	编号	名称
64	胶饴	73	猪胆	82	葶苈子
65	海藻	74	猪胆汁	83	滑石
66	通草	75	麻仁	84	蜀椒
67	黄芩	76	麻黄	85	蜀漆
68	黄连	77	商陆根	86	粳米
69	黄柏	78	旋覆花	87	蜜（食蜜、白蜜）
70	萎蕤	79	葛根	88	薤白
71	猪苓	80	葱		
72	猪肤	81	葱白		

表3-2　《金匮要略》所用药物（209种）

编号	名称	编号	名称	编号	名称
1	人乳汁	10	大豆	19	马屎
2	人参	11	大枣	20	马通汁
3	人垢	12	大黄	21	马鞭草汁
4	人粪汁	13	大戟	22	王不留行
5	干地黄	14	大腹槟榔	23	天雄
6	干苏叶	15	小麦	24	云母
7	干姜	16	山茱萸	25	木防己
8	干漆	17	川乌	26	五味子
9	土瓜根	18	久用炊单布	27	太一余粮

续表

编号	名称	编号	名称	编号	名称
28	犬屎	48	生韭汁	68	地下土
29	水蛭	49	生姜	69	地浆（土浆）
30	贝母	50	生姜汁	70	芍药
31	牛肚	51	代赭石	71	芒硝
32	牛洞稀粪	52	白术	72	芎䓖
33	升麻	53	白石英	73	朴硝
34	乌头	54	白石脂	74	百合
35	乌梅	55	白头翁	75	当归
36	文蛤	56	白鱼	76	曲
37	巴豆	57	白前	77	竹叶
38	甘李根白皮	58	白粉	78	竹茹
39	甘草	59	白酒	79	羊肉
40	甘遂	60	白蔹	80	防己
41	艾（艾叶）	61	白薇	81	防风
42	左角发	62	瓜蒂	82	红蓝花
43	石韦	63	瓜瓣（瓜子）	83	麦门冬
44	石膏	64	冬瓜	84	赤小豆
45	龙骨	65	冬瓜汁	85	赤小豆（浸令芽出，曝干）
46	生地黄	66	半夏	86	赤石脂
47	生地黄汁	67	戎盐	87	芫花

续表

编号	名称	编号	名称	编号	名称
88	苇茎	108	苦参	128	韭根
89	芦根	109	苦酒	129	蛀虫
90	杏仁	110	矾石	130	钟乳
91	豆黄卷	111	败蒲	131	香豉（豆豉、豉）
92	吴茱萸	112	败酱	132	鬼臼
93	牡丹（牡丹皮）	113	知母	133	独活
94	牡蛎	114	狗屎汁	134	姜叶汁
95	乱发	115	泔	135	秦皮
96	皂荚（末）	116	泽泻	136	盐
97	灶中灰	117	泽漆	137	热泥
98	灶中黄土	118	细辛	138	真朱
99	诃黎勒	119	茵陈蒿（末）	139	桂枝（肉桂、桂屑）
100	阿胶	120	茯苓	140	桔梗
101	陈皮（橘皮）	121	茅茈	141	栝蒌实
102	附子	122	枳实	142	栝蒌根
103	鸡子白	123	柏叶	143	桃仁
104	鸡子黄	124	柏皮	144	柴胡
105	鸡血	125	柏实	145	射干（乌扇）
106	鸡肝	126	栀子	146	胶饴（饴糖）
107	鸡屎白	127	厚朴	147	狼牙

续表

编号	名称	编号	名称	编号	名称
148	粉	167	葱	186	犀角
149	桑东南根白皮	168	葶苈	187	蒜
150	黄芩	169	葵子	188	蓝汁
151	黄芪	170	椒目	189	蒴藋细叶
152	黄连	171	硬糖	190	蒲灰
153	黄柏（屑）	172	硝石（赤硝）	191	蜂窠
154	菖蒲屑	173	雄鸡冠血	192	蜣蜋
155	菊花	174	雄黄	193	蜀椒（川椒）
156	蛇床子仁	175	雄鼠屎	194	蜀漆
157	猪苓	176	紫石英	195	鼠妇
158	猪骨	177	紫苏	196	新绛
159	猪膏（猪脂）	178	紫苏子	197	粳米
160	麻仁	179	紫参	198	煅灶下灰
161	麻黄	180	紫菀	199	酸枣仁
162	旋覆花	181	紫葳	200	蜘蛛
163	裈	182	蛴螬	201	蜜（白蜜）
164	绯帛	183	黍穰	202	薤白
165	款冬花	184	滑石	203	薤汁
166	葛根	185	寒水石	204	薯蓣

编号	名称	编号	名称	编号	名称
205	薏苡仁	207	䗪虫	209	鳖甲
206	獭肝	208	瞿麦		

表3-3 《伤寒论》与《金匮要略》重复药物（73种）

编号	名称	编号	名称	编号	名称
1	人参	16	龙骨	31	赤石脂
2	干姜	17	生地黄	32	芫花
3	大枣	18	生姜	33	杏仁
4	大黄	19	代赭石	34	吴茱萸
5	大戟	20	白术	35	牡蛎
6	五味子	21	白头翁	36	阿胶
7	水蛭	22	（白）芍药	37	附子
8	贝母	23	白粉	38	鸡子黄
9	升麻	24	瓜蒂	39	知母
10	乌梅	25	半夏	40	泽泻
11	文蛤	26	芒硝	41	细辛
12	巴豆	27	当归	42	茵陈蒿
13	甘草	28	竹叶	43	茯苓
14	甘遂	29	麦门冬	44	枳实
15	石膏	30	赤小豆	45	栀子

编号	名称	编号	名称	编号	名称
46	厚朴	56	柴胡	66	葱
47	虻虫	57	胶饴（饴糖）	67	葶苈（子）
48	香豉（豆豉、豉）	58	黄芩	68	滑石
49	禹余粮（太一禹余粮、太一余粮）	59	黄连	69	蜀椒（川椒）
50	秦皮	60	黄柏	70	蜀漆
51	桂枝	61	猪苓	71	粳米
52	桔梗	62	麻仁	72	蜜（食蜜、白蜜）
53	栝蒌实	63	麻黄	73	薤白
54	栝蒌根	64	旋覆花		
55	桃仁	65	葛根		

表 3-4 《伤寒论》与《金匮要略》用药分类统计表

分类	药物
植物类（共计140种）	**根及根茎类（56种）**：人参、干地黄、干姜、土瓜根、大黄、大戟、川乌、天门冬、天雄、木防己、贝母、升麻、乌头、甘草、甘遂、白术、白头翁、（白）芍药、白前、白蔹、白薇、半夏、芎䓖[1]、百合、当归、防己、防风、麦门冬、芦根、连轺、附子、苦参、知母、泽泻、细辛、茅茛、韭根、鬼臼[2]、独活、桔梗、栝蒌根、柴胡、射干（乌扇）、狼牙[3]、黄芩、黄芪、黄连、菖蒲屑、萎蕤[4]、商陆根、葛根、紫参[5]、紫菀、蒜、薤白、薯蓣[6]
	茎木类（2种）：竹茹、通草
	皮类（9种）：甘李根白皮[7]、牡丹（牡丹皮）、柏皮[8]、厚朴、秦皮、桂枝（桂、肉桂、桂屑）[9]、桑东南根白皮、黄柏（屑）、生梓白皮
	叶类（6种）：干苏叶、艾（艾叶）、石韦、竹叶、柏叶[10]、蒴藋细叶
	花类（8种）：红蓝花[11]、芫花、茏花、菊花、旋覆花、款冬花、紫葳[12]、蒲灰
	全草类（11种）：苇茎[13]、败蒲、败酱、泽漆[14]、茵陈蒿（末）、麻黄、葱、紫苏、黍穣[15]、蜀漆、瞿麦
	果实种子类（33种）：大豆、大枣、大腹槟榔、小麦、山茱萸、王不留行、五味子、乌梅、巴豆、瓜蒂[16]、瓜瓣（瓜子）[17]、冬瓜、赤小豆、杏仁、吴茱萸、皂荚（末）、诃黎勒[18]、陈皮（橘皮）、枳实、柏实[19]、栀子、栝蒌实、桃仁、蛇床子仁、麻仁、葶苈（子）、葵子[20]、椒目、蜀椒（川椒）、粳米、酸枣仁、薏苡仁、紫苏子
	菌藻类（3种）：茯苓、海藻、猪苓
	树脂类（1种）：干漆
	鲜药（3种）：生地黄、生姜、葱白[21]
	鲜药榨汁（8种）：马鞭草汁、生地黄汁、生韭汁、生姜汁、冬瓜汁、姜叶汁、蓝汁[22]、薤汁

续表

分类	药物
动物类（共计42种）	人垢、马屎、犬屎、水蛭、文蛤、左角发、白鱼 [23]、羊肉、牡蛎、乱发、阿胶、鸡屎白、虻虫、猪骨、雄鼠屎、蛴螬、犀角、蜂窠、蜣螂、鼠妇 [24]、蜘蛛、獭肝、䗪虫、鳖甲
	鲜药（18种）：人尿、人乳汁、人粪汁、马通汁、牛肚、牛洞稀粪、鸡子、鸡子白、鸡子黄、鸡肝、鸡血、狗屎汁、猪肤、猪胆、猪胆汁、猪膏（猪脂）[25]、雄鸡冠血、蜜（白蜜、食蜜）
矿物类（共计21种）	云母、石膏、龙骨、代赭石、白石英、白石脂、戎盐 [26]、芒硝、朴硝、赤石脂、矾石、钟乳、禹余粮（太一禹余粮、太一余粮）、盐 [27]、真朱 [28]、铅丹 [29]、硝石（赤硝）、雄黄、紫石英、滑石、寒水石
其他类（共计21种）	发芽类（2种）：赤小豆（浸令芽出，曝干）、豆黄卷
	发酵类（6种）：曲、苦酒、胶饴（饴糖）、香豉（豆豉、豉）、白酒、硬糖 [30]
	其他（13种）：久用炊单布 [31]、地下土、地浆（土浆）[32]、灶中灰、灶中黄土 [33]、泔、热泥、粉、白粉、裈 [34]、绯帛 [35]、新绛 [36]、煅灶下灰 [37]
合计	224种

注：

1. 芎䓖：为"川芎"的异名，是伞形科藁本属植物川芎的根茎。

2. 鬼臼：为"八角莲"的异名，是小檗科八角莲属植物八角莲、六角莲和川八角莲的根及根茎。

3. 狼牙：为"鹤草芽"的异名，是蔷薇科龙牙草属植物龙牙草带短小根茎的冬芽（地下根芽）。

4. 葳蕤：为"玉竹"的异名，是百合科黄精属植物玉竹的根茎。

5. 紫参：为"拳参"的异名，是蓼科蓼属植物拳参或耳叶蓼的根茎。

6. 薯蓣：为"山药"的异名，是薯蓣科薯蓣属植物山药的块茎。

7. 甘李根白皮：为"李根皮"的异名，是蔷薇科李属植物李的根皮。

8. 柏皮：为"柏根白皮"的异名，是柏科侧柏属植物侧柏已去掉栓皮的根皮。

9. 桂枝（桂、肉桂、桂屑）：根据本草考证，张仲景时代桂枝、肉桂和桂为异名同物，详见本章第二节"桂枝用药部位"。

10. 柏叶：为"侧柏叶"的异名，是柏科侧柏属植物侧柏的枝梢及叶。

11. 红蓝花：为"红花"的异名，是菊科红花属植物红花的花。

12. 紫葳：为"凌霄花"的异名，是紫葳科凌霄花属植物凌霄或美洲凌霄的花。

13. 苇茎：为"芦茎"的异名，是禾本科芦苇属植物芦苇的嫩茎。现今药市中多无苇茎供应，常用芦根代之。

14. 泽漆：为大戟科大戟属植物泽漆的全草。

15. 黍穰：为"黍茎"的异名，是禾本科黍属植物黍的茎秆。

16. 瓜蒂：为"甜瓜蒂"的异名，是葫芦科香瓜属植物甜瓜的果柄。

17. 瓜瓣：同"瓜子"，均为"冬瓜子"的异名，是葫芦科冬瓜属植物冬瓜的种子。

18. 诃黎勒：为"诃子"的异名，是使君子科榄仁树属植物诃子的果实。

19. 柏实：为"柏子仁"的异名，是柏科侧柏属植物侧柏的种仁。

20. 葵子：为"冬葵子"的异名，是锦葵科锦葵属植物冬葵的果实或种子。

21. 葱白：为百合科葱属植物葱近根部的鳞茎。

22. 蓝汁：应为大青叶汁，《名医别录》载："（蓝）叶汁杀百药毒，解狼毒、射罔毒。"

23. 白鱼：为"衣鱼"的异名，是衣鱼科衣鱼属动物衣鱼和栉衣鱼属动物毛衣鱼的全体。

24.鼠妇：为卷甲虫科平甲虫属动物普通卷甲虫或潮虫科鼠妇属动物鼠妇的全体。

25.猪膏（猪脂）：为"猪脂膏"的异名，是猪科猪属动物猪的脂肪油。

26.戎盐：为"大青盐"的异名，是氯化物类石盐族矿物石盐的结晶体。

27.盐：为"食盐"的异名，是海水或盐井、盐池、盐泉中的盐水经煎、晒而成的结晶体。

28.真朱：为"朱砂"的异名，是硫化物类辰砂族矿物辰砂。

29.铅丹：为用纯铅加工制成的四氧化三铅。

30.硬糖：当为饴糖经搅拌混入空气后凝固而成之多孔类白色糖饼。

31.久用炊单布：长时间使用的铺在蒸屉中的布。

32.地浆（土浆）：为新掘黄土加水搅混或煎煮后澄取的上清液。

33.灶中黄土：为"伏龙肝"的异名，是经多年用柴火熏烧而结成的灶心土。

34.裈：内裤，近裆处。

35.绯帛：丝织品。

36.新绛：应为由茜草染过的类丝织品。

37.煅灶下灰：为稻草、麦秸、杂草燃烧后附于锅底或烟囱内的黑色烟灰。

第二节 《伤寒论》《金匮要略》用药品种与用药部位及用药剂量的思考

药学著作《神农本草经》载药 365 种，而医学著作《伤寒论》与《金匮要略》用药达 224 种，这充分展示了张仲景在临床用药上取得的巨大成就。

但应看到，在中医药体系发展的漫长历史中，药物的发现和应用也是一个不断总结经验、纠正错误的过程。早期或因时代局限，相似品种难以区分，但随着临床用药经验的积累，各自特征逐渐明确，出现了品种分化。如芍药，后世便分化出白芍和赤芍；术分化出白术和赤术（苍术）；矾石分化出白矾、绿矾、绛矾等。在药物分化的过程中，难免出现同名异物或同物异名者，以致后世流传中出现错用、混用的现象。而药物是组成方剂的基本单元，只有精确用药才能保证临床疗效，正如清代程钟龄《医学心悟》所言："药中误，药不真，药材真致力方深，有名无实何能效，徒使医家枉用心。"可见入药来源、入药部位的明确至关重要。因此，还原张仲景时代的真实入药情况，不仅有助于阐述中药品种在后世的演变过程，而且有利于合理指导药物的临床应用。

一、药物品种基原

1. 芍药之白、赤

芍药为张仲景临床常用药，在《伤寒论》中用到 30 次,《金匮要略》中用到 34 次。但处方中名"白芍药"的只有《伤寒论》之芍药甘草汤，其余处方均名"芍药"。

后世学者认为张仲景时代，芍药尚未明确区分白芍、赤芍，故对临床运用含芍药的张仲景方时，应选用白芍还是赤芍入药会产生疑惑。

芍药，始载于《神农本草经》，列为中品，称其"味苦，平。主邪气腹痛，除血痹，破坚积，寒热，疝瘕，止痛，利小便，益气"。汉代《名医别录》补充认为其"微寒，有小毒。主通顺血脉，缓中，散恶血，逐贼血，去水气，利膀胱、大小肠，消痈肿，时行寒热，中恶，腹痛，腰痛……生中岳及丘陵。二月、八月采根，暴干"。

由上述可知，芍药在汉代及以前是野生品，采挖其根，暴干用。其功效主要表现在两个方面：一者主"邪气腹痛""止痛""益气""缓中""中恶""腹痛""腰痛"；二者"除血痹""破坚积""利小便""通顺血脉""散恶血""逐贼血""去水气""消痈肿"。以后世对白芍、赤芍功效的认识，可见汉代及以前芍药的功效已涵盖了白芍与赤芍两者的功效。

到南北朝时期，陶弘景在所著《本草经集注》中提出芍药有赤、白之分，曰："今出白山、蒋山、茅山最好，白而长大，余处亦有而多赤，赤者小利。俗方以止痛，乃不减当归。"依陶氏所言，当时的芍药以江南所出"白而长大"者为佳，其他地方所产"多赤"，显然是以根色区别赤、白的。此外，在功效上陶氏还强调"赤者小利"，可"止痛"。

到唐代，《新修本草》基本沿袭《本草经集注》之说，而孙思邈《备急千金要方》见赤芍入药2首，白芍入药12首，余多用芍药入方；王焘《外台秘要》见赤芍入药2首，白芍入药4首，其余也均以芍药入方。

至宋代，芍药的赤、白之分逐渐清晰。宋初刘翰《开宝本草》明确提出芍药"此有两种：赤者利小便下气，白者止痛散血。其花亦有红、白二色"。这说明赤、白芍药功效有别，且两者区分可参考花色之红白。苏颂《本草图经》论述更加明确："秋时采根，根亦有赤、白二色。"并引晋代崔豹《古今注》云："芍药有二种，有草芍药、木芍药。"又引《安期生服炼法》云："芍药二种，一者金芍药，二者木芍药。救病用金芍药，色白，多脂肉。木芍药色紫瘦，多脉，若取审看，勿令差错。若欲服饵，采得净，刮去皮，以东流水煮百沸出，阴干，停三日。又于木甑内蒸之，上覆以净黄土，一日夜熟出，阴干。捣末，以麦饮，或酒服三钱匕，日三。"

可见，宋代芍药已明确分为赤、白二种，其中金芍药"色白，多脂肉"，显系白芍药；木芍药"色紫瘦，多脉"，显系赤芍药。而且首次提出"若欲服饵"，采根后需"刮去皮，以东流水煮百沸出，阴干"，这与现今白芍药的产地加工方法是一样的！为服饵补益，还可蒸过再用。

到明代，《本草蒙筌》《本草纲目》均认为"淮南为胜"。刘文泰《本草品汇精要》首次将赤芍药、白芍药分条载述，彻底区分开来，但仍以根色和花色为主进行区分。

今时《中国药典》所载赤芍药、白芍药的基原基本相同，但赤芍药多产于内蒙古、辽宁等地，为野生品，一般生长年限较长，根多瘦小，弯曲，色赤，采挖后晒干即可供用，功效主在"清热凉血，散瘀止痛"。白芍药多产于安徽、浙江、江苏等地，为栽培品，根肥大平直，采挖后水煮刮皮，晒干供用，功效主在"养血调经，柔肝止痛"。

张仲景所处时代在汉末，当时芍药尚未区分赤、白，应以野生赤芍药为主。但张仲景可能与其后的陶弘景一样，已意识到不同产地的芍药功效存在差异，如"白山、蒋山、茅山最好，白而长大……赤者利小便"。故在芍药甘草汤中以"白芍药"入方，对证"脚挛急"，给药后"其脚即伸"，显系运用了白芍药缓急止痛之功。但若要清热凉血、活血化瘀，选用赤芍药为宜。

对《伤寒论》与《金匮要略》中使用"芍药"的处方进行了统计，详见表3-5。

表3-5 《伤寒论》与《金匮要略》中使用"芍药"的方剂统计表

书籍	方剂名称				
《伤寒论》（共30首）	桂枝汤	小建中汤	当归四逆汤	葛根加半夏汤	桂枝二麻黄一汤
	葛根汤	麻子仁丸	桂枝加桂汤	桂枝加芍药汤	桂枝加厚朴杏子汤
	黄芩汤	大柴胡汤	柴胡桂枝汤	桂枝加葛根汤	黄芩加半夏生姜汤
	真武汤	小青龙汤	黄连阿胶汤	芍药甘草附子汤	桂枝去桂加茯苓白术汤
	四逆散	麻黄升麻汤	桂枝加大黄汤	桂枝麻黄各半汤	当归四逆加吴茱萸生姜汤
	附子汤	芍药甘草汤	桂枝加附子汤	桂枝二越婢一汤	桂枝加芍药生姜各一两人参三两新加汤
《金匮要略》（共34首）	葛根汤	排脓散	王不留行散	桂枝茯苓丸	桂枝芍药知母汤
	桂枝汤	土瓜根散	甘遂半夏汤	栝蒌桂枝汤	桂枝加龙骨牡蛎汤
	当归散	麻子仁丸	芎归胶艾汤	枳实芍药散	黄芩加半夏生姜汤
	温经汤	小建中汤	桂枝加桂汤	乌头桂枝汤	《外台》柴胡桂枝汤
	薯蓣丸	小青龙汤	大黄䗪虫丸	桂枝加黄芪汤	黄芪芍药桂枝苦酒汤
	奔豚汤	大柴胡汤	黄芪建中汤	小青龙加石膏汤	《千金》内补当归建中汤
	乌头汤	鳖甲煎丸	当归芍药散	黄芪桂枝五物汤	

注：《伤寒论》之芍药甘草汤治脚挛急，方中直书"白芍药"。

2. 术之苍、白

白术亦为张仲景临床常用药，《伤寒论》中入方 10 次，《金匮要略》中入方 25 次。术之为药，载于《神农本草经》，被列为上品："味苦，温。主风寒湿痹死肌，痉疸，止汗，除热，消食，作煎饵。久服轻身、延年、不饥。一名山蓟。"

汉代《名医别录》补充曰："味甘，无毒。主治大风在身面，风眩头痛，目泪出，消痰水，逐皮间风水结肿，除心下急满，及霍乱，吐下不止，利腰脐间血，益津液，暖胃，消谷，嗜食。一名山姜，一名山连。生郑山、汉中、南郑。二月、三月、八月、九月采根，暴干。"

上述记载表明，从《神农本草经》到《名医别录》，并无白术、苍术之称。以现在对白术、苍术的认识看，《神农本草经》和《名医别录》中对术的记述，已涵盖了白术与苍术两药的功效。其中"味苦，温。主风寒湿痹死肌……消食，作煎饵。久服轻身、延年、不饥""暖胃""消谷"者当为苍术，而"味甘……消痰水，逐皮间风水结肿，除心下急满""止汗"者当为白术。但在张仲景方中为何均称白术呢？难道张仲景时代已明确区分了白术和苍术？

前述已表明，汉代并无苍、白术之分。直至东晋，葛洪《肘后备急方》"治卒心痛方第八"中记载："吴茱萸一两半，干姜、准上桂心一两，白术二两，人参、橘皮、椒（去闭口及子，汗）、甘草（炙）、黄芩、当归、桔梗各一两，附子一两半（炮）。捣筛，蜜和为丸，如梧子大。"才首次见到"白术"之名。

到南北朝，陶弘景在《本草经集注》中提出："术乃有两种：白术叶大有毛而作桠，根甜而少膏，可作丸散用；赤术叶细无桠，根小苦而多膏，可作煎用。"将术区分为白术和赤术。两者除形态有异，更有多膏、少膏之别，多膏可作煎的是赤术，此赤术即苍术。此外，陶氏还言术"以蒋山、白山、茅山者为胜"。

至唐代，《新修本草》沿袭《本草经集注》之说，但孙思邈《备急千金要方》槟榔汤用"白术"，《仙授理伤续断秘方》之排风汤等处方用到"白术"，乳香散、五积散等处方用到"苍术"。这表明"术"的临床应用逐渐分化出了"白术""苍术"。

到宋代，苏颂《本草图经》称："术……以嵩山、茅山者为佳……一名山蓟……根似姜，而旁有细根，皮黑，心黄白色，中有膏液紫色……服食家多单饵之……又斸取生术，去土，水浸，再三煎如饴糖，酒调饮之更善。今茅山所制术煎是此法也。"其性状及术煎与现在南苍术（茅苍术）相吻合。《嘉祐补注神农本草》更明确言："术有二种，《尔雅》云：术，山蓟，杨枹蓟。此辨蓟生山中及平地者名也，生平地者名蓟，生山中名术。陶注本草云：白术叶大而有毛，甜而少膏；赤术细苦而多膏是也。其生平地而肥，大于众者，名杨枹蓟，今呼之马蓟。然则杨枹即白术也。"清楚说明生平地之蓟，即杨枹蓟，即白术，与后世所称道地白术"於潜术"吻合；茅山苍术，是后世道地南苍术，最大鉴别特点就是"皮黑，心黄白色，中有膏液紫色……服食家多单饵之"，可"煎如饴糖"。

寇宗奭在《本草衍义》中首次根据药材性状界定白术和苍术，并详细记载了两者的性味、功效、临床应用等，其称："苍术，其长如大拇指，肥实，皮色褐，气味辛烈，须米泔浸洗，再换泔，浸二日，去上粗皮。白术，粗促，色微褐，气味亦微辛，苦而不烈。古方及《本经》止言术，未见分其苍白二种也。只缘陶隐居言术有两种，自此人多贵白者。今人但贵其难得，惟用白者，往往将苍术置而不用。如古方平胃散之类，苍术为最要药，功尤速。殊不详本草原无白术之名，近世多用，亦宜两审。"

此后，历代本草著作均以白术、苍术性味功效差异及临床应用的差异进行论述，两者来源植物形态、药材性状的界定也更明确了。

金元时期，王好古《汤液本草》将苍术、白术分条而列。到明代，李中梓《雷公炮制药性解》更明确称："白术，味苦、甘，性温，无毒，入脾经。除湿利水道，进食强脾胃。佐黄芩以安胎，君枳实而消痞，止泄泻，定呕吐，有汗则止，无汗则发。""苍术，味甘、辛，性温，无毒，入脾、胃二经，主平胃健脾，宽中散结，发汗祛湿，压山岚气，散温疟。"

这反映宋代术已明确分了苍、白二种，但宋代重白术，轻苍术，寇宗奭对此进行了分析，认为应充分认识苍术的功用。历史上看重白术，南北朝时期便有，如陶弘景就曾指出："今市人卖者，皆以米粉涂令白，非自然，用时宜刮去之。"而到了宋代，重白之风更盛，校正医书局林亿等在《新校备急千金要方例》中称："白术一物，古书惟只言术，近代医家咸以术为苍术，今则加以'白'字，庶乎临用无惑矣。"寇宗奭之言即纠之偏。但校正医书局不止校订《备急千金要方》，还校订了《伤寒论》和《金匮要略》，故此两书均称白术，而无赤术、苍术之用。然张仲景时代当只言"术"，尚未分赤（苍）、白，那么张仲景方之白术，实为"术"，但究竟是白术还是苍术，就要据辨证而定了。如《金匮要略》治疗"心下坚大如盘，边如旋盘，水饮所作，枳术汤主之"，此"术"当如李中梓所称"白术……君枳实而消痞"，此"痞"即"水饮所作"之"心下坚大如盘"者也，发挥白术健脾除湿、利水之功；而能"妊娠养胎"之白术散，亦当用白术。至于治疗"湿家身烦疼，可与麻黄加术汤发其汗为宜"，方中白术恐当为苍术，因其有湿，要"发其汗为宜"，"术"药当以能燥湿、发汗祛湿之"苍术"为宜了。

白术来源于菊科植物白术 *Atractylodes macrocephala* Koidz. 的干燥根茎，苍术来源于菊科植物茅苍术 *Atractylodes lancea*（Thunb.）DC. 或北苍术 *Atractylodes chinensis*（DC.）Koidz. 的干燥根茎。

现代传承应用张仲景方药时，应深入研判张仲景用药的目的，结合临床病证特点，具体分析，合理选用白术或苍术入药。

对《伤寒论》与《金匮要略》中使用"白术"的处方进行了统计，详见表3-6。

表3-6 《伤寒论》与《金匮要略》中使用"白术"的方剂统计表

书籍	方剂名称				
《伤寒论》 （共10首）	真武汤	五苓散	麻黄升麻汤	桂枝人参汤	茯苓桂枝白术甘草汤
	附子汤	理中丸	甘草附子汤	去桂加白术汤	桂枝去桂加茯苓白术汤
《金匮要略》 （共25首）	天雄散	枳术汤	侯氏黑散	白术附子汤	四时加减柴胡饮子
	白术散	泽泻汤	甘草附子汤	防己黄芪汤	甘草干姜茯苓白术汤
	当归散	五苓散	当归芍药散	麻黄加术汤	茯苓桂枝白术甘草汤
	猪苓散	人参汤	茯苓泽泻汤	《外台》茯苓饮	《近效方》术附子汤
	黄土汤	薯蓣丸	茯苓戎盐汤	桂枝芍药知母汤	《千金方》越婢加术汤

3. 枳实

枳实，为中医临床常用的理气药，张仲景方中用枳实的方剂共23首，其中《伤寒论》有7首，《金匮要略》有16首。关于枳实应理清两个问题：一是枳实与枳壳的区别，二是枳实的基原，即其究竟为何种植物。

枳实始载于《神农本草经》："味苦寒，主大风在皮肤中，如麻豆苦痒，除寒热结，止痢，长肌肉，利五脏，益气轻身。"《名医别录》补充增加云："味酸，微寒，无毒。主除胸胁痰癖，逐停水，破结实，消胀满、心下急、痞痛、逆气、胁风痛，安胃气，止溏泄，明目。生河内。九月、十月采，阴干"。

到南北朝时，陶隐居称"采破令干，用之除中核"。

而唐代《新修本草》明确说："枳实，日干乃得……用当去核及中瓤乃佳。今云用枳壳乃尔。若称枳实，须合核瓤用者，殊不然也，误矣。"陈藏器《本草拾遗》明确称："《本经》采实用，九月、十月不如七月、八月，既厚且辛。"这里需要关注的是采收季节及是否去核、瓤的炮制处理和对性味的影响。

《本经》未明确采收季节，但《名医别录》提出"九月、十月采"，然而唐代陈藏器却认为"采实用，九月、十月不如七月、八月，"七月、八月尚为幼果，正因为是幼果，《新修本草》才说："若称枳实，须合核瓤用者"；若九月、十月采，果实已熟，故陶隐居称用时"除中核"，《新修本草》言："枳实……用当去核及中瓤乃佳。今云用枳壳乃尔。"显然"去核及中瓤"者当为成熟果实，与"须合核瓤用者"的幼果不同，故《新修本草》称"用当去核及中瓤乃佳"者，为"今云用枳壳乃尔"。并且陈藏器认识到"七月、八月"采的幼果"既厚且辛"，可见其性状和味道较"九月、十月采"者是有别的。

到宋代,《开宝本草》新增了枳壳,曰:"味苦、酸,微寒,无毒。主风痒麻痹,通利关节,劳气咳嗽,背膊闷倦,散留结胸膈痰滞,逐水,消胀满大肠风,安胃,止风痛。生商州川谷。九月、十月采,阴干。用当去瓤核乃佳,此与枳实主疗稍别,故特出此条。"

至此枳实和枳壳开始分条列述了,到《本草图经》进一步指出:"旧说七月、八月采者为实;九月、十月采者为壳。今医家多以皮厚而小者为枳实,完大者为壳,皆以翻肚如盆口唇状、须陈久者为胜。"明确以幼果、熟果分枳实与枳壳。

药既不同,用亦有异,寇宗奭《本草衍义》就说:"枳实、枳壳一物也。小则其性酷而速,大则其性详而缓。故张仲景治伤寒仓卒之病,承气汤中用枳实,此其意也。皆取其疏通决泄、破结实之义。他方但导败风壅之气,可常服者,故用枳壳,其意如此。"苏颂《本草图经》又载张仲景治胸痹用枳实,曰:"又胸痹心中痞坚,留气结胸,胸满,胁下逆气抢心,枳实薤白桂汤主之……又有橘皮枳实汤、桂生姜枳实汤,皆主胸痹心痛。"方中均用枳实,治疗相当于现在冠心病心绞痛一类病证。

而枳壳"主风痒麻痹""逐水""消胀满",《食医心镜》曰:"治水气皮肤痒及明目。枳壳一两,杵末,如茶法煎呷之。"《经验后方》云:"治风疹痒不止,枳壳三两,麸炒微黄,去瓤,为末。"

本草中最早提及枳实原植物的,当属唐代陈藏器,他在《本草拾遗》中称:"《书》曰:江南为橘,江北为枳。今江南俱有枳橘,江北有枳无橘,此自别种,非干变易也。"枳,即芸香科枳属枸橘 *Poncirus trifoliata* (L.) Raf.,又称臭橘。这一直是共识,但到了宋代,寇宗奭认为:"枳实、枳壳一物也。"沈括也在《梦溪笔谈·补笔谈》中说:"六朝以前医方惟有枳实,无枳壳,故本草亦只有枳实,后人用枳之小嫩者为枳实,大者为枳壳,主疗各有所宜,遂别出枳壳一条以附枳实之后。"上述提到的"一物"是什么呢?枳壳的最大特点是"皆以翻肚如盆口唇状",这是芸香科柑橘属酸橙 *Citrus aurantium* L. 及其栽培变种甜橙 *Citrus sinensis* Osbeck 的成熟果实横切干燥后的特点,其未熟脱落幼果即为枳实,后世尚有鹅眼枳实、鸡眼枳实之称,以示其小。这种酸橙是惟一分布到淮北的柑橘属植物。说明江北除有枸橘之外,尚分布有酸橙,所以苏颂在《本草图经》中称枳实"近道(应是江北河南如开封附近)所出者,俗呼臭橘,不堪用"。原来江北之枸橘(臭橘)不宜药用,应该用酸橙的幼果,直到宋代才得以澄清,枸橘已被逐步淘汰。

因此,可认为张仲景时代,枳实、枳壳并未明确区分,方中用枳实但未提出去核瓤的要求,如用于大承气汤、枳术汤以峻下攻坚,用于枳实薤白桂枝汤等治胸痹心痛,入药当为幼果之枳实。

对《伤寒论》与《金匮要略》中使用"枳实"的处方加以统计,详见表3-7。

表3-7 《伤寒论》与《金匮要略》中使用"枳实"的方剂统计表

书籍	方剂名称			
《伤寒论》 (共7首)	四逆散	大承气汤	大柴胡汤	枳实栀子豉汤
	小承气汤	麻子仁丸	栀子厚朴汤	
《金匮 要略》 (共16 首)	枳术汤	橘枳姜汤	厚朴七物汤	枳实芍药散
	排脓散	大柴胡汤	厚朴三物汤	《外台》茯苓饮
	小承气汤	麻子仁丸	厚朴大黄汤	枳实薤白桂枝汤
	大承气汤	桂姜枳实汤	栀子大黄汤	四时加减柴胡饮子

4. 连轺

张仲景方中用连轺,惟见《伤寒论》麻黄连轺赤小豆汤一方,原文记载:"伤寒,瘀热在里,身必黄,麻黄连轺赤小豆汤主之。"方中连轺二两,特别注明"连翘根是"。虽然直接注明所用连轺为连翘根,但后世对连轺与连翘是否为一物一直存有争议。

《神农本草经》首载连翘和翘根两药。将连翘列为下品,其云:"味苦,平。主寒热鼠瘘,瘰疬痈肿,恶创,瘿瘤,结热蛊毒。全名异翘,一名兰华,一名轵,一名三廉。生山谷。"而将翘根列为中品,其言:"味甘,寒、平(《御览》作味苦、平)。主下热气,益阴精,令人面悦好,明目。久服轻身、耐老。生平泽。"可见,连翘以解疮毒为主,翘根以清泄里热为主。

南北朝时,陶弘景在《本草经集注》中也分列连翘和翘根,其云:"连翘:处处有,今用茎连花实也。""翘根:方药不复用,俗无识者也。"首次明确连翘药用部位是茎、花及果实,根已"不复用"了。

唐代,苏敬等在《新修本草》中称连翘:"此物有两种:大翘、小翘。大翘叶狭长如水苏,花黄可爱,生下湿地,著子似椿实之未开者,作房,翘出众草。其小翘生岗原之上,叶、花、实皆似大翘而小细,山南人并用之。今京下惟用大翘子,不用茎花也。"第一次提出连翘有大翘、小翘两种,更进一步明确大翘入药部位惟用果实(当时称子)。

宋代,苏颂在《本草图经》中称:"连翘,生泰山山谷,今近京及河中、江宁府、泽、润、淄、兖、鼎、岳、利州、南康军皆有之。有大翘、小翘二种。生下湿地或山岗上;叶青黄而狭长,如榆叶、水苏辈;茎赤色,高三四尺许;花黄可爱;秋结实似莲作房，翘出众草，以此得名；根黄如蒿根。八月采房，阴干。其小翘生岗原之上，叶、花、实皆似大翘而细。南方生者，叶狭而小，茎短，才高一二尺，花亦黄，实房黄黑，内含黑子如粟粒，亦名旱连草，南人用花、叶……今南中医家说云：连翘盖有两种，一种似椿实之未开者，壳小坚而外完，无跗萼，剖之则中解，气甚芬馥，其实才干，振之皆落，不著茎也；一种乃如菡萏，壳柔，外有跗萼抱之，无解脉，亦无香气，干之虽久，著茎不脱，此甚相异也。今如菡萏者，江南下泽间极多。如椿实者，乃自蜀中来，用之亦胜江南者。据本草言，则蜀中来者为胜。然未见其茎叶如何也。"其中"三四尺许"约为现在的 0.8~1.1m，"一二尺"约为现在的 0.3~0.6m，与《中药大辞典》记载的多年生草本藤黄科金丝桃属湖南连翘 *Hypericum ascyron* L.（高达 1.3m）、小连翘 *Hypericum erectum* Thunb.ex Murray（高 0.2~0.6m）及其他近缘类植物很接近。

寇宗奭《本草衍义》称连翘："亦不至翘出众草，下湿地亦无，太山山谷间甚多。今止用其子，折之，其间片片相比如翘，应以此得名尔。治心经客热，最胜。尤宜小儿。"

到明代，朱橚《救荒本草》所载连翘的文字描述似《本草图经》和《本草衍义》，但附图清晰可辨。

刘文泰《本草品汇精要》转述《本草图经》之说，但称"道地：泽州""用：子壳""色：黄褐""臭：香"。

陈嘉谟《本草蒙筌》亦称："连翘……叶狭常青。花细瓣深黄，实作房黄黑。因中片片相比，状如翘应故名……生川蜀者，实类椿实，壳小坚，外完而无跗萼，剖则中解，气甚芬香，才干便脱茎间，不击自然落下；生江南者，实若菡萏，壳柔软，外有跗萼抱之，解脉绝无，香气自少，干久尚着茎上，任击亦不脱离。以此为殊，惟蜀最胜。"

李时珍《本草纲目》"集解"项下基本转述唐宋时期大、小翘的记载，但在"发明"项下称："连翘状似人心，两片合成，其中有仁甚香，乃少阴心经、厥阴包络气分主药也。诸痛痒疮皆属心火，故为十二经疮家圣药，而兼治手足少阳、手阳明三经气分之热也。"

清代，吴其濬《植物名实图考》收载了连翘、湖南连翘和云南连翘，并附连翘和湖南连翘植物图，文中称："湖南连翘生山坡……按宋《图经》，大翘青叶，狭长如榆叶、水苏辈，湖南生者同水苏，云南生者如榆……滇、湖皆取茎、根用之，盖此药以蜀中如椿实者为胜，他处力薄，故不能仅用其实尔。"

综上所述，可知自唐宋到明清，本草文献一直沿续着连翘有大翘、小翘的认识。其中大翘生"下湿地"或"山坡"，"叶青黄而狭长，如榆叶、水苏辈"，直到宦踪半天下，每到一处都要考察药物并画影图形的吴其濬，才明确认为"叶如水苏"的是湖南连翘，"叶如榆"的是云南连翘，并附有清晰可辨的植物图。而"秋结实似莲作房"这一描述更坐实了大翘就是"生山坡"的藤黄科金丝桃属植物湖南连翘 *Hypericum ascyron* L. 及其近缘类植物。

至于《本草图经》提到的"一种乃如菡萏，壳柔，外有跗萼抱之，无解脉，亦无香气"者，正如明代陈嘉谟所称"壳柔软，外有跗萼抱之，解脉绝无，香气自少"，正类"具宿存萼"的藤黄科金丝桃属植物小连翘 *Hypericum erectum* Thunb.ex Murray，结合关于小翘高度的分析，恐小连翘便是小翘。

前文寇宗奭明确提出连翘"下湿地亦无，太山山谷间甚多。今止用其子，折之，其间片片相比如翘，应以此得名尔"，与大翘不同。《本草图经》称"壳小坚而外完，无跗萼，剖之则中解，气甚芬馥"，进一步指出了它的特点。到了明代，《本草品汇精要》也明确指出药用连翘"用：子壳""色：黄褐""臭：香"；李时珍更言："状似人心，两片合成，其中有仁甚香"，都强调了"子壳""有仁甚香"的特点，而且"子壳""壳小坚而外完，无跗蕚，剖之则中解"与寇宗奭所说连翘"折之，其间片片相比如翘"相符，此则与"生山坡灌<u>丛</u>"之木犀科植物连翘 *Forsythia suspensa* (Thunb.) Vahl 相吻合。

至此可知，从本草记述看，连翘无论是藤黄科之湖南连翘与小连翘，还是木犀科之连翘，从南北朝陶弘景时代起，其药用部位皆为果实。但张仲景用的连轺，方中明确称是"连翘根"，这就有了两个问题，一、张仲景用根的连翘是什么？二、方中连轺在后世运用中怎么就变成连翘了？吴其濬说："滇、湖皆取茎、根用之，盖此药以蜀中如椿实者为胜，他处力薄，故不能仅用其实尔。"解释了这两个问题。藤黄科之湖南连翘类，要茎、根、实均用，解决"力薄"问题，用根的是藤黄科湖南连翘、小连翘，因其"力薄"，根、茎、果实均用，才能与只用果实的木犀科连翘相当。所以后世才用连翘取代连轺。这个替代也有一个过程，最早是唐代孙思邈在《千金翼方》中将麻黄连轺赤小豆汤中的连轺改为连翘的。清代医家徐洄溪亦云："连轺即连翘根，气味相近，今人不采，即以连翘代可也。"显然已继承了明代药用连翘为木犀科连翘果实（子壳）的事实，并沿用至今。

5. 胶饴与硬糖

在《伤寒论》《金匮要略》二书中，大建中汤、小建中汤和黄芪建中汤方中均用胶饴，《千金》内补当归建中汤用饴糖，治食芹菜中龙精毒方用硬糖，现代《中药大辞典》云："胶饴又名饴糖、饧、饧糖、软糖。"那么张仲景所用胶饴是否即为饴糖？胶饴又名软糖，那硬糖是否与之相关？

饴糖作为药物应用，首载于《名医别录》，曰："味甘，微温。主补虚乏，止渴，止血。"

南北朝陶弘景《本草经集注》中记载："方家用饴糖，乃云胶饴，皆是湿糖如厚蜜者，建中汤多用之。其凝强及牵白者，不入药……今酒用曲，糖用糵，犹同是米、麦，而为中、上之异。糖当以和润为优。"指出饴糖又名胶饴，且分为两种，其中"湿糖如厚蜜者"为优，"凝强及牵白者"不入药用，并说饴糖的原料为米、麦之类。贾思勰《齐民要术》引用史游《急就篇》云："饊，饴、饧。"提示饴又名饧。饧分为白饧、黑饧和琥珀饧。煮饧需先制糵（发芽），《齐民要术》曰："八月中作。盆中浸小麦，即倾去水，日曝之。一日一度，著水即去之。脚生（生根），布麦于席上，厚二寸。一日一度，以水浇之，芽生便止。即散收，令干，勿使饼。饼成则不复任用。此煮用饧糵。若煮黑饧，即待芽生青，成饼，然后以刀劙取，干之。欲令饧如琥珀色者，以大麦为其糵。"由上可知，糵有小麦糵及大麦糵，小麦发白芽可用于制白饧，待发成青芽可用于制黑饧，大麦芽可用于制琥珀饧。

煮饧的具体操作为："煮白饧法：用白芽散糵佳；其成饼者，则不中用。用不渝釜，渝则饧黑……干糵末五升，杀米一石。米必细师，数十遍净淘，炊为饭。摊去热气，及暖于盆中以糵末和之，使均调。卧于醭瓮中，勿以手按，拨平而已。以被覆盆瓮，令暖，冬则穰茹。冬须竟日，夏即半日许，看米消减离瓮，作鱼眼沸汤以淋之，令糟上水深一尺许，乃上下水沰沰，向一食顷，使拔醭取汁煮之……一人专以勺扬之，勿令住手，手住则饧黑。量熟，止火。良久，向冷，然后出之。用粱米、稷米者，饧如水精色。黑饧法：用青芽成饼糵。糵末一斗，杀米一石。余法同前。琥珀饧法：小饼如棋石，内外明彻，色如琥珀。用大麦糵末一斗，杀米一石。余并同前法。"此后饴糖的制作方法虽有改进，但几乎都是沿用该方法。

唐代，《新修本草》内容基本沿用《本草经集注》，但孟诜《食疗本草》称饴糖："主吐血，健脾。凝强者为良。"与《本草经集注》中"其凝强及牵白者，不入药"的观点不同，说明两者均可药用，"凝强者"尚"主吐血"。

五代，韩保升《蜀本草》云："饴即软糖也，北人谓之饧。粳米、粟米、大麻、白术、黄精、枳椇子等，并堪作之，惟以糯米作者入药。"指出饴即软糖，以糯米为原料制作的才可入药。

宋代，《本草衍义》谓饴糖"今医家用以和药。糯与粟米作者佳，余不堪用，蜀黍米亦可造。不思食人少食之，亦使脾胃气和"，认为糯米与粟米制备的饴糖方为佳品。

明代，《本草蒙筌》曰："稠黏如粥，故名饴糖。系糯或粟熬成，入脾能补虚乏。因色紫类琥珀，方中又谓胶饴。干枯名饧，不入汤药。和脾润肺，止渴消痰。建中汤内用之，盖亦取其甘缓。"也认为饴糖的原料为糯米或粟米，并认为干枯者名饧，不入汤药用。

清代，《本经疏证》云："饴，凡谷之黏者皆可为之，渍过蒸熟，每一石，用大麦糵一斗八升，和水磨汁，倾入其中，少假即生饴。如蜜而稀，色如胶，所谓胶饴是也，其稍干者谓之饧，其熬令干硬，牵而色白者谓之糖。"指出"谷之黏者"皆可作为饴糖的原料，"如蜜而稀"者叫作胶饴，"稍干者"叫作饧，熬干色白者叫作糖。

现代《全国中草药汇编》云："饴糖又名麦芽糖，为加工品。将米或其他淀粉物质，经过浸渍蒸熟后，加入麦芽，使其发酵，再加水煎熬，溶出所有糖分，滤除渣质，浓缩，即成。有软硬之分，药用以软饴糖为佳。"《河南省中药饮片炮制规范》（2005 版）言饴糖："有软、硬之分。软者为黄褐色浓稠液体，黏性很大；硬者系软饴糖经搅拌，混入空气后凝固而成，为多孔之黄白色糖饼。"

综上所述，汉代时饴糖首次作为药物被记载；南北朝时，饴糖又名胶饴，并详细记载了其制作过程，原料主要为米和麦芽；五代时，胶饴又名软糖，原料为糯米；宋明时期，饴糖的原料主要为糯米与粟米；清代时，"谷之黏者"皆可作为饴糖的原料，并沿用至今。

汉代时并无胶饴原料和制作过程的详细记载，但据与张仲景所处时代接近的相关古籍记述，其所用的胶饴即是饴糖，由米和麦芽制作而成，主要有补中益气、健脾和胃、润肺止咳的功效。硬糖乃是软饴糖经搅拌，混入空气后凝固而成，张仲景治"食芹菜中龙精毒"用硬糖二三升服之，服用后"吐出如蜥蜴三五枚"，上述之硬糖，应是"凝强"者。

现在临床使用的建中汤方不甚注重饴糖的使用，有些甚至使用蔗糖等其他糖代替，但从药用角度说，蔗糖并无饴糖的补脾、补虚、益气等功效，关于饴糖的临床使用是否可以替代仍需思考。

6. 矾石

张仲景在《金匮要略》中的侯氏黑散、矾石丸、矾石汤及硝石矾石散诸方中均用到矾石，主治中风、妇人杂病等诸多病证。但所用矾石为何物？诸方所用矾石是否为同一种矾石？并无定论。

《神农本草经》云："涅石，味酸，寒。主寒热泄利，白沃阴蚀，恶创，目痛，坚筋骨齿。炼饵服之，轻身不老，增年。一名羽石呈，生山谷。"

《吴普本草》云："矾石，一名羽石星。"由此可推测，"矾石"即《神农本草经》之"涅石"。

《名医别录》言："无毒。除固热在骨髓，去鼻中息肉……能使铁为铜。""能使铁为铜"者，当为石胆，即胆矾，是含水硫酸铜（$CuSO_4 \cdot 5H_2O$），非矾石系列。

陶弘景称："色青白，生者名马齿矾。已炼成绝白，蜀人又以当消石，名白矾。其黄黑者，名鸡屎矾。"说明到南北朝时期，矾石仍较混乱，但陶氏提出的炼成"绝白"，"蜀人当消石"的白矾，被后人重视。

唐代《新修本草》指出："矾石有五种：青矾、白矾、黄矾、黑矾、绛矾。"宋代《本草图经》亦云："凡有五种，其色各异，谓白矾、绿矾、黄矾、黑矾、绛矾也。白矾则入药，及染人所用者；绿矾亦入咽喉口齿药及染色；黄矾丹灶家所须，时亦入药；黑矾惟出西戎，亦谓之皂矾，染须鬓药或用之；绛矾本来绿色，亦谓之石胆，烧之赤色，故有绛名。"

这里说的白矾，即明矾石水溶、滤过、浓缩、放置后析出的结晶，主要成分为含水硫酸铝钾〔$KAl(SO_4)_2 \cdot 12H_2O$〕；绿矾即青矾，《本草纲目》云："绿矾可以染皂色，故谓之皂矾。""煅过变赤，则为绛矾……昔人往往以青矾为石胆，误矣。"李时珍明确指出绿矾与皂矾为同物异名，绛矾乃绿矾煅烧所得，昔人以青矾（绿矾）为石胆是错误的！绿矾主要成分为硫酸亚铁（$FeSO_4 \cdot 7H_2O$），味酸、涩，性寒，能补血消积，解毒敛疮，燥湿杀虫，主治血虚痿黄，疳积，腹胀痞满，肠风便血，疮疡溃烂，喉痹口疮，烂弦风眼，疥癣瘙痒。

唐宋时代，矾石明确分为五种，可以想见张仲景时代的矾石可能也是多种混用，那么他在含有矾石的诸方中，用的到底是什么矾石呢？

《金匮要略》治"黄家日晡所发热，而反恶寒……膀胱急，少腹满，身尽黄，额上黑，足下热……其腹胀如水状，大便必黑，时溏……腹满者难治"之硝石矾石散，所用矾石，当为绿矾，有治"血虚萎黄"的功效。而且方中要求"烧"，即得绛矾（氧化铁）了，降低了绿矾对胃肠道的刺激性，更有利药用物质吸收，发挥药效，详述可见第四章之"炮炙"。

白矾外用解毒杀虫，燥湿止痒；内服止血止泻，祛除风痰。故"治脚气冲心"之矾石汤和"治大风，四肢烦重，心中恶寒不足者"之侯氏黑散，所用矾石，当为白矾，这样药证相符。白矾烧后即为枯矾，具有收湿敛疮、止血化腐的功效，故可用于矾石丸中，用以治疗"妇人经水闭不利，脏坚癖不止，中有干血，下白物"。

二、用药部位探讨

张仲景用药法度严谨，精当灵活，其用药之巧妙不仅表现在用药品种的多样性，同时也体现在对同一品种选择不同的药用部位实现精准入药，不同药用部位体现了不同的性味归经、功能主治及临床应用。下面对《伤寒论》与《金匮要略》中出现的来源相同但入药部位不同的品种进行分析探讨。另外，张仲景所用桂枝，其药用部位与现代习用部位也有所不同，本文对张仲景方中桂枝用药部位也进行了初步考证，为进一步研究和学习张仲景方剂提供参考。

1. 同一药物来源，不同部位入药

在《伤寒论》与《金匮要略》中共涉及栝蒌实与栝蒌根、蜀椒（川椒）与椒目两对来源相同但入药部位不同的药物，可见张仲

景当时已经认识到药物虽来源相同，但入药部位不同，其性味、药效物质、功效等便有所差异，所以其在组方治疗病证时注重根据疾病特点，精准筛选不同的部位入药。下面对栝蒌实与栝蒌根、蜀椒（川椒）与椒目进行分析探究。

（1）栝蒌实与栝蒌根：栝蒌始载于《神农本草经》，以根入药，"味苦寒，主消渴，身热烦满，大热，补虚安中，续绝伤。"称为"栝蒌根"。《名医别录》称"实，名黄瓜，治胸痹，悦泽人面"。《本草纲目》称为"栝蒌、果蓏、瓜蒌"。

张仲景在《伤寒论》与《金匮要略》中应用栝蒌的部位十分明确，其成熟果实即为栝蒌实，以成熟、橙黄、肥大者为优，其干燥块根即为栝蒌根，两者虽来源相同，但因入药部位不同，功效也有显著差异。《本草纲目》曰："（实）主治胸痹，悦泽人面，润肺燥，降火，治咳嗽，涤痰结，利咽喉，止消渴，利大肠，消痈肿疮毒。""（根）主治消渴身热，烦满大热，补虚安中，续绝伤。"

历代古籍及文献研究表明，栝蒌实的临床应用首见于张仲景，其在《伤寒论》中入方2次，分别为小陷胸汤和小柴胡汤的随症加减方，在《金匮要略》中入方3次，分别为栝蒌薤白白酒汤、栝蒌薤白半夏汤和枳实薤白桂枝汤，且用量均为一枚。栝蒌实具有清热化痰、利气宽胸的功效。小陷胸汤中栝蒌实甘寒滑润，清热涤痰开结，配伍半夏涤化痰浊，宽胸散结，主痰热壅滞心下胃脘之"小结胸病"。小柴胡汤方后云："若胸中烦而不呕者，去半夏、人参，加栝蒌实一枚。"栝蒌薤白白酒汤、栝蒌薤白半夏汤和枳实薤白桂枝汤三方中，栝蒌实与薤白配伍可以化痰散结，通胸中阳气，主治"胸痹之病，喘息咳唾，胸背痛，短气"等阴寒痰浊闭阻之胸痹等证。可见，张仲景方中栝蒌实为"洗涤胸膈垢腻浊痰之专药"，宽胸畅膈之上品，常以胸痹及心下胃脘的闷胀疼痛为其适应证。后世医家在张仲景对栝蒌实应用的基础上进行了继承与发展，不仅取其清热涤痰之效用于治疗痰热咳喘，而且取其散结消肿之功用于治疗各种疮疡肿毒。如金代刘完素的《宣明论方》中润肺散单用栝蒌实一枚，主治小儿膈热，咳嗽痰喘，甚久不瘥；又如宋代陈自明的《妇人良方》中神效瓜蒌散以栝蒌实配伍当归、乳香、没药，治疗乳痈及一切痈疽初起。

在张仲景方中，栝蒌根的使用频次比栝蒌实要高，其在《伤寒论》中入方 4 次，分别为小青龙汤随症加减方、小柴胡汤随症加减方、柴胡桂枝干姜汤、牡蛎泽泻散；《金匮要略》中入方 7 次，分别为栝蒌桂枝汤、栝蒌牡蛎散、柴胡去半夏加栝蒌汤、柴胡桂姜汤、《千金》三黄汤随症加减方、栝蒌瞿麦丸、紫石寒食散，其剂量随症变化少则二两，多则四两。张仲景使用栝蒌根重在取其甘润生津止渴之功，常以口渴、筋脉拘急为适用依据[1]。如小青龙汤方后提到"若渴，去半夏，加栝蒌根三两"；小柴胡汤方后注云"若渴，去半夏，加人参，合前成四两半，栝蒌根四两"；栝蒌牡蛎散治"百合病渴不差者"；柴胡去半夏加栝蒌汤治"疟病发渴者"。后世医家在张仲景方的基础上，又挖掘出栝蒌根的诸多功效，如《广利方》以生栝蒌根捣汁合蜜治"小儿忽发黄，面目皮肉并黄"；《证类本草》云"治痈未溃，栝蒌根、赤小豆，等分为末，醋调涂"；《本草纲目》云"栝蒌根……微苦降火，甘不伤胃"。

现代研究显示栝蒌实与栝蒌根的化学成分及药理作用也有差异，特别是栝蒌根中的天花粉蛋白可用于中期引产，并具有抗癌作用。

综上所述，栝蒌实与栝蒌根虽来源相同，但临床应用各有侧重，使用时应区别选用。

（2）蜀椒（川椒）与椒目：蜀椒，《本草纲目》"释名"项下曰："巴椒，汉椒，川椒，南椒，点椒。蜀，古国名。汉，水名。今川西成都、广汉、潼川诸处是矣……川则巴蜀之总称。因泯、沱、黑、白四大水，分东、西、南、北为四川也。"

蜀椒作为药物始载于《神农本草经》，列为下品，"味辛，温。主邪气咳逆，温中，逐骨节皮肤死肌，寒湿痹痛，下气。久服之头不白，轻身，增年。生川谷。"《名医别录》曰："蜀椒……生武都及巴郡。八月采实，阴干。"

蜀椒在《伤寒论》中仅入方1次，即乌梅丸；在《金匮要略》中入方6次，分别为升麻鳖甲汤、乌头赤石脂丸、大建中汤、白术散、王不留行散、乌梅丸。张仲景方中用蜀椒，其主要作用一是温里散寒，二是引火归原。

张仲景取蜀椒温里散寒作用，主要见于乌头赤石脂丸、大建中汤、王不留行散和白术散。《金匮要略·胸痹心痛短气病脉证治第九》篇云："心痛彻背，背痛彻心，乌头赤石脂丸主之。"清代黄元御《长沙药解》解释此方中"蜀椒益君火而逐阴邪也"。蜀椒为辛热之品，与方中附子、干姜共同"益火之原，以消阴翳"，其中蜀椒温阳祛寒治心痛作用明显。《金匮要略·腹满寒疝宿食病脉证治第十》篇的大建中汤，方中蜀椒与人参、干姜、胶饴配伍，主治"心胸中大寒痛，呕不能饮食，腹中寒，上冲皮起，出见有头足，上下痛而不可触近"。《金匮要略·疮痈肠痈浸淫病脉证并治第十八》篇云："病金疮，王不留行散主之。"金疮所伤之处气血瘀滞，需畅其营卫气血而续其创伤，蜀椒性温可入血分以温行血气。《金匮要略·妇人妊娠病脉证并治第二十》篇云："妊娠养胎，白术散主之。"方中蜀椒温血祛寒湿而养胎，与方中其他药物相配伍，主治脾虚寒湿之胎动不安。

蜀椒的引火归原作用见于乌梅丸及升麻鳖甲汤。《伤寒论·辨厥阴病脉证并治第十二》篇云："伤寒脉微而厥，至七八日肤冷，其人躁，无暂安时者，此为脏厥，非蛔厥也。蛔厥者，其人当吐蛔。令病者静，而复时烦者，此为脏寒……蛔厥者，乌梅丸主之。"《金匮要略·趺蹶手指臂肿转筋阴狐疝蛔虫病脉证治第十九》篇云："蛔厥者，乌梅丸主之。"蜀椒在方中治疗厥阴病上热下寒证，既能温下焦寒，更重要的是引上火复归于下；治疗蛔厥时，蜀椒一方面温中而安蛔止痛、止利，另外还可以协助干姜温中护中来培补中土，进而收敛上焦之火。《金匮要略·百合狐惑阴阳毒病脉证治第三》篇云："阳毒之为病，面赤斑斑如锦纹，咽喉痛，唾脓血，五日可治，七日不可治，升麻鳖甲汤主之。阴毒之为病，面目青，身痛如被杖，咽喉痛，五日可治，七日不可治，升麻鳖甲汤去雄黄蜀椒主之。"阴阳毒是由于疫毒蕴结于血脉而致。治阳毒用蜀椒、雄黄，主要是由于其阳性同气相求，可引上犯火热邪气下行，正如《本草备要》中记载蜀椒"能下行导火归原"；治阴毒去蜀椒、雄黄，大抵也是由于二者辛热之性让阴气受损[2]。

椒目，即蜀椒的种子。《本草纲目》云："蜀椒肉厚皮皱，其子光黑，如人之瞳人，故谓之椒目。"椒目在《金匮要略》中入方1次，《金匮要略·痰饮咳嗽病脉证并治第十二》篇云："腹满，口舌干燥，此肠间有水气，己椒苈黄丸主之。"椒目性味苦寒，主要用于行水平喘，水肿胀满，痰饮喘息等证。李时珍曰："椒目下达，能行渗道，不行谷道，所以能下水燥湿、定喘消蛊也。"《本草备要》亦云："子，名椒目，苦辛。专行水道，不行谷道。能治水臌，除胀定喘，及肾虚耳鸣。"《本草从新》也谓："椒目（通，行水）苦、辛，小毒。专行水道，不行谷道。消水蛊，除胀定喘。"

综上所述，蜀椒与椒目虽然来源相同，但一种是果皮，一种是种子，两者功能不同，需分开入药。

2. 桂枝用药部位

张仲景最善用桂枝，《伤寒论》中用桂枝入药之方达 40 首，其中 39 首脚注要求"去皮"；《金匮要略》中用其入方达 56 首，其中 15 首脚注要求"去皮"。而现代桂枝入药并无去皮之说，那么张仲景所用"去皮"之桂枝究竟系何物？是否就是现代所用的桂枝？

《神农本草经》无桂枝的记载，只分条记述了"牡桂"和"菌桂"，两者均列为上品，性味亦皆"辛，温"，功效也多有相近处，但均无产地、药用部位和性状描述。《名医别录》称牡桂"生南海"，菌桂"生交趾、桂林山谷岩崖间。无骨，正圆如竹。立秋采。"并在《神农本草经》的基础上增加了部分功效。此外《名医别录》还新增一药"桂"，称其"味甘、辛，大热，有毒"，功效与牡、菌二桂相近，但记述更详尽，并称其"生桂阳，二月、七八月、十月采皮，阴干"，首次明确"采皮"入药。

陶弘景于"桂"下曰：《本经》惟有菌、牡二桂，而桂用体，大同小异。今俗用便有三种。以半卷多脂者，单名桂，入药最多。所用悉与前说相应。《仙经》乃并有三桂。常服食，以葱涕合和云母，蒸化为水者，正是此种尔。今出广州者好，湘州、始兴、桂阳县即是小桂，亦有而不如广州者。交州、桂州者，形段小，多脂肉，亦好……今东山有桂皮，气粗相类，而叶乖异，亦能凌冬，恐或是牡桂，诗人多呼丹桂，正谓皮赤尔。北方今重此，每食辄须之。"这段论述说明，南北朝时"桂"有三种：桂，半卷多脂者；

小桂，形段小，多脂肉，亦好；桂皮，气粗相类，因皮赤而称丹桂，北方"每食辄须之"而受重视。这表明陶弘景时代三种桂，称"桂皮"者以食用为主，当为后世桂皮；入药用的，是桂、小桂，均"多脂肉"。

唐代《新修本草》云："桂二种，惟皮稍不同，若菌桂老皮坚板无肉，全不堪用。其小枝皮薄卷乃二三重者，或名菌桂，或名筒桂；其牡桂嫩枝皮，名为肉桂，亦名桂枝。"出现了"桂枝"之名。这表明，唐代桂有两种：菌桂，小枝皮薄，可卷二三重，又名筒桂，老枝坚板无肉，不药用；牡桂，嫩枝皮，名肉桂，亦名桂枝，而肉桂、桂枝同物异名，均以皮入药。

之后陈藏器于《本草拾遗》中称："菌桂、牡桂、桂心，已上三色并同是一物……从岭以南际海尽有桂树，惟柳、象州最多。味既辛烈，皮又厚坚，土人所采厚者必嫩，薄者必老。以老薄者为一色，以厚嫩者为一色。嫩既辛香，兼又筒卷。老必味淡，自然板薄。板薄者，即牡桂也，以老大而名焉。筒卷者，即菌桂也，以嫩而易卷……桂心即是削除皮上甲错，取其近里辛而有味。"提出桂有"三色"，即三个规格，并且认为三个规格实为一物，首先以"老""嫩"区分，嫩者，皮厚而味辛，可以卷成筒，老者，皮薄味淡。其次以加工方法另立规格，即桂心，是皮厚者削除"皮上甲错"，即去掉木栓质部分，取其近里辛而有味者。他清晰地区分了以皮入药之桂的三个规格。

但陈藏器所言似乎又自相矛盾，前面称："厚者必嫩，薄者必老。以老薄者为一色，以厚嫩者为一色。嫩既辛香，兼又筒卷。老必味淡，自然板薄。"则是不分牡桂、菌桂的，二者嫩者均应"厚"而"辛香""可卷"，老者均应"板薄"而"味淡"。后面又称："板薄者，即牡桂也，以老大而名焉。筒卷者，即菌桂也，以嫩而易卷。"难道牡桂嫩者皮不厚、味不辛香、不可卷成筒乎？菌桂薄者皮不老、味不淡吗？

查牡桂项下，除前述二桂"皮稍不同"外，唐《新修本草》又称："惟叶倍长，大小枝皮俱名牡桂。然大枝皮肌理粗虚如木兰，肉少味薄，不及小枝皮也。小枝皮肉多，半卷，中必皱起，味辛美。一名肉桂，一名桂枝，一名桂心。出融州、柳州、交州甚良。"韩保升《蜀本草》更进一步说："牡桂叶狭，长于菌桂叶一二倍，其嫩枝皮半卷，多紫肉中皱起，肌理虚软，谓之桂枝，又名肉桂，削去上皮，名曰桂心，药中以此为善。"宋苏颂《本草图经》称牡桂"嫩枝皮半卷多紫。"

至于菌桂，陶弘景早就提出"有用菌桂，云三重者良"，可知牡桂多半卷，菌桂可卷三重。

至此，可以清楚认识到，牡桂、菌桂药材均为嫩枝皮，皆厚而多脂肉，味辛香，二桂均可卷，牡桂多半卷，菌桂可卷二三重。

但两者原植物有异，《新修本草》说菌桂"叶似柿叶，中三道文"，道出了菌桂的叶子特征，前述牡桂"惟叶倍长"，"叶狭，长于菌桂叶一二倍"，如此可推测古称牡桂的原植物当为樟科植物大叶清化桂，菌桂原植物当为肉桂。大叶清化桂 *C. cassia* Presl var. *macrophyllum* Chu 的叶片长 25 ～ 48cm，宽 8 ～ 13cm，而肉桂 *Cinnamomum cassia* Presl 叶长 8 ～ 34cm，正符合牡桂叶较菌桂叶"倍长""长于菌桂叶一二倍"之描述。陶弘景所说"气粗桂类""皮赤"的桂皮，乃是天竺桂 *Cinnamomum japonicum* Sieb. 的树皮，不入药用。

综上所述，可以明确牡桂、菌桂、桂之入药，乃大叶清化桂及肉桂的嫩枝皮，又称"肉桂""桂枝"，削除皮上虚软甲错之木栓质，即得"桂心"。

然而宋代陈承《本草别说》提出："筒厚实，气味重者，宜入治脏及下焦药；轻薄者，宜入治头目发散药……仲景《伤寒论》发汗用桂枝，桂枝者枝条，非身干也，取真轻薄而能发散。"首次提出桂枝用枝条。并且说："今又有一种柳桂，乃桂之嫩小枝条也，尤宜入治上焦药用也。"将"筒厚实，气味重""入治脏及下焦"之药，与"轻薄""宜入治头目发散"之药区分开来，前者为"肉桂"，后者为"桂枝"。

明代，李时珍《本草纲目》归纳为："桂，此即肉桂也，厚而辛烈，去粗皮用。其去内外皮者，即为桂心。""牡桂，此即木桂也，薄而味淡，去粗皮用。其最薄者为桂枝，桂之嫩小者为柳桂。"

张仲景时代尚未用枝，所用桂枝应为皮。但随着历史变迁，如今以桂枝汤为代表的桂枝用药，已是肉桂的嫩枝了。对《伤寒论》与《金匮要略》中使用"桂枝"的处方加以统计，详见表3-8。

表3-8 《伤寒论》与《金匮要略》中使用"桂枝"的方剂统计表

书籍	去皮与否	方剂名称				
《伤寒论》（共40首）	（1）脚注"去皮"（计39首）	桂枝汤	小建中汤	桂枝附子汤	桂枝加葛根汤	桂枝去芍药加附子汤
		麻黄汤	炙甘草汤	茯苓甘草汤	葛根加半夏汤	茯苓桂枝甘草大枣汤
		乌梅丸	当归四逆汤	桂枝加桂汤	桂枝麻黄各半汤	茯苓桂枝白术甘草汤

续表

书籍	去皮与否	方剂名称				
《伤寒论》（共40首）	（1）脚注"去皮"（计39首）	黄连汤	麻黄升麻汤	桂枝甘草汤	柴胡桂枝干姜汤	桂枝甘草龙骨牡蛎汤
		五苓散	半夏散及汤	桂枝加附子汤	桂枝二越婢一汤	当归四逆加吴茱萸生姜汤
		葛根汤	甘草附子汤	桂枝加大黄汤	桂枝二麻黄一汤	桂枝去芍药加蜀漆牡蛎龙骨救逆汤
		大青龙汤	桃核承气汤	桂枝加芍药汤	柴胡加龙骨牡蛎汤	桂枝加芍药生姜各一两人参三两新加汤
		小青龙汤	柴胡桂枝汤	桂枝去芍药汤	桂枝加厚朴杏子汤	
	（2）脚注无"去皮"（计1首）	桂枝人参汤				
《金匮要略》（共56首）	（1）脚注"去皮"（计15首）	葛根汤	小建中汤	麻黄加术汤	柴胡桂姜汤	紫石寒食散
		桂枝汤	小青龙汤	桂枝附子汤	乌头桂枝汤	白虎加桂枝汤
		五苓散	大青龙汤	甘草附子汤	桂枝救逆汤	桂苓五味甘草汤

书籍	去皮与否	方剂名称				
《金匮要略》（共56首）	（2）脚注无"去皮"（计41首）	风引汤	鳖甲煎丸	厚朴七物汤	枳实薤白桂枝汤	《外台》柴胡桂枝汤
		竹叶汤	侯氏黑散	防己茯苓汤	桂枝芍药知母汤	《千金翼》炙甘草汤
		肾气丸	木防己汤	茯苓泽泻汤	桂枝加龙骨牡蛎汤	《千金》内补当归建中汤
		温经汤	土瓜根散	桂枝茯苓丸	《外台》炙甘草汤	《千金》桂枝去芍药加皂荚汤
		乌梅丸	竹皮大丸	栝蒌桂枝汤	《古今录验》续命汤	桂枝去芍药加麻黄细辛附子汤
		泽漆汤	防己地黄汤	桂枝加黄芪汤	木防己加茯苓芒硝汤	
		薯蓣丸	桂姜枳实汤	《外台》黄芩汤	茯苓桂枝甘草大枣汤	
		天雄散	崔氏八味丸	黄芪桂枝五物汤	茯苓桂枝白术甘草汤	
		蜘蛛散	桂枝加桂汤	小青龙加石膏汤	黄芪芍药桂枝苦酒汤	

三、用药剂量思考

张仲景方被历代医家奉为圭臬，其中剂量是影响处方药效及其安全性的关键与核心因素，故研究张仲景时期的用药剂量，不仅有助于对张仲景方剂配伍进行深入研究，也对现代临床用药具有重要启示。《伤寒论》与《金匮要略》成书于东汉末年，年代久远，要对张仲景方剂中药物剂量进行传承，必须对其进行相应折算，使其适于现代应用。"度量衡"一词最早出现于《尚书·舜典》中记载的"同律度量衡"，后来经过不断发展，度量衡除了作为长度、容量和权衡（衡重）的简称，还涉及上述三者的器物、单位和有关制度。在《伤寒论》和《金匮要略》中有记载长度单位的"尺""寸"，容积单位的"升""斗""合"，重量单位的"分""铢""两""斤"，特殊单位的"枚""把""方寸匕""鸡子大"等。汉代继承并推广秦朝统一的度量衡制度，并在此基础上制定了更完整的度量衡单位体系，是传统计量理论的成型时期。《汉书·律历志》是我国第一部完整的度量衡专著，书中记载："一曰备数，二曰和声，三曰审度，四曰嘉量，五曰权衡。"同时对度量衡制做出了比较明确的规定："度者，分、寸、尺、丈、引也，所以度长短也"，"量者，龠、合、升、斗、斛也，所以量多少也"，"衡，平也，衡所以任权而均物平轻重也"。汉代度量衡因其文献记载翔实、理论完备、器物量多及标准器设计精美而在度量衡史上具有重要意义。

中国古代度量衡制经过朝代变迁发展，出现了较大的变化，其研究历史主要分为四个阶段，即汉唐时期文献研究为主的阶段、宋代至清代前期初步结合实物研究的阶段、清代末期至民国注重实测数据考证的阶段及新中国成立后以文献和实物相结合综合研究的阶段。在此期间也出现了大量的医家和学者对张仲景方剂用药折算进行考证，目前标准度量衡计量单位的折算无较大争议，而非标准度量衡计量单位的确定因地理原因、环境变化、品种历史沿革等影响因素，精确的数值已无从考证，有部分学者进行了实测作为参考。近年来，在国家文物局各级文博单位、国家计量总局及中国科学院自然科学史研究所的大力支持下，丘光明等先后出版了多本关于度量衡的著作，对见到的古代度量衡实物进行了大量的资料汇编，深入讨论了度量衡的起源、发展和演变，并对历代量值进行了综合考证，可以说是奠定了中国度量衡制度研究的框架。目前关于中国古代度量衡制度的研究著作，首推《中国科学技术史·度量衡卷》。下面主要参考卢嘉锡、丘光明所著《中国科学技术史·度量衡卷》中关于实际文物测量研究及历代医籍中的记载，对张仲景时期的度量衡与现代计量单位的换算进行分析。

1. 标准度量衡制计量

标准度量衡制计量是指《汉书》上记载的度量衡官制单位。

（1）度制：在《伤寒论》和《金匮要略》中出现的以"度"为药物计量单位的有"尺""寸"两种。"尺"在《伤寒论》的方剂中仅出现1次，即麻子仁丸"厚朴一尺"，在《金匮要略》中出现4次，即麻子仁丸"厚朴一尺"、厚朴大黄汤"厚朴一尺"、治马坠及一切筋骨损方"久用炊单布一尺"、治食生肉中毒方"掘地深三尺"。"寸"在《伤寒论》并未出现，仅在《金匮要略》中使用1次，即治马坠及一切筋骨损方"败蒲一握三寸"。可见张仲景当时对度制的使用比较少，而且并没有对药物的厚薄和宽窄做出限制。《汉书·律历志》曰："十分为寸，十寸为尺，十尺为丈，十丈为引。"可以表明寸、尺、丈之间采用十进制，即 1 寸 =10 分，1 尺 =10 寸，1 丈 =10 尺，1 引 =10 丈。后来根据东汉出土的多达 86 只文物尺的实际测量得出，东汉一尺约合今 23.1cm，按十进制规律计算，一寸约为 2.31cm。

（2）量制：在《伤寒论》和《金匮要略》中出现的以"量"为药物计量单位的有"升""斗""合"三种。《伤寒论》中用到"升"的方剂共计 24 首，如葛根加半夏汤"半夏半升"、小建中汤"胶饴一升"、大陷胸丸"杏仁半升"等；《金匮要略》前二十二篇中用到"升"的方剂共计 45 首，如百合地黄汤"生地黄汁一升"、百合洗方"百合一升"、甘草泻心汤"半夏半升"等。"斗"在《伤寒论》中未涉及，仅在《金匮要略》中涉及 2 首方剂，即栝蒌薤白半夏汤"白酒一斗"、鳖甲煎丸"取煅灶下灰一斗，清酒一斛五斗"。《伤寒论》中用到"合"的方剂共计 13 首，如栀子豉汤"香豉四合"、白虎汤"粳米六合"、大承气汤"芒硝三合"等；《金匮要略》中用到"合"的方剂共计 10 首，如大承气汤"芒硝三合"、白虎人参汤"粳米六合"、大建中汤"蜀椒二合"等。对《伤寒论》与《金匮要略》药物计量中应用量制的方剂进行统计，详见表 3-9。《汉书·律历志》记载："十合为升，十升为斗，十斗为斛。"故 1 斗 =10 升，1 升 =10 合。《中国科学技术史·度量衡卷》结合西汉、新莽制、东汉各出土量器的实测结果，厘定汉代每升量值当为 200mL[3]，故 1 斗应为 2000mL，1 合应为 20mL。量制除用于药物剂量的计量外，也可用于计量方剂的加水量、煎煮量和服用量等，如桂枝加葛根汤方后云"以水一斗……煮取三升，去滓，温服一升"，桂枝麻黄各半汤方后云"以水五升……煮取一升八合，去滓，温服六合"。

表 3-9 《伤寒论》与《金匮要略》药物计量应用量制的方剂统计表

	升			斗	合	
《伤寒论》	桃花汤	大陷胸丸	竹叶石膏汤		白虎汤	栀子甘草豉汤
	黄连汤	麻子仁丸	半夏泻心汤		蜜煎方	栀子生姜豉汤
	小青龙汤	吴茱萸汤	葛根加半夏汤		猪肤汤	白通加猪胆汁汤
	小建中汤	炙甘草汤	枳实栀子豉汤		瓜蒂散	柴胡加龙骨牡蛎汤
	小柴胡汤	生姜泻心汤	黄芩加半夏生姜汤		大承气汤	通脉四逆加猪胆汤
	小陷胸汤	甘草泻心汤	麻黄连轺赤小豆汤		大陷胸丸	
	大柴胡汤	旋覆代赭汤	当归四逆加吴茱萸生姜汤		栀子豉汤	
	大陷胸汤	调胃承气汤	厚朴生姜半夏甘草人参汤		柴胡桂枝汤	
《金匮要略》	泽漆汤	麦门冬汤	《外台》乌头汤	鳖甲煎丸	瓜蒂散	大黄牡丹汤
	奔豚汤	大黄䗪虫丸	越婢加半夏汤	栝蒌薤白半夏汤	大建中汤	白虎人参汤
	茱萸汤	大黄牡丹汤	小青龙加石膏汤		大承气汤	白虎加桂枝汤
	桃花汤	百合地黄汤	栝蒌薤白白酒汤		麦门冬汤	《外台》柴胡桂枝汤

续表

	升			斗	合	
《金匮要略》	温经汤	栀子大黄汤	《千金》苇茎汤		栀子豉汤	木防己加茯苓芒硝汤
	苦参汤	半夏泻心汤	小半夏加茯苓汤			
	乌头汤	半夏厚朴汤	甘草小麦大枣汤			
	小半夏汤	生姜半夏汤	苓甘五味姜辛汤			
	小建中汤	射干麻黄汤	桂苓五味甘草汤			
	小青龙汤	赤豆当归散	黄芩加半夏生姜汤			
	大柴胡汤	厚朴麻黄汤	《外台》炙甘草汤			
	大半夏汤	橘皮竹茹汤	《千金翼》炙甘草汤			
	酸枣仁汤	附子粳米汤	苓甘五味加姜辛半杏大黄汤			
	麻子仁丸	甘草泻心汤	苓甘五味加姜辛半夏杏仁汤			
	百合洗方	《外台》黄芩汤	桂苓五味甘草去桂加干姜细辛半夏汤			

（3）衡制：在《伤寒论》和《金匮要略》中出现的以"衡"为

药物计量单位的有"铢""两""斤"三种。"铢"见于《伤寒论》桂枝麻黄各半汤"桂枝一两十六铢"、桂枝二麻黄一汤"桂枝一两十七铢（去皮），芍药一两六铢，麻黄十六铢（去节），生姜一两六铢（切），甘草一两二铢（炙）"等，共计6方；《金匮要略》方剂药物计量未用到"铢"。"两"在《伤寒论》及《金匮要略》方剂中出现得相当多，是当时方剂中主要使用的计量单位。"斤"见于《伤寒论》麻黄杏仁甘草石膏汤"石膏半斤"、白虎加人参汤"石膏一斤"、葛根黄芩黄连汤"葛根半斤"等，共计18方；"斤"在《金匮要略》前二十二篇的方剂药物剂量中应用总计34方，如大承气汤"厚朴半斤"、白虎人参汤"石膏一斤"、柴胡桂姜汤"柴胡半斤"等。对衡制中"铢""斤"在《伤寒论》与《金匮要略》药物计量中的应用的方剂加以统计，详见表3-10。就汉代而言，西汉刘安《淮南子·天文训》曰："十二粟而当一分，十二分而当一铢，十二铢而当半两。衡有左右，因倍之，故二十四铢为一两。天有四时以成一岁，因而四之，四四十六，故十六两而为一斤。三月而为一时，三十日为一月，故三十斤为一钧。四时而为一岁，故四钧为一石。"西汉刘向《说苑》也提到："十六黍为一豆，六豆为一铢，二十四铢重一两，十六两为一斤，三十斤为一钧，四钧重一石。"《汉书·律历志》亦云："权者，铢、两、斤、钧、石也，所以称物平施，知轻重也。本起于黄钟之重。一龠容千二百黍，重十二铢，两之为两。二十四铢为两。十六两为斤。三十斤为钧。四钧为石。"综上所述，汉代斤两换算比例可以整理为：1斤为16两，1两为24铢。两汉与秦基本保持一致，并通过实测汉代出土器具，《中国科学技术史·度量衡卷》厘定西汉一斤为250g，新莽权一斤为245g，东汉一斤为222g[3]。因而东汉时一两约为现在的13.875g。

表 3-10 《伤寒论》与《金匮要略》药物计量应用衡制的方剂统计表

	铢	斤		
《伤寒论》	五苓散	白虎汤	小柴胡汤	柴胡桂枝干姜汤
	麻黄升麻汤	猪肤汤	炙甘草汤	葛根黄芩黄连汤
	柴胡加芒硝汤	桃花汤	大柴胡汤	茯苓桂枝甘草大枣汤
	桂枝二越婢一汤	麻子仁丸	竹叶石膏汤	麻黄杏仁甘草石膏汤
	桂枝麻黄各半汤	大承气汤	白虎加人参汤	当归四逆加吴茱萸生姜汤
	桂枝二麻黄一汤	大陷胸丸	赤石脂禹余粮汤	厚朴生姜半夏甘草人参汤
《金匮要略》		越婢汤	橘枳姜汤	当归芍药散
		黄土汤	大柴胡汤	葵子茯苓散
		橘皮汤	麻子仁丸	越婢加半夏汤
		桃花汤	防己地黄汤	白虎加桂枝汤
		紫参汤	乌头桂枝汤	枳实薤白桂枝汤
		乌梅丸	厚朴七物汤	当归生姜羊肉汤
		泽漆汤	茯苓戎盐汤	小半夏加茯苓汤
		当归散	茯苓泽泻汤	栝蒌薤白半夏汤
		小半夏汤	生姜半夏汤	茯苓桂枝甘草大枣汤
		小柴胡汤	橘皮竹茹汤	《千金方》越婢加术汤

	铢	斤		
《金匮要略》		大承气汤	柴胡桂姜汤	
		猪膏发煎	白虎人参汤	

2. 非标准度量衡制计量

非标准度量衡制计量是指其他未被列为度量衡官制的单位。除了根据出土文物和文献记载等确定的基本无争议的标准度量衡计量单位外，张仲景在用药时也有少部分药物使用非标准度量衡计量单位进行计量，在《伤寒论》和《金匮要略》中有表示数量的"枚、个、茎、粒、片"等，表示估量的"把"，表示拟量的"鸡子大、棋子大、梧桐子大、弹丸大"等，表示匕量的"方寸匕、钱匕"等。这种计量方法在当时虽然有容易取量、容易估计的方便性，但是一般都不太精确。

首先值得一提的是，在《伤寒论》和《金匮要略》中，如"半夏一升""蜀椒二合""吴茱萸二升"等，虽然使用标准容量单位来作为衡量单位，但因药材的质地、轻重、水分、大小不一，亦无法准确定量。通过查阅古籍与资料，《本草经集注》"序录上"与《新修本草》"合药分剂料理法"中均记载："枣有大小，三枚准一两。云干姜一累者，以重一两为正。凡方云半夏一升者，洗净秤五两为正。蜀椒一升者，三两为正。吴茱萸一升者，五两为正。"所以按汉制斤两计算，半夏一升约为69g，蜀椒一升约为42g等，这为研究张仲景处方的剂量提供了一定依据。

有方剂以"方寸匕""钱匕""半钱匕"作为药物计量单位，通过学者考证，方寸匕是古代医家对粉末状药物进行计量的一种量具，状如正方形小勺，若药物俱是植物，一方寸匕重量为4~5g。"钱匕"则是用汉代五铢钱抄取散末状药物，取满满的一钱面为"一钱匕"，如果只抄取半钱面的药末则称"半钱匕"。正如《备急千金要方》曰："钱匕者，以大钱上全抄之。若云半钱匕者，则是一钱抄取一边尔，并用五铢钱也。"钱匕、半钱匕是比方寸匕更小的计量单位，多用于量取毒性较大的药物如甘遂等。若药物俱是植物，一钱匕约为0.5g，半钱匕约为0.2~0.3g[4]。

还有一类如"枚""把""个""片"等以量词作为特殊计量单位，更是难以规定其标准计量，现代很多学者针对张仲景的非标准计量单位进行过研究，根据实测确定各计量单位具体的克数，以大枣为例，15篇实测文献中，大枣一枚最小值为2g，最大值为4g，平均值约为3g；再如竹叶，8篇实测文献中，竹叶一把最小值为4.96g，最大值达22.50g，平均值为13.44g[5]。众多学者通过研究古籍和文献发现，有些药味古今剂量差异较大，究其原因可能与古今药物基原或药用部位差异、药材产地差异、个体差异及药物鲜、干等使用形态差异有关。除此之外，由于采集过程或是药物处理方法等人为因素也会导致剂量差异，故而涉及特殊计量单位用药时，应根据临床辨证及处方配伍合理用药。

3.《伤寒论》与《金匮要略》方中的钱与分

在《伤寒论》与《金匮要略》中除了上述的计量单位外，在其方剂中还出现了"钱"和"分"。对于这两个剂量单位的意义，在研究过程中学者们产生了不同的观点，有认为是古籍在流传过程中被后世医家改写的，因为据研究，在汉代的度量衡制中并未出现"钱"和"分"，自晋代"铢"与"两"之间才开始有"分"，即6铢为1分，4分为1两，而在唐代"钱"被认为是重量之名[6]；也有学者认为张仲景方剂中使用的"钱"和"半钱"乃是"钱匕"与"半钱匕"的略称,与唐、宋以后使用的"钱"字不同,而"分"也不是计量单位,是用来说明药物间比例的,如陶弘景所言:"古秤惟有铢两,而无分名……方有云等分者,非分两之分,谓诸药斤两多少皆同耳。"取"等分"之意[7]。

综上发现"钱"与"分"的具体意义存有争议,但由于在张仲景方剂中它们出现次数并不多,不是主要计量单位,所以此处不做重点研究。

4. 关于用药剂量的思考

张仲景临证医疗强调辨证论治,方剂组成中十分重视药物剂量,但后世特别是晚清以后直至现代,若按张仲景原方剂量进行调剂,则用药剂量显然比较大,故后世医家在应用张仲景方剂时,多要缩减其原方剂量。这就出现了怎么减?以什么标准减?减至多少剂量为宜的问题。后世医家皆以当时的度量衡为依据进行折算,多有见解。

明代李时珍在《本草纲目》中指出:"今古异制,古之一两,今用一钱可也。"清代汪昂《汤头歌诀》也遵李时珍之说,也认为"大约古用一两,今用一钱足矣"。但清代陈修园所著《长沙方歌括》在对古今剂量折算时注意到古方一剂量与服用量之间存在差异,提出:"古方全料谓之一剂,三分之一谓之一服。凡用古方,先照原剂,按今之码子折实若干重。古方载三服者,只取三分之一,遵法煎服;载两服者,宜分两次服之;顿服者,取一剂而尽服之。只要按今之码子折之。至大枣、乌梅之类,仍照古方枚数,以码子有古今之不同,而果枚古今无异也。"由于李时珍在我国医药界地位崇高,对古方剂量的主张对后世影响甚大,"古一两折今一钱"成了通例，为多数医家所沿用。1979 年版广州中医学院主编的《方剂学》教材在"古方药量考证"中认为："汉晋三斤约为现在的500g（一斤），一两约合现在的 9g（三钱）……如参阅《伤寒论》《金匮要略》《千金方》《外台秘要》等汉唐方书，还应注意其服法。多数方剂日分三服，得效止服，则古方一剂等于现在用的三剂药，故直接的折算，可按一两约合 3g（一钱）计算"[8]。李培生主编的《伤寒论讲义》古今剂量折算表中也称东汉一两折合为 3g[9]。

对此，首先要明确张仲景所处东汉后期度量衡标准是什么？其次要明确张仲景所创方剂中药物的剂量是按什么标准计量的?

柯雪帆等认为国家计量总局《中国古代度量衡图集》收载了诸多汉代的"权"，用"权"作为计算称量的依据相对可靠，其中有一"权"名为"光和大司农铜权"，该铜权现收藏在中国历史博物馆，高 7.6cm，底径 10cm，重 2996g，铜权铭文："大司农以戊寅诏书，秋分之日，同度量，均衡石，桷斗桶，正权概，特更为诸州作铜称；依黄钟律历、九章算术，以均长短、轻重、大小，用齐七政，令海内都同。光和二年闰月廿三日，大司农曹裸，丞淳于宫，右库曹掾朱音，史韩鸿造，青州乐安郡寿光金曹掾胡吉作。"铭文中"光和"为汉灵帝刘宏的年号，"光和二年"即公元 179 年，可见与张仲景是同年代。从铜权铭文可知，该铜权是当时政府为统一全国衡器而颁布的标准。按秦汉衡制的单位量值和权的量级，此铜权当为 12 斤权，故每斤合 249.7g，据此推测东汉一斤约合今之250g，一两合今 15.625g[10]。然而丘光明、丘隆等认为"大司农铜权"上未刻标秤值，在没有确定东汉一斤的标准之前，尚难以折算此权量值[3]，故根据多件东汉时期出土的衡器进行考证，把东汉一斤量值约定为 222g，则一两为 13.875g。

张仲景方剂中药物剂量的称量一定是遵照当时的衡器标准进行配制计量的。以《伤寒论》茵陈蒿汤为例，该方茵陈蒿六两，栀子十四枚（擘），大黄二两（去皮），方中茵陈蒿加大黄共八两（约为111g），再加十四枚栀子，方中用水一斗二升（约2400mL），煮取三升（约600mL），供服用。此方若按后世所谓的"古之一两，今用一钱"计，则当为24g加十四枚栀子，如仍以一斗二升水来煎煮，并煮至三升，从比例上看，加水量未免太多了，药水比例显然不合理。对此，清代陈修园提出了解决之道，即前述之"按今之码子折实若干重。古方载三服者，只取三分之一，遵法煎服；载两服者，宜分两次服之；顿服者，取一剂而尽服之。只要按今之码子折之。至大枣、乌梅之类，仍照古方枚数，以码子有古今之不同，而果枚古今无异也"。这种思路比李时珍的"古之一两，今用一钱"更客观。他们都认识到度量衡之古今异制，但李时珍简单地以"古之一两，今用一钱可也"解决，而陈修园则注意到了张仲景一剂药分几服的情况，看似合理，但仔细推敲，也并非真正解决之道。张仲景方一剂药煎煮后，如分三服要求服尽，"只取三分之一"还合理吗？显然并不周全，更不要说陈修园还称果实类药物"古今无异"，不必减量之不妥了。那么究竟应如何减量？值得注意的是前述1979年广州中医学院主编《方剂学》教材虽认为"汉一两约合现在的9g"，似不符合丘光明有关东汉张仲景时代度量衡的标准，但一句"如参阅《伤寒论》等汉唐方书，还应注意其服法，多数方剂日分三服，得效止服，则古方一剂等于现在用的三剂药"倒是有据之论。

据查，《伤寒论》113方中汤剂约有99方，其中明确说明煎煮液分三服，一服取效"止后服"的方剂有18首（桂枝汤、桂枝加葛根汤、桂枝加附子汤、桂枝去芍药汤、桂枝去芍药加附子汤、桂枝麻黄各半汤、桂枝去桂加茯苓白术汤、葛根汤、葛根加半夏汤、麻黄汤、大青龙汤、小青龙汤、桂枝加厚朴杏子汤、桂枝加芍药生姜各一两人参三两新加汤、桂枝去芍药加蜀漆牡蛎龙骨救逆汤、桂枝加桂汤、抵当汤、柴胡桂枝汤），另有一方柴胡加龙骨牡蛎汤"煮取四升……温服一升"，上述可谓一剂等于后世的三剂甚至四剂。另有明确说明煎煮液分二服，一服取效"停后服"的方剂有9首（桂枝二越婢一汤、麻黄杏仁甘草石膏汤、大陷胸汤、白头翁汤、栀子豉汤、栀子甘草豉汤、栀子生姜豉汤、栀子厚朴汤、栀子干姜汤），可谓一剂等于后世的二剂。尚有如桃核承气汤，要"煮取二升半……先食温服五合，日三服"，亦相当于一剂等于后世二剂了。如此算来，从方剂总剂量与服法折算来分析，张仲景方中，一剂相当于后世二剂、三剂甚至四剂的达29首之多，接近《伤寒论》汤剂总数的三分之一。

另外值得注意的是，《伤寒论》《金匮要略》中的汤剂，调配后都只煎煮一次，自然不如后世一剂药煎煮两次甚至三次的药效物质煎出量多（或称转移率高）。或许因此，张仲景制方时，在组方药味较少的情况下，药物剂量一般都较大。经查，《伤寒论》《金匮要略》两书中单味药成方的较少，而九味药以上组成的方剂也很少，两书合起来也只有25首，不到两书总方剂的十分之一，绝大多数方剂的药物组成数量在二味至八味之间，被后世誉为"药专"。但组方药物剂量却比较大，如桂枝汤：桂枝三两（约42g）去皮，芍药三两（约42g），甘草二两（约28g）炙，生姜三两（约42g）切，大枣十二枚擘，总量约为154g加12枚大枣；葛根汤：葛根四两（约56g），麻黄三两（约42g）去节，桂枝二两（约28g）去皮，生姜三两（约 42g）切，甘草二两（约 28g）炙，芍药二两（约 28g），大枣十二枚擘，总量约 224g 加 12 枚大枣，被后世誉为"力宏"。后世一则有度量衡变迁（所谓"古今异制"），不能机械地将东汉一两仍当一两计；二则张仲景临床方剂的很多煎煮液，服一次取效后便"止后服"，实际只服用了一剂药物的三分之一左右；三则张仲景方剂一般都是煎煮一次，煎出药效物质（所谓转移率）较后世煎煮二至三次要低很多。鉴于此，前述陈修园及广州中医学院《方剂学》教材"古方剂量考"提出的古方一剂约等于现在三剂便有可取之处了。以此计算，以桂枝汤为例：桂枝约 14g（去皮），芍药 14g，甘草约 9g（炙），生姜约 14g（切），大枣 4 枚（擘），总量约 51g 加大枣 4 枚。这里需指出的是，陈修园称"至大枣、乌梅之类，仍照古方枚数，以码子有古今之不同，而果枚古今无异也"，只考虑度量衡古今异制需降低剂量，未注意到药服一剂取效而"止后服"，更未考虑到古今汤剂煎煮次数的变化，所以大枣、乌梅果子类以枚计量的剂量也应只取三分之一。

因此，若依晚清至今，以古方一两折一钱，以一钱约合今 3.125g 计，如桂枝汤方，桂枝约 9g（去皮），芍药约 9g，甘草约 6g（炙），生姜约 9g（切），大枣 4 枚，总量约 33g 加大枣 4 枚，两相对比，剂量少了 18g 左右。如果处方药味数不变，其剂量亦可认为在其伸缩范围之内，后人临证或多有加减，而且又增加了煎煮次数，提高了药效物质的溶出量。因此可以认为总量相差无几，亦是可以接受的。

但一定要明确张仲景时代度量衡的标准，张仲景方剂用药的真实用量，后世用张仲景方剂为什么要减量，用药剂量大约减到多少为宜。即便如此，亦是参考，临证处方之时还是要遵循辨证论治原则，辨证用药，使用合适的用药剂量为宜。

第三节 《伤寒论》《金匮要略》用药法则研究

《伤寒论》和《金匮要略》收载的方剂均被后世尊为经方，奠定了中医学辨证论治的基础，对其方剂用药规律进行研究有着重要的临床指导意义。张仲景用药是以《内经》《难经》《神农本草经》为依据的，其在《伤寒论·伤寒卒病论集》中说："乃勤求古训，博采众方，撰用《素问》《九卷》《八十一难》《阴阳大论》《胎胪药录》并平脉辨证，为《伤寒杂病论》。"虽未提到《神农本草经》，但观其用药之义，确与《神农本草经》所载相一致。后世医家亦有如此看法，如清代陈修园在《神农本草经读》后叙中提到："汉季张长沙《伤寒论》《金匮要略》，多采中古遗方，用药之义悉遵《本经》，应验如响。"

一、辨证用药

辨证论治是中医治病的基本原则，要求依据患者身体的实际状况和病情采取针对性的治疗方法。以感冒为例，中医将其分为表寒和表热两种类型，相应的治疗方法为辛温解表和辛凉解表两种，若不加区分地均用桂枝、生姜等药物进行治疗，虽可以治愈表寒患者，但对表热患者疗效不佳，这即是需实施辨证用药的原因。

张仲景对辨证用药非常重视，用药组方严谨，并具有独特的考量，依据六经辨证、八纲辨证等辨证方法，选择适合的药物进行治疗。张仲景还深谙药物间配伍规律，《神农本草经》在药物配伍方面就有单行、相须、相使、相畏、相恶、相杀、相反等七情之论，张仲景在这个基础上更做了一定的发展，把这些原则在临证处方中予以具体化，创造了一套配伍用药规律，很多巧妙的配伍至今仍在临床上广泛应用。下面对张仲景方中较为典型的辨证用药进行简单解析。

1. 辨证用药之单味药入方或单方而行

在对表里、寒热、虚实等方面进行辨证论治时，并不是把各自看作主体，而是对各方面交错联系的评估，如《伤寒论·辨太阳病脉证并治中第六》篇云："伤寒，医下之，续得下利清谷不止，身疼痛者，急当救里；后身疼痛，清便自调者，急当救表。救里宜四逆汤，救表宜桂枝汤。"治表选用如桂枝等发汗解肌的解表药，治里选择附子、干姜等回阳救逆的温里药。通过比较发现，张仲景方中所用很多药物作用相似，但组方选用时会有所区分，比如治疗风寒证，麻黄大多用于风寒表实无汗的证候，若风寒表虚，出汗较多，则用桂枝温阳发汗，调和营卫。在加减用药时，张仲景依据临床辨证后的变化而变化，用此药必有此证，见此证必用此药，无此证必不用此药。

张仲景继承了《黄帝内经》和《难经》的精华，创立了六经辨证体系。运用该理论，有助于对相似功效药物的鉴别应用，比如同是泻火药，鉴于各药功效不同，因此临床使用时泻心火当用黄连，泻肺火选用黄芩，泻肾火宜用黄柏，泻胃火使用石膏等。同理，皆是治头痛药，治少阳经头痛宜柴胡，治厥阴经头痛常选吴茱萸，治少阴经头痛最适细辛。分经用药，力专效宏，疗效显著，如若不明六经，无的放矢，则难收效。

上述是因药物功效不同，临床应用之时，随辨证而分经入方。

也有单味药成方用者，如《伤寒论·辨少阴病脉证并治第十一》篇治"少阴病，二三日，咽痛者，可与甘草汤"，即甘草以其清热利咽之功，一味成方而用。又如《金匮要略·腹满寒疝宿食病脉证治第十》篇云："腹痛，脉弦而紧，弦则卫气不行，即恶寒，紧则不欲食，邪正相搏，即为寒疝，绕脐痛，若发则白汗出，手足厥冷，其脉沉弦者，大乌头煎主之。"以乌头"辛、热，主中风恶寒，除寒湿痹，心腹冷痛，脐间痛，不可仰俯"之功，一味成方而取效。这则是单味药成方之"单行"了。

2. 辨证用药之药物配伍

单味药作用力专，在七情中有单行之设，但在临床使用过程中对复杂病情往往不能满足需求。因此张仲景还特别重视药物的配伍，选择最切合病情的药物进行组合，满足治病需求，提高疗效。在处方中我们经常看到某些药总是配在一起用，这些配伍组合或能起到协同作用，或能互相纠正其偏性，缓和其毒性，或有相反相成的作用。临床上如果能够巧妙地运用配伍组合，其疗效较之单味药可以大幅提高。组方配伍是中医治疗疾病的重要一环，直接关系到治疗疾病的效果。中医之所以能对各种不同的疾病进行治疗而有效，与方剂之不同配伍，灵活运用是分不开的。组方之妙，妙在其中含有丰富的辩证法思想。

（1）"相须"配伍：相须，乃两种功效类似的药物配合应用，李时珍称其为"同类不可离也"，其目的在于协同增效。此类配伍并不是任意两种或两种以上功用性能相似药物的拼凑，而是根据药物性能有选择地通过一定的配伍达到适应病情增强疗效的作用。如张仲景治疗太阳病多以麻黄配伍桂枝，二者同为解表之品，前者重在宣发卫气，开腠发汗，后者重在透达营气，解肌发汗，两药相须为用，既能入于营分，又能出于肌表，使卫气外发，营阴通透，致汗液易出，故有"麻黄无桂枝不汗"之说。对《伤寒论》与《金匮要略》中麻黄与桂枝配伍的方剂进行统计，除去重复方剂，共有15首运用此药物配伍，详见表3-11。麻黄微苦抑制升发太过，桂枝甘缓缓解发表之峻，两药相伍，或发汗解表，或宣肺利水化饮，或温通经络。用于发汗解表时，通常麻黄的用量要比桂枝大，如麻黄汤、葛根汤中麻黄均较桂枝多一两，大青龙汤中麻黄六两，桂枝二两，表明发汗之力重在麻黄，桂枝为辅助，意在外散风寒。桂枝二麻黄一汤用之以发其汗而治表邪久郁不解证，麻黄升麻汤用之以微汗而治正虚阳郁证。现代临床还可用于治疗风寒湿痹证，如清代钱秀昌《伤科补要》中麻桂温经汤，即用麻黄、桂枝，加上桃仁、红花、细辛、白芷等治疗由于损伤过后又复感外邪而引起的遍身关节疼痛者。

表3-11 《伤寒论》与《金匮要略》中麻黄与桂枝配伍的方剂统计表

书籍	方剂名称				
《伤寒论》（共10首）	麻黄汤	小青龙汤	麻黄升麻汤	桂枝加葛根汤	桂枝二越婢一汤
	葛根汤	大青龙汤	葛根加半夏汤	桂枝二麻黄一汤	桂枝麻黄各半汤
《金匮要略》（共8首）	葛根汤	大青龙汤	桂枝芍药知母汤	《古今录验》续命汤	
	小青龙汤	麻黄加术汤	小青龙加石膏汤	桂枝去芍药加麻黄细辛附子汤	

又如张仲景治疗里寒证多以附子配伍干姜，二者均为大辛大热

之品，附子走而不守，通行十二经，峻补元阳，而逐在里之寒湿，干姜守而不走，善除里寒以温脾胃之阳，两药相须为用，使回阳救逆、温中散寒之力倍增。对《伤寒论》与《金匮要略》中附子与干姜配伍的方剂进行统计，除去重复方剂，共有 12 首运用此药物配伍，详见表 3-12。其中经典方剂如四逆汤即由附子、干姜再加一味炙甘草组成，主治少阴阳虚而致的四肢逆冷等证，旨在回阳救逆。通脉四逆汤则是在四逆汤的基础上，重用附子，又将干姜的用量加倍，意在急祛内寒，破阴回阳，治疗阴盛格阳而出现的真寒假热证。白通汤以附子与干姜破阴回阳，再加葱白通阳散寒，主治阴寒内盛而致的戴阳证。故清代黄宫绣《本草求真》云："干姜专入胃。其味本辛，炮制则苦，大热无毒，守而不走。凡胃中虚冷，元阳欲绝，合以附子同投，则能回阳立效。故书则有附子无姜不热之句，与仲景四逆、白通、姜附汤皆用之。"

表 3-12 《伤寒论》与《金匮要略》中附子与干姜配伍的方剂统计表

书籍	方剂名称		
《伤寒论》 （共 9 首）	白通汤	干姜附子汤	四逆加人参汤
	四逆汤	茯苓四逆汤	白通加猪胆汁汤
	乌梅丸	通脉四逆汤	通脉四逆加猪胆汤
《金匮要略》 （共 6 首）	四逆汤	九痛丸	紫石寒食散
	乌梅丸	通脉四逆汤	乌头赤石脂丸

（2）"相使"配伍：相使，以一种药物为主，另一种药物为辅，两药合用，一主一辅，相辅相成，辅药能提高主药的疗效。相使配伍关系是指性能、功效相近，或性能、功效虽不相同，但其治疗目的一致的两种药物的配伍使用，正如李时珍所说："相使者，我

之佐使也。"张仲景治疗太阳中风证多以桂枝配伍芍药,桂枝辛甘温,通阳化气而属阳,能解肌祛风,辅以芍药苦酸微寒属阴,能收敛阴液,和营于内,两药相伍,共奏调和营卫气血阴阳之效,用于营卫不和,阴阳不调之伤寒中风、痹证、失眠等的治疗。正如清代吴谦《医宗金鉴》所言:"桂枝君芍药,是于发汗中寓敛汗之旨;芍药臣桂枝,是于和荣中有调卫之功。"这是治疗中风表虚证的主药。对《伤寒论》与《金匮要略》中桂枝与芍药配伍的方剂进行统计,除去重复方剂,共有 36 首含有此药物配伍,详见表 3-13。其中最具代表性的是桂枝汤加减类方,桂枝与芍药通常是等量配伍,用于调和营卫、祛邪外出,且多以三两入药。但如果出现腹中急痛、刺痛、实痛等腹痛证候,常加重芍药的用量至六两以缓急止痛,如小建中汤、桂枝加芍药汤、桂枝加大黄汤等,方中芍药均为六两,桂枝为三两。桂枝与芍药配伍应用,桂枝用量最多的是桂枝加桂汤,方中桂枝的用量增至五两,其余药物与桂枝汤完全一致。虽只有单味药的剂量改变,但适应证已发生了明显的改变,加桂前主解表发汗,加桂后主泄奔豚气。可见张仲景通过调节剂量或配伍比例,调整药物功效的方向,突出彰显了辨证论治的精髓。

表 3-13 《伤寒论》与《金匮要略》中桂枝与芍药配伍的方剂统计表

书籍	方剂名称				
《伤寒论》（共 19 首）	桂枝汤	桂枝加桂汤	桂枝加芍药汤	桂枝加大黄汤	桂枝加厚朴杏子汤
	葛根汤	柴胡桂枝汤	葛根加半夏汤	桂枝麻黄各半汤	当归四逆加吴茱萸生姜汤

续表

书籍	方剂名称				
《金匮要略》（共计21首）	小青龙汤	当归四逆汤	桂枝加附子汤	桂枝二越婢一汤	桂枝加芍药生姜各一两人参三两新加汤
	小建中汤	麻黄升麻汤	黄芪建中汤	桂枝二麻黄一汤	
	桂枝汤	小建中汤	栝蒌桂枝汤	小青龙加石膏汤	《千金》内补当归建中汤
	葛根汤	鳖甲煎丸	桂枝茯苓丸	黄芪桂枝五物汤	
	薯蓣丸	土瓜根散	桂枝加黄芪汤	《外台》柴胡桂枝汤	
	温经汤	桂枝加桂汤	桂枝加葛根汤	桂枝加龙骨牡蛎汤	
	小青龙汤	乌头桂枝汤	桂枝芍药知母汤	黄芪芍药桂枝苦酒汤	

又如张仲景治疗气逆兼虚证，多以半夏配伍人参，半夏味辛性温，有毒，燥湿和中降逆，辅以人参味甘微寒，益气健脾，二药配伍可和中降逆，扶正祛邪兼顾。如清代叶桂《本草经解》所言，人参"同半夏、陈皮，治脾湿生痰……同半夏、生姜，治食入即吐"。对《伤寒论》与《金匮要略》中半夏与人参配伍的方剂进行统计，除去重复方剂，共有20首含有此药物配伍，主要用于和胃降逆、安冲养胎和健脾祛痰，详见表3-14。如半夏泻心汤适用于胃气上逆

所致的呕逆之证，方中半夏降胃气之逆，痰饮得消，胃气得降，人参益胃气之虚，胃气得以补养，中气不虚，脾升胃降之功能易于恢复，客气虽欲上逆而不得。更加干姜、黄芩、黄连寒热平调，辛开苦降以祛邪，则正气可复而邪气可除，胃气自然不上逆而作呕也。干姜人参半夏丸适用于妊娠呕吐不止之证，方中半夏有毒且碍胎，药力主以下行，易导致胎元不固，不宜用于妊娠诸证，但与人参配伍不仅无害反而有益，半夏得人参则降冲脉之逆而不碍胎，且胎元可得人参之固养，人参得半夏，气虽得补而不上逆。

表 3-14 《伤寒论》与《金匮要略》中半夏与人参配伍的方剂统计表

书籍	方剂名称				
《伤寒论》（共 10 首）	黄连汤	柴胡桂枝汤	半夏泻心汤	旋覆代赭汤	柴胡加龙骨牡蛎汤
	小柴胡汤	竹叶石膏汤	生姜泻心汤	柴胡加芒硝汤	厚朴生姜半夏甘草人参汤
《金匮要略》（共 11 首）	泽漆汤	鳖甲煎丸	半夏泻心汤	干姜人参半夏丸	
	温经汤	大半夏汤	甘草泻心汤	《外台》柴胡桂枝汤	
	麦门冬汤	小柴胡汤	《外台》黄芩汤		

（3）"相畏""相杀"配伍：相畏、相杀是同一种配伍关系的两种说法，两者是程度上的差异。相畏，李时珍说是"受彼之制也"，指一种药物的毒副作用能被另一种药物所抑制；相杀，李时珍称"制彼之毒也"，是指一种药物能减轻或消除另一种药物的毒

副作用。如张仲景治疗寒呕证多以半夏配伍生姜，半夏辛、温，善燥湿化痰，降逆止呕，但半夏有小毒，对口腔、咽喉、消化道黏膜具有强烈的刺激作用；生姜味辛散，善解表散寒，温中止呕，被誉为"呕家圣药"，不仅可杀半夏毒，又可协助半夏温化寒痰，降逆止呕。《名医别录》言半夏"畏生姜、干姜"，陶弘景言："半夏有毒，用之必须生姜，此是取其所畏，以相制耳。"两药相伍，既能减轻半夏之毒，又能协同发挥功效，是温化痰饮的常用之品。半夏与生姜的配伍是相畏、相杀配伍应用的典范。对《伤寒论》与《金匮要略》中半夏与生姜配伍的方剂进行统计，共有 22 首含有此药物配伍，主要用于燥湿化痰，温中止呕，详见表 3-15。如小半夏汤可以治疗"心下有支饮"所致的呕吐，方中用生姜取其辛散开结之性，配温燥蠲饮之半夏，饮去则胃气通降，呕逆自止，正如清代周扬俊《金匮玉函经二注》所云："呕为气逆不散，故用生姜以散之。"

表 3-15 《伤寒论》与《金匮要略》中半夏与生姜配伍的方剂统计表

书籍	方剂名称				
《伤寒论》（共 10 首）	小柴胡汤	柴胡桂枝汤	旋覆代赭汤	柴胡加芒硝汤	黄芩加半夏生姜汤
	大柴胡汤	生姜泻心汤	葛根加半夏汤	柴胡加龙骨牡蛎汤	厚朴生姜半夏甘草人参汤
《金匮要略》（共 12 首）	泽漆汤	小半夏汤	射干麻黄汤	小半夏加茯苓汤	
	奔豚汤	大柴胡汤	半夏厚朴汤	黄芩加半夏生姜汤	
	小柴胡汤	生姜半夏汤	越婢加半夏汤	《外台》柴胡桂枝汤	

又如张仲景治疗水饮证多以甘遂配伍大枣。水饮是指体内水液输布运化失常，停积于某些部位的一类病证，也称为"痰饮""溢饮""悬饮"，包括现代医学的胸腔积液、腹水等疾病。本病的治疗当根据其虚实不同而采取相应的处理方法。饮邪壅盛者当以祛饮为主，治以攻逐、利水、发汗等法，甘遂为逐水法代表用药。甘遂性寒味苦，有毒，善泻水逐饮，消肿散结；大枣性温味甘，可补中益气，养血安神，不仅可抑制甘遂的毒性，还可培脾土之虚，并制水势之横，使甘遂在逐水之余而不伤脾。方如十枣汤，主治太阳中风，有形之水客居胸胁之悬饮证，由芫花、甘遂、大戟、大枣四味组成，乃张仲景治水常用方剂，《伤寒论》《金匮要略》均有论述。方中芫花、甘遂、大戟均是峻下逐水有毒之药，其中芫花偏除上焦之水，善攻胸胁癖饮；甘遂偏逐中焦之水，善泄经隧水湿；大戟偏祛下焦之水，善泻脏腑水湿。三药合用，峻攻水饮，其性峻烈迅猛，易伤脾胃正气，故重用甘味之大枣以健脾扶正，缓和峻药之毒，使峻下而不伤正。正如《注解伤寒论》曰："辛以散之，芫花之辛，以散饮，苦以泄之，甘遂、大戟之苦，以泄水。水者，肾所主也，甘者，脾之味也。大枣之甘者，益土而胜水。"

（4）"相恶"配伍：相恶乃一种药物能减损另一种药物的功效，即李时珍所谓"夺我之能也"。一般而言，凡功效相反的药物，皆有相恶之嫌，如补气药与理气药、温中药与清热药等。观张仲景之方，不乏寒温并用，攻补兼施之剂，似无相恶之说。然结合现代药理研究方知医圣之高明，如现代药理研究发现吴茱萸有降压作用，但与甘草同用时这种作用即消失，可谓吴茱萸恶甘草[11]。而综观张仲景之方，有吴茱萸之方者皆无甘草。张仲景善用甘草，轻则一两，重则数两，然从不与吴茱萸同用，当知张仲景深知相恶之理也。

（5）"相反"配伍：《神农本草经》最早涉及了中药配伍宜忌理论，提到"凡此七情合和，视之，当用相须相使者良，勿用相恶相反者"。"相反"一词也即源于此。五代时期韩保升所著的《蜀本草》对《神农本草经》的配伍关系做了统计，云："凡三百六十五种，有单行者七十一种，相须者十二种，相使者九十种，相畏者七十八种，相恶者六十种，相反者十八种，相杀者三十六种。"所谓"十八反"之名，盖源于此。

《伤寒论》尚无用反药之例，十八反的同方使用，首见于《金匮要略·腹满寒疝宿食病脉证治第十》篇。该篇云："寒气厥逆，赤丸主之。"此谓阳虚阴盛，寒饮上逆之病机，症见腹满痛甚而肢厥、呕吐、苔白滑、脉沉细且迟，用大辛大热之赤丸散寒止痛，化饮降逆。方中乌头二两炮用，与细辛共祛腹中沉寒痼冷以止痛救逆，与半夏同用，相反相成，相激为用，增强其散寒化饮、降逆止呕之功。本方在通过炮制缓解乌头毒性的基础上，炼蜜为丸，小剂量连续服用，并强调以知为度，中病即止，有猛药缓用之意，以求缓图，防止过用伤正。正如清代张璐《张氏医通》云："此方乌头与半夏同剂，用相反以攻坚积沉寒，非妙达先圣至理，不能领略其奥……盖药之相反相恶，不过两毒相激，原非立能伤人，后世以为相反之味，必不可同用，陋哉。"

《金匮要略·痰饮咳嗽病脉证并治第十二》篇云："病者脉伏，其人欲自利，利反快，虽利，心下续坚满，此为留饮欲去故也，甘遂半夏汤主之。"该方由甘遂、半夏、芍药、甘草和蜜组成，即取甘遂、甘草相反为用，二者配伍，能够相反相激，激发留饮，而且有相使相助之效。甘草能引经，使药力深入脏腑，同时起到缓急的作用。如清代程云来《金匮要略直解》言:"留者行之,用甘遂以决水饮;结者散之,用半夏以散痰饮。甘遂之性直达,恐其过于行水,缓以甘草、白蜜之甘……虽甘草、甘遂相反,而实以相使,此苦坚甘缓约之之法也。"清代王子接《古方选注》也云:"反者,此欲下而彼欲上也。乃以白芍药约之,白蜜润之,则虽反而甘遂仍得下渗。"甘草与甘遂配伍的甘遂半夏汤及乌头与半夏配伍的赤丸都用到了蜜,前者与蜜同煎缓急解毒,后者炼蜜为丸,既抑制毒性又缓和其药力,可见张仲景在应用相反药时,注重祛邪扶正,标本兼顾,说明张仲景在用药时审慎而又不拘泥。

对十八反、十九畏药的研究,古今均有。如北齐徐之才认为人参"畏五灵脂""畏皂荚""反藜芦",但李时珍之父李言闻称:"东垣理脾胃,泻阴火,交泰丸内用人参、皂荚,是恶而不恶也。古方疗月闭,四物汤加人参、五灵脂,是畏而不畏也。又疗痰在胸膈,人参、藜芦同用,而取其涌越,是激其怒性也。"李时珍也云:"甘草与藻、戟、遂、芫四物相反,而胡洽居士治痰癖,以十枣汤加甘草、大黄,乃是痰在膈上,欲令通泄,以拔去病根也。东垣李杲治项下结核,消肿溃坚汤加海藻,丹溪朱震亨治劳瘵,莲心饮用芫花,二方俱有甘草,皆本胡居士之意也。故陶弘景言古方亦有相恶相反者,乃不为害,非妙达精微者,不知此理。"所以认为在一定的情况下可以使用,但也有报道认为甘草配甘遂、大戟能增强毒性。现有实验结果尚不一致。总之,必须辨证准确,谨慎应用。另外,关于附子与半夏相反之说,出于《名医别录》,谓"半夏反乌头"。《金匮要略》治腹痛之附子粳米汤,取附子与半夏配伍,据有关动物毒性实验研究,乌头与半夏配伍尚未见不良反应。近世医家的配伍用例亦甚多,也未见有中毒之报道。

二、辨证用量

在方剂配伍中，用药剂量是影响药物发挥作用的重要因素。由于用量不同，在方剂中表现出来的作用就会有差异，张仲景用药组方严谨，药物用量极具特色，用药过程中，对药物剂量的选用也十分考究，值得我们深入研究。

1. 用药剂量变化与病机

病机是立法处方十分重要的依据，张仲景组方用药时十分重视用药剂量的变化与病机的契合，这是张仲景组方用药的特点。典型品种如甘草，甘草在张仲景的方中出现次数最多，并因其在方中的作用不同而剂量有所差异。如甘草干姜汤为辛甘复阳轻剂，用于治疗"咽中干，烦躁，吐逆者"，此方重在补虚，故重用甘草（君药）至四两，倍于干姜；而桂枝甘草汤用以治疗"发汗过多，其人叉手自冒心，心下悸，欲得按者"，此方重在振奋心阳降冲逆，甘草作为臣药，用量为二两，是君药桂枝的一半；芍药甘草汤，主治伤寒误治而导致的脚挛急不得屈伸，"若厥愈足温者，更作芍药甘草汤与之，其脚即伸"，方中甘草缓急，与芍药等量合用，酸甘化阴，俾阴复筋柔而挛急自解；麻黄升麻汤，清上温下，所用药物有十四味之多，方中甘草（炙）六铢，主要起调和诸药的作用。

2. 用药剂量变化与君臣佐使关系的改变

在《伤寒论》与《金匮要略》中存在一类方剂，虽组成药物相同，但由于君臣佐使的改变，各药物在方剂中的地位发生改变，从而剂量有所变化，导致方剂的功用及主治不同。同一味药物可能有两个或三个作用，取用时需要把握所取用的是药物哪方面的作用。此类方剂如厚朴大黄汤、小承气汤和厚朴三物汤，三方中药物组成相同，但是由于用量轻重有别，君臣佐使的关系发生了改变，方名、功效也各异。厚朴大黄汤用厚朴一尺，大黄六两，枳实四枚，方中以厚朴为君，枳实为臣，大黄为佐，主治痰饮结实，开痞满，通大便；小承气汤用大黄四两，厚朴二两，枳实三枚，意在涤荡实热，破滞除满，故以大黄为君，主要在于攻下；厚朴三物汤用厚朴八两，大黄四两，枳实五枚，意在行气，故以厚朴为君，厚朴用量独重，适用于内实气滞之证，厚朴三物汤之腹满较小承气汤为甚。此外，与上述情况类似，在张仲景方药中，君药的用量改变，实际上为药物之间的比例发生变化，虽然药物相同，但是其主治作用则有较大不同。方如桂枝汤与桂枝加桂汤，两者药物组成相同，均以桂枝为君药，且惟有桂枝剂量有所差异，主治亦不同。桂枝汤主治"太阳病，头痛，发热，汗出，恶风"等太阳中风证，而桂枝加桂汤主要治疗外寒引起的奔豚气上冲心之证。桂枝应用广泛，如清代邹润安《本经疏证》桂枝条下所言："盖其用之道有六：曰和营，曰通阳，曰利水，曰下气，曰行瘀，曰补中。"在不同方剂中表现不同的性能。

3. 用药剂量变化与体质的关系

在《伤寒论》和《金匮要略》的方剂中，剂量的大小，根据证候的缓急、病程的长短、病势的进退，尤其病人体质的强弱进行了详细的规定，如四逆汤中记载："附子一枚（生用），干姜一两半，甘草二两（炙）……强人可大附子一枚，干姜三两。"方中用药剂量的改变，并不会影响其功能主治作用，类似方剂还有白散、十枣汤、乌头煎等。

中药用量的轻重之殊，对方剂的性能影响很大，临床用药时，不可忽视这一关键点。张仲景当时用药已经重视此问题，所以组方遣药时得以灵活运用药物剂量，使得方剂发挥最佳的治疗效果。

参考文献

[1] 曲道炜，林大勇，李斌.浅谈张仲景之用栝楼根 [J].国际中医中药杂志，2011，(3)：234-235.

[2] 王学斌，王兴臣.经方中蜀椒应用内涵考辨 [J].中华中医药杂志，2017，32(12)：5288-5290.

[3] 卢嘉锡，丘光明，等.中国科学技术史：度量衡卷 [M].北京：科学出版社.2001.

[4] 傅延龄，陈传蓉，倪胜楼，张林.论方寸匕、钱匕及其量值 [J].中医杂志，2014，55(07)：624-625.

[5] 林轶群，穆兰澄，李青伟，仝小林.非衡量单位药物重量实测文献汇总分析 [J].中华中医药杂志，2018，33(02)：740-743.

[6] 郝万山.汉代度量衡制和经方药量的换算 [J].中国中医药现代远程教育，2005，3(03)：48-51.

[7] 马继兴.马王堆古医书考释 [M].长沙：湖南科学技术出版社，1992：138.

[8] 广州中医学院.方剂学 [M].上海：上海科学技术出版社，1979：13-14.

[9] 李培生，刘渡舟.伤寒论讲义 [M].上海：上海科学技术出版社，1990：228.

[10] 柯雪帆，赵章忠，张玉萍，程磐基.《伤寒论》和《金匮要略》中的药物剂量问题 [J].上海中医药杂志，1983，(12)：36-38.

[11] 高学敏.中药学 [M].北京：中国中医药出版社，2010：37.

第四章 《伤寒论》《金匮要略》药物炮制之探

中药炮制，是应临床辨证论治的需求，对中药材进行净制、切制、蒸制、炒制、炙制、煅制等各种制法的总称。历代有"治""治削""料理""炮炙""修事""修制""修治"之称。宋代寇宗奭《本草衍义》乌头项下首提"炮制"，曰："乌头、乌喙、天雄、附子、侧子……其炮制之法，经方已著。"而宋代国家方典《太平惠民和剂局方》附"指南总录"之"论炮炙三品药石类例"，在列述187种药物的炮制方法之后，总结曰："凡有修合，依法炮制，分两无亏，胜也。"正式提出"依法炮制"，后世沿用至今。

中药炮制最早见于约成书于战国至秦汉时期的《黄帝内经》，在《灵枢经·邪客第七十一》篇所载半夏秫米汤中，有"治半夏五合"，乃因生半夏有毒，"治"后可降低毒性，保证临床应用时安全有效，这表明那时已经注意到有毒药物的炮制了。《素问·缪刺论》有"剃其左角之发方一寸燔治"，是最早的血余炭。《灵枢经·寿夭刚柔第六》篇中还有"㕮咀"之说，乃是将药物破碎、切制，以供临床配方应用。这些均属药物炮制范畴。

记述药物炮制内容较多的《五十二病方》，详细记载了诸如"蚑良（螂）一斗，去其足甲""杞本（根）长尺，大如指，削""商劳（陆）渍醯中，以熨其肿处""燔发，以按其痏（创伤）"陈藋，蒸而取其汁""煮麦，麦熟，以汁洒之"等多种炮制方法。但该书失传较早，未能流传后世，发挥其作用。

《神农本草经》是我国现存最早的药学专著，是汉代以前医药学家们用药经验和药学理论的总结。书中首次提出："药有酸、咸、甘、苦、辛五味，又有寒、热、温、凉四气，及有毒、无毒。阴干、暴干，采造时月，生熟，土地所出，真伪新陈，并各有法。"其中"土地所出"可认为是强调了药材的"道地"性；"采造时月"说的是药物采收、制造的季节；"阴干、暴干"是产地加工；"真伪陈新"是鉴别和贮藏；四气、五味、有毒、无毒，是表述的药性；"生熟"则特指药物的生熟异用，是用药的一大特色。"生"者有鲜生、干生之别。鲜生即取得药材，趁鲜令洁净，之后切片或取汁入方剂应用，如生姜、生姜汁等；干生是指取得药材后净选令洁净，干燥后再切片（或捣碎）入方剂应用，如干地黄等。而"熟"则是加热处理，如烧（石钟乳等）、炼（矾石、硝石、石胆、禹余粮等），多用于矿物药；火熬（露蜂房、蛇蜕、蛴螬等）、蒸（桑螵蛸、柞蚕等），当时多用于动物药。另外尚有发芽（大豆黄卷）及熬制动物胶（白胶－鹿角胶，阿胶－傅致胶）等。当时炮制方法尚较少，炮制品种亦不多，为中医药发展的早期阶段。

东汉末年，战乱频仍，社会动荡，疫疠流行，张仲景在医疗实践中辨证论治，辨证用药，每当处方遣药之时，都于药物脚注中注明炮制要求，以求获得更好的疗效。如甘草一药，治疗"少阴病，二三日，咽痛者"时，用生甘草入方，可予甘草汤、桔梗汤，而治疗"伤寒脉结代，心动悸"时，则用炙甘草，入于炙甘草汤中。此类生熟异用之药尚多，后文将具体论述。

对有毒之药，为保证用药安全，张仲景在临床应用之时，也会提出特殊的炮制要求，如半夏需"汤洗"、附子要"炮"等。有毒性的药物经过炮制后，降低了毒性，可在保证安全的前提下更好地发挥作用。

可见，张仲景通过自己的临床实践，极大地丰富了中药炮制的方法。并在处方遣药之时精心斟酌，使药物经过炮制后达到与病、脉、证的契合，达到辨证论治、辨证用药的目的。

汉代以后，随着历代医药学家临床实践、药物炮制经验的大量积累，出现了南北朝时期陶弘景的"合药分剂料理法则"、隋末唐初雷敩的《雷公炮炙论》、宋代许洪的"论炮炙三品药石类例"、明代缪希雍的《炮炙大法》、清代张仲岩的《修事指南》等论述中药炮制的专篇或著作，这不仅总结了药物炮制的工艺方法，提出了炮制品的质量要求，还形成了初步的炮制理论。

现代，中药炮制已经发展成为中药科学体系的专业学科，包括中药炮制工艺及其历代沿革、炮制品——饮片的质量标准、炮制理论与临床应用、炮制原理研究与炮制工艺改进等，突出了中药的特色，丰富了中医药科学体系的内涵。

第一节　鲜药的应用

中药肇始于神农尝百草，《史记·补三皇本纪》载有神农氏"尝百草，始有医药"之说，表明我们的祖先寻找食物的过程，也是逐渐发现药物的过程。"尝"者，当为新鲜植物、动物来源的食物，在食用过程中发现了药物作用，积累多了，成为一类有特殊作用的物质即药物，所以最早的药物当为鲜药。

但鲜药不易贮藏与流通，所以将鲜药干燥后贮藏备用，就有了"阴干暴干"制备干药材的方法，以备制成饮片供方剂配伍应用。

然而一些药物因其特殊性一直保留有鲜用的传统，如《神农本草经》载药365种，其中三种药物特别提出"生者尤良"，分别为地黄、姜和麝香。延续这种传统，后又有鲜石斛、鲜生地、鲜芦根、鲜茅根、鲜菖蒲、鲜薄荷、鲜藿香、鲜佩兰等品种衍生出来，至今沿用不衰。现代将这些鲜生品统称为鲜药，临床应用多有独特疗效。

张仲景亦善用鲜药，有的切片用，有的捣汁用，有的为液体或液体状直接入配方应用，各随病证或随方选用，各有特点。

一、鲜药

1. 生姜

味辛，性微温。主伤寒头痛鼻塞，咳逆上气，呕吐，久服去臭气。在《伤寒论》《金匮要略》中为常用药，凡处方中谓"生姜"者，应均为鲜生姜，干姜较少，干姜再炮而成"炮姜"者更少。生姜，一般切片后按剂量调入汤剂处方，个别情况下也入煮散剂，即制散后取规定剂量的药物加入生姜片共煮取汤，如《金匮要略》防己黄芪汤。据统计，《伤寒论》有37方用生姜，《金匮要略》有48方用生姜，除去重复方剂，二书使用生姜的方剂共计79首，详见表4-1。

表 4-1 《伤寒论》与《金匮要略》中使用"生姜"的方剂统计表

书籍	方剂名称				
《伤寒论》（共37首）	真武汤	炙甘草汤	桂枝去芍药汤	桂枝二麻黄一汤	桂枝去桂加茯苓白术汤
	桂枝汤	生姜泻心汤	桂枝加大黄汤	桂枝二越婢一汤	当归四逆加吴茱萸生姜汤
	葛根汤	茯苓甘草汤	桂枝加芍药汤	桂枝麻黄各半汤	厚朴生姜半夏甘草人参汤
	大青龙汤	桂枝加桂汤	桂枝加附子汤	桂枝加厚朴杏子汤	桂枝去芍药加蜀漆牡蛎龙骨救逆汤
	大柴胡汤	桂枝附子汤	桂枝加葛根汤	柴胡加龙骨牡蛎汤	桂枝加芍药生姜各一两人参三两新加汤
	小建中汤	柴胡桂枝汤	柴胡加芒硝汤	黄芩加半夏生姜汤	
	小柴胡汤	旋覆代赭汤	葛根加半夏汤	麻黄连轺赤小豆汤	
	吴茱萸汤	栀子生姜豉汤	去桂加白术汤	桂枝去芍药加附子汤	
《金匮要略》（共48首）	文蛤汤	橘皮汤	茯苓泽泻汤	防己黄芪汤	《千金》生姜甘草汤
	竹叶汤	大青龙汤	厚朴七物汤	桂枝加黄芪汤	《外台》柴胡桂枝汤
	奔豚汤	大柴胡汤	桂枝加桂汤	越婢加半夏汤	柴胡去半夏加栝蒌汤
	泽漆汤	小半夏汤	桂枝附子汤	小半夏加茯苓汤	四时加减柴胡饮子方

续表

书籍	方剂名称				
《金匮要略》（共48首）	吴茱萸汤	小建中汤	桂枝救逆汤	当归生姜羊肉汤	《千金》越婢加术汤
	桂枝汤	小柴胡汤	桂姜枳实汤	桂枝芍药知母汤	《千金》内补当归建中汤
	排脓汤	炙甘草汤	栝蒌桂枝汤	黄芪桂枝五物汤	《千金》桂枝去芍药加皂荚汤
	越婢汤	橘枳姜汤	射干麻黄汤	《外台》茯苓饮	桂枝去芍药加麻黄细辛附子汤
	葛根汤	白术附子汤	橘皮竹茹汤	桂枝加龙骨牡蛎汤	
	温经汤	半夏厚朴汤	黄芪建中汤	黄芩加半夏生姜汤	

2. 葱白

性平，通阳。主伤寒骨肉痛，寒热，出汗，中风，面目肿，喉痹不通，安胎，安中利五脏，杀百药毒。

《伤寒论》："少阴病，下利脉微者，与白通汤。利不止，厥逆无脉，干呕烦者，白通加猪胆汁汤主之。"两方皆以葱白入药。

3. 蜜（白蜜、食蜜）

味甘，性平，有润脏腑、通三焦、润燥解毒之功。张仲景在六陷胸丸中，以白蜜与水共煮甘遂末和"大黄、葶苈子、芒硝、杏仁"所制之丸，供服；在乌头汤、乌头煎中，均先以水煎煮药物，去滓取汁后再入蜜共煮，供服。上述方剂皆取蜜甘缓益气补中、解毒的功效。

4. 鸡子黄

味甘，性温，能"除烦热""解热毒"。张仲景于黄连阿胶汤、百合鸡子汤、排脓散中均用之。

5. 鸡子白

味甘，性微寒，能"除心下伏热，止烦满"。张仲景以之配大豆和酒服，救卒死。

6. 鸡肝、鸡血

鸡肝，味甘、苦，性温，可"除心腹痛"；鸡血，味咸，性平，能治"中恶腹痛""安神定志"，张仲景以之涂面救卒死。

7. 雄鸡冠血

味咸，性平，"涂颊，治口喝不正；涂面治中恶"。张仲景割取雄鸡冠血，以管吹纳鼻中，救卒死。

8. 猪膏（猪脂）

味甘，性微寒，"破冷结，散宿血""利血脉"。张仲景以之和苦酒煮沸，灌喉中，救卒死。

9. 猪胆汁

味苦，性寒，有"清心脏，凉肝脾，通大便"的功效。张仲景以之和醋，制成灌肠液，治大便不通。以其苦寒之性，入于白通加猪胆汁汤、通脉四逆加猪胆汤中，使不致格拒，而取效。

10. 人尿

味咸，性寒，如同上述猪胆汁，入于白通加猪胆汁汤中，使不致格拒，而获效。

11. 人乳汁

味甘、咸，性平，解牛肉毒。张仲景以之饮服治疗食郁肉漏脯中毒，及啖蛇牛肉食之欲死者。

二、鲜药榨汁

1. 生地黄汁

生地黄大寒，主妇人崩中血不止及产后血上薄心闷绝，伤身胎动下血，胎不落，堕坠折，瘀血，留血，衄鼻，吐血，皆捣饮之。张仲景于百合地黄汤中用之。

2. 生姜汁

姜本呕家圣药，《神农本草经》言"生者尤良"。张仲景于生姜半夏汤中用之。并于干姜人参半夏丸制备之时，以生姜汁糊成型供用。

3. 姜叶汁

辛、温，无毒，治如孟诜《食疗本草》所言"下一切结实"。张仲景用治"食鲙不消"所结之"癥病"。

4. 薤汁

薤白，味辛，性温，能下气散血，治胸痹刺痛。张仲景用薤捣汁灌耳，配合皂荚末吹鼻中，救卒死而目闭者。

5. 生韭汁

韭，味辛，性温，生捣汁服，主胸痹骨痛不可触者，治胸痹刺痛如锥，解肉脯毒，解药毒。张仲景用其治疗食郁肉漏脯中毒者。

6. 冬瓜汁

冬瓜，味甘，性寒，止消渴烦闷，解毒。张仲景用于治疗食蟹中毒者。

7. 马鞭草汁

马鞭草，味苦，性微寒，捣烂煎取汁，如饴，可治癥癖等证。张仲景用其捣汁服治疗食鲙不消所结之癥病。

第二节　生熟炮制用药

《神农本草经》首倡药物"生""熟"异用，后世历代医药学家通过医疗实践，极大地丰富发展了药物"生""熟"异用的内涵，进一步促进了医药学的发展。

前述鲜药，应属于"生品"范畴。因鲜生品的特殊性，对其进行了单独探讨，不再重复。此节重点探讨的是药物干生品与其炮生为熟所涉及的炮制方法和临床应用。

张仲景作为医中之圣，临证处方时，在药物脚注中记述了大量炮制内容，主要涵盖了药物净制、切制和炮炙三个方面。

一、净制

净制，是药物炮制的第一道工序，主要是除去药材附着的泥沙灰屑等杂质和非药用部位，分离选取药用部位，达到清洁、纯净的目的，以保证用药剂量的准确及安全有效。

早在汉代张仲景就已关注于此，他在《金匮玉函经·证治总例》就提出："凡草木有根茎枝叶皮毛花实，诸石有软硬消走，诸虫有毛羽甲角头尾骨足之属，有须烧炼炮炙，生熟有定，一如后法。顺之者福，逆之者衰。又或须皮去肉，或去皮须肉，或须根去茎，又须花须实，依方拣采，治削极令净洁。"文中所言"拣采""治削"即是净制，是通过挑拣、刮削、分档等方法实现药物洁净、纯净，保证药物调剂之时剂量准确，药纯力雄。经统计，《伤寒论》《金匮要略》中涉及净制的药物有 18 种，详见表 4-2。

表 4-2 《伤寒论》与《金匮要略》中净制方法及相关品种和方剂统计表

净制方法	品种	《伤寒论》	《金匮要略》
洗 （2种）	蜀漆	牡蛎泽泻散、桂枝去芍药加蜀漆牡蛎龙骨救逆汤	蜀漆散、桂枝救逆汤
	海藻	牡蛎泽泻散	
去皮 （7种）	猪苓	五苓散、猪苓汤	五苓散、猪苓汤、茵陈五苓散
	桂枝	桂枝汤、桂枝加葛根汤、桂枝加厚朴杏子汤	栝蒌桂枝汤、葛根汤、麻黄加术汤等
	大黄	大陷胸汤、麻子仁丸、茵陈蒿汤	
	厚朴	麻子仁丸、栀子厚朴汤、桂枝加厚朴杏子汤、厚朴生姜半夏甘草人参汤	大承气汤
	皂荚		皂荚丸、《千金》桂枝去芍药加皂荚汤
	乌头		乌头煎
	附子	干姜附子汤、茯苓四逆汤、四逆汤等	桂枝附子汤、白术附子汤、甘草附子汤等
去心 （3种）	牡丹		鳖甲煎丸、桂枝茯苓丸、温经汤
	天门冬	麻黄升麻汤	
	麦门冬	炙甘草汤、竹叶石膏汤	温经汤
去皮心 （1种）	巴豆	白散	九痛丸、三物备急丸、《外台》走马汤

净制方法	品种	《伤寒论》	《金匮要略》
去翅足 （2种）	䗪虫		下瘀血汤
	虻虫	抵当汤、抵当丸	抵当汤
去芦 （1种）	黄芪		防己黄芪汤
去毛 （1种）	石韦		鳖甲煎丸
去节 （1种）	麻黄	麻黄汤、葛根汤、大青龙汤、小青龙汤、麻黄升麻汤、桂枝加葛根汤、葛根加半夏汤、桂枝麻黄各半汤、桂枝二麻黄一汤、麻黄杏仁甘草石膏汤、麻黄连轺赤小豆汤、麻黄细辛附子汤、麻黄附子甘草汤	葛根汤、还魂汤、牡蛎汤、大青龙汤、小青龙汤、麻黄加术汤、麻黄杏仁薏苡甘草汤

水洗既可去除杂质，也可去除异味。海藻含盐分，不洗入药，会带来咸苦之味。蜀漆虽为植物药，但性味腥秽，须水洗去之，才能保证其汤药适口。如《本经疏证》所说："凡药物非鳞介飞走，未有云气腥者，惟仲景用蜀漆必注曰洗去腥，则可见其气之恶劣，异于他草木矣。"

猪苓、大黄、皂荚之皮无药用价值；厚朴、桂枝外皮为木栓层，不含药效物质，而且外皮多坚硬，煎煮时影响药效物质的煎出；乌头、附子之皮去除可降低药物毒性。

牡丹、天门冬、麦门冬均要求"去心"，是因其"心"为木质部，基本不含药效物质，而且陶弘景在《本草经集注》中也强调麦门冬要"抽去心，不尔，令人烦"。

麻黄，在麻黄汤等方剂中使用时均要求"去节"，陶弘景解释为"用之折除节，节止汗故也"。张仲景虽未详述麻黄去节的缘由，但在运用时均要求去节，可见他对"节止汗"早有认识。通常，麻黄的草质茎多入解表剂中，令汗出；麻黄根多入收涩剂，令汗止。李时珍在《本草纲目》中说："麻黄发汗之气驶不能御，而根节止汗效如影响。"近代著名医家张锡纯也认为："麻黄带节发汗之力稍弱，去节则发汗之力较强。"现代有学者运用气相色谱法比较了不去节的麻黄全草、去节的麻黄草质茎和麻黄节三个部位主要成分的含量，结果显示去节麻黄中总麻黄碱含量最多，不去节者次之，节中含量最少，可见麻黄去节与否影响其功效成分的含量[1]。

石韦"去毛"之说见于《名医别录》，其称："用之去黄毛，毛射入肺，令人咳，不可治。"若不去毛，全叶入汤，饮服时会刺激咽喉，基于此后世引申出凡有毛者均要去毛的理论，如枇杷叶去毛等。

根类药物需"去芦"，一般认为有两方面的原因：一是芦头与其他部位功效不同，须去而另用，如人参的参芦具涌吐之效，单用可为涌吐药；二是芦头为非药用部位，须去除，如多年生草本黄芪的芦头就为非药用部位，入药时通常都去除。

动物药如虻虫、䗪虫，其足翅亦非药用部位，须去除以提高药物的纯净度。

从《伤寒论》《金匮要略》诸方剂中药物的净制处理看，其较之《神农本草经》净制要求更高，不仅净制的药物品种增多了，而且净制方法也丰富了，这对保证临床疗效发挥了重要作用，为后世遵循并沿用至今。

二、切制

将净制的药物切制成一定规格的丝、片、块、段等饮片，称为切制。张仲景在其医疗实践中，非常重视饮片的切制，随方辨药而制，有擘、破、碎、捣、研、切、㕮咀诸法，其目的在于方便药效成分的煎出。其中"擘"即用手把药物掰开或折断，多用于大枣、栀子等；《韵会》解释"破"为"剖也，裂也，劈也"，接近于"劈法"，多用于附子、枳实等；"碎"即将完整块大的药物破成零碎的小块，多用于石膏、滑石、禹余粮、赤石脂、代赭石等矿物药；栝蒌实为"捣"用，意即捣碎入药；切，即用工具把药物切开，多用于生姜、知母、生梓白皮等。

值得注意的是，"㕮咀"也为张仲景常用的切制方法，主要出现在方剂的制法中。陶弘景在《本草经集注》中解释云："旧方皆云㕮咀者，谓秤毕捣之如大豆者……今皆细切之，较略令如㕮咀者，差得无末，而粒片调和，于药力同出，无生熟也。"据此，"㕮咀"者，即将药材秤好后捣成大豆大小的颗粒供煎煮或制丸散用。宋代掌禹锡主纂的《嘉祐补注神农本草》认为"㕮咀"是陶弘景所说的"细切"。但寇宗奭在《本草衍义》中认为㕮咀"儒家以谓有含味之意，如人以口齿咀啮，虽破而不尘，但使含味耳"。元代李东垣亦云："夫㕮咀者，古之制也。古无铁刃，以口咬细，令如麻豆，为粗药煎之，使药水清饮于腹中，则易升易散也，此所谓㕮咀也。"

郑金生在《药林外史》中考证认为"㕮咀"最早见于《灵枢经·寿夭刚柔第六》篇之药熨法，用药"皆㕮咀，渍酒中"。马王堆汉墓出土的《杂疗方》中有"父且"二字，原文为"取空垒二斗，父且"，何为"父且"？若其意为"㕮咀"即咬细，那么要咬碎二斗药，恐怕是旧病未除，满口牙齿也会受到损害，而且原书的"且"字，并没有写作"咀"字，马王堆汉墓出土医书中用"咀"的地方也并没有写"且"。在《武威汉代医简》中作为炮制法，"父"出现了一次，"父且"出现了七次。而且用此法的药材动辄数味，不是用口咬能解决问题的。为考"父且"二字之义，郭沫若在《甲骨文字研究》中称："父乃斧之初字。石器时代，男子持石斧以事操作，故孳乳为父母之父。"父癸鼎上的"父"字，清楚显示的是一手持斧的形象。"且"的原义，据考为"俎"，俎既是礼器，也是砧板。《史记·项羽本纪》曰："如今人方为刀俎，我为鱼肉，何辞为？"其中的"俎"即是砧。如此看来，"父且"的原义，可以理解为"斧俎"，如同"杵臼""刀俎"等，是粉碎砍斫物体的工具。用斧去敲打砍斫药材，底下垫以砧俎，应该就是"父且"的本义，后人将这两字加了"口"字偏旁，才产生歧义。如此，则与陶弘景所述的"㕮咀"之后药如"大豆"不矛盾了。

张仲景在《金匮玉函经》中指出："凡㕮咀药，欲如大豆，粗则药力不尽。"可见张仲景对药物粉碎颗粒的大小有明确要求，以利煎煮时"药力同出"，保证疗效。

陶弘景在《本草经集注》中言："药有易碎、难碎，多末、少末，秤两则不复均，今皆细切之，较略令如㕮咀者，差得无末，而粒片调和，于药力同出，无生熟也。"可见，㕮咀、细切乃是根据药材的性状和质地特点，将其切成片、块、丝、段或粗细不等的颗粒状。同时陶弘景对粒、片的规格是有不同要求的，如在《本草经集注》提到："凡丸散药，亦先细切，暴燥，乃捣之。""生姜、夜干皆薄切。"张仲景当时也关注于此，对部分药物的切制规格提出了具体要求，以供临床处方择而用之，如在桂枝汤中要求生姜"切"，麻黄连轺赤小豆汤中要求生梓白皮"切"，干姜附子汤中要求附子"生用，去皮，切八片"，柴胡加龙骨牡蛎汤中要求大黄"切如棋子"。对《伤寒论》与《金匮要略》中的切制方法及相关品种和方剂进行统计，详见表4-3。

表4-3 《伤寒论》与《金匮要略》中切制方法及相关品种和方剂统计表

切制方法	品种	《伤寒论》	《金匮要略》
擘（3种）	大枣	桂枝汤、桂枝加葛根汤、桂枝加厚朴杏子汤、桂枝加附子汤、桂枝去芍药汤、桂枝去芍药加附子汤、桂枝加芍药生姜各一两人参三两新加汤、葛根汤、葛根加半夏汤、大青龙汤、桂枝麻黄各半汤、桂枝二麻黄一汤、桂枝二越婢一汤、黄芩汤、黄芩加半夏生姜汤、桂枝去芍药加蜀漆牡蛎龙骨救逆汤、桂枝加桂汤、茯苓桂枝甘草大枣汤、桂枝去桂加茯苓白术汤、小建中汤、炙甘草汤、半夏泻心汤、生姜泻心汤、甘草泻心汤、旋覆代赭汤、黄连汤、桂枝附子汤、去桂加白术汤、吴茱萸汤、小柴胡汤、柴胡桂枝汤、大柴胡汤、柴胡加芒硝汤、柴胡加龙骨牡蛎汤、桂枝加芍药汤、桂枝加大黄汤、当归四逆汤、当归四逆加吴茱萸生姜汤	桂枝附子汤
	栀子	栀子豉汤、栀子甘草豉汤、栀子生姜豉汤、栀子厚朴汤、栀子干姜汤、茵陈蒿汤、枳实栀子豉汤	
	百合		百合知母汤、滑石代赭汤、百合鸡子汤、百合地黄汤

续表

切制方法	品种	《伤寒论》	《金匮要略》
破（3种）	附子	桂枝加附子汤、桂枝去芍药加附子汤、茯苓四逆汤、真武汤、芍药甘草附子汤、附子泻心汤、桂枝附子汤、去桂加白术汤、甘草附子汤、四逆汤、通脉四逆汤、白通汤、白通加猪胆汁汤、附子汤、麻黄细辛附子汤、麻黄附子甘草汤、四逆加人参汤、通脉四逆加猪胆汤	桂枝附子汤
	枳实	四逆散	
	半夏	苦酒汤	
捣（3种）	甘遂	大陷胸丸	
	栝蒌实		栝蒌薤白白酒汤、枳实薤白桂枝汤
	葶苈		葶苈大枣泻肺汤
碎（5种）	石膏	大青龙汤、桂枝二越婢一汤、麻黄杏仁甘草石膏汤、白虎汤、白虎加人参汤、麻黄升麻汤	大青龙汤、白虎加人参汤
	滑石	猪苓汤	滑石代赭汤
	太一禹余粮	赤石脂禹余粮汤	
	赤石脂	赤石脂禹余粮汤	
	代赭石		滑石代赭汤

续表

切制方法	品种	《伤寒论》	《金匮要略》
研（1种）	雄黄		升麻鳖甲汤
切（6种）	生姜	桂枝汤、桂枝加葛根汤、桂枝加厚朴杏子汤、桂枝加附子汤、桂枝去芍药汤、桂枝去芍药加附子汤、葛根汤、葛根加半夏汤、大青龙汤、桂枝麻黄各半汤、桂枝二麻黄一汤、桂枝二越婢一汤、黄芩加半夏生姜汤、桂枝去芍药加蜀漆牡蛎龙骨救逆汤、桂枝加桂汤、桂枝去桂加茯苓白术汤、厚朴生姜半夏甘草人参汤、小建中汤、真武汤、炙甘草汤、茯苓甘草汤、生姜泻心汤、桂枝附子汤、去桂加白术汤、麻黄连轺赤小豆汤、吴茱萸汤、小柴胡汤、柴胡桂枝汤、大柴胡汤、柴胡加芒硝汤、柴胡加龙骨牡蛎汤、桂枝加芍药汤、桂枝加大黄汤、当归四逆加吴茱萸生姜汤	桂枝附子汤、白术附子汤
	桂枝	桂枝人参汤	
	附子	干姜附子汤	
	大黄	柴胡加龙骨牡蛎汤	
	生梓白皮	麻黄连轺赤小豆汤	
	知母		百合知母汤

三、炮炙

中药材经净制、切制制得的饮片，均为"生品"，而后经蒸制、炒制、炙制、煅制等各种方法制备的饮片，即为"熟品"。张仲景在临床实践中，应辨证论治处方遣药的要求，厘定了一些药物的炮制方法，以保证预期疗效的实现，为后世饮片炮制奠定了坚实的基础。

《伤寒论》和《金匮要略》二书中药物的炮制多见于组方药物的脚注中，涉及的品种较《黄帝内经》和《神农本草经》增加了很多，涉及的炮制方法主要有水制（洗、浸）、火制（熬、炒、烧、煨、炮、煅、炼、炙）、水火共制（蒸、煮、燀）及其他炮炙法（发酵、发芽、制霜、制胶）等，部分药物还需以其他药物作为辅料进行炮制，可见张仲景所用炮制方法丰富多样，而且诸多方法沿用至今。此外张仲景对部分药物的炮制程度也提出了具体要求，个别炮制方法甚至形成了炮制理论，这都是中药炮制学的显著进步。

1. 水制（汤洗、酒洗、酒浸）

（1）汤洗：“汤”特指温度很高的热水，“汤洗”即用温度很高的热水烫洗。《伤寒论》《金匮要略》中要求“汤洗”的药物有半夏和吴茱萸两种。

1）半夏：半夏是张仲景临床治疗的常用药，如《伤寒论》之葛根加半夏汤、小青龙汤等，《金匮要略》之大柴胡汤、赤丸、半夏泻心汤等，方中半夏均要求“洗”。

如何“洗”？张仲景在《金匮玉函经》中云：“凡半夏，不㕮咀，以汤洗十数度，令水清滑尽，洗不熟有毒也。”这里有三个字是关键：汤、熟、毒。一曰“汤”，汉代许慎于《说文解字》中说：“汤，热水也。”可知“汤”洗乃热水洗。二曰“熟”，即“汤”的温度要高，需几近“沸”，而且要洗多次才能会“熟”。三曰“毒”，说“洗不熟有毒也”，表明汤洗至熟的目的是去半夏之“毒”。

南北朝时陶弘景在《本草经集注》中进一步说：“凡汤酒丸散

膏中，用半夏皆且完。以热汤洗去上滑，手接之，皮释随剥去，更复易汤洗令滑尽。不尔，戟人咽喉。旧方云二十许过，今六七过便足。"并说："亦可煮之，沸易水，如此三过，仍按－洗毕便讫。随其大小破为细片，乃秤以入汤。"到宋代，国家方典《太平惠民和剂局方》要求半夏"凡使，先以沸汤浸，候温洗去滑，如此七遍方用。如入汤剂，切片完用"，可视为半夏的炮制规范。

2）吴茱萸：吴茱萸"汤洗"最早见于《伤寒论》之吴茱萸汤，方中脚注明确要求"吴茱萸一升，洗"。对此宋代寇宗奭于《本草衍义》中云："吴茱萸，须深汤中浸去苦烈汁，凡六七过始可用。"清代张璐在《本经逢原》中解释云："拣净，以滚汤泡七次，去其浊气，则清香扶胃，而无辛燥之患也。"说明用滚汤泡洗吴茱萸，就是要去其"苦烈"之味，避免辛燥之患及服药的不适感。

（2）酒洗与酒浸：大承气汤、小承气汤、调胃承气汤、抵当汤、治马坠及一切筋骨损方，方中所用大黄为酒洗或酒浸，洗、浸有程度差异，浸的时间比洗长，药中吸收酒会多些。金·张元素有大黄"酒浸入太阳经，酒洗入阳明经，余经不用酒"之论。酒性辛热，善行，以之洗、浸，可在佐制大黄苦寒之性，制约其败胃伤正之弊端的同时，又不影响其泻下作用，又保中和。酒浸发挥了酒宣导百药的功效，增强了大黄活血化瘀的作用，与抵当汤之"妇人经水不利下"，马坠及筋骨损伤之"瘀血"诸证正相契合。

2. 火制

《伤寒论》与《金匮要略》诸方用药中涉及火制的炮制方法有熬、炒、烧灰、煨、炮、烧、炼、炙等。

（1）熬：将药物置于金属容器（如锅）中铺展开，在火上加热，适当翻动，称为"熬"，这不同于后世所说加水煮的"熬"。

张仲景方剂中用到熬法的药物不少,并有"熬黄""熬焦""熬赤""熬黑"之别。但后世"熬"说渐少,渐以"炒黄""炒焦""炒炭"之"炒"代之,恐即王好古在《汤液本草》中所说"方言熬者,即今之炒也"之意。对《伤寒论》与《金匮要略》中的熬法及相关品种和方剂进行统计,详见表4-4。

表4-4 《伤寒论》与《金匮要略》中熬法及相关品种和方剂统计表

熬法	品种	《伤寒论》	《金匮要略》
熬（14种）	虻虫	抵当汤、抵当丸	抵当汤
	水蛭	抵当汤、抵当丸	抵当汤
	牡蛎	柴胡桂枝干姜汤、柴胡加龙骨牡蛎汤、牡蛎泽泻散、桂枝甘草龙骨牡蛎汤、桂枝去芍药加蜀漆牡蛎龙骨救逆汤	桂枝救逆汤、栝蒌牡蛎散、牡蛎汤、柴胡桂姜汤
	葶苈子	大陷胸丸、牡蛎泽泻散	防己椒目葶苈大黄丸
	商陆根	牡蛎泽泻散	
	䗪虫		下瘀血汤方、鳖甲煎丸
	蜣螂		鳖甲煎丸
	蜂窠		鳖甲煎丸
	鼠妇		鳖甲煎丸
	乌头		乌头煎、《外台》乌头汤
	杏仁	麻子仁丸	
	巴豆		《外台》桔梗白散、九痛丸、《外台》走马汤、三物备急丸

续表

熬法	品种	《伤寒论》	《金匮要略》
熬 （14种）	芫花	十枣汤	十枣汤
	桃仁		桂枝茯苓丸、治马坠及一切筋骨损伤方
熬黄 （2种）	瓜蒂	瓜蒂散	瓜蒂散
	葶苈子		葶苈大枣泻肺汤
熬焦 （1种）	蜘蛛		蜘蛛散
熬赤 （1种）	芫花	十枣汤	
熬黑 （2种）	杏仁	大陷胸丸	
	巴豆	白散	

注：十枣汤中"芫花"在《伤寒论·辨太阳病脉证并治下第七》篇中要求"熬"，在《伤寒论·辨可下病脉证并治第二十一》篇中要求"熬赤"。

张仲景用熬法炮制药物，一方面可以降低有毒药物的毒性，如抵当汤、抵当丸中的水蛭，是咸寒之品，有逐瘀活血破积之功，但有毒，且气味腥秽，必须熬后入药用；另一方面通过熬制可以缓和药性，如葶苈大枣泻肺汤中的葶苈，其生品辛苦大寒，有泻肺平喘、利水消肿之功，作用峻猛，熬后可缓和其药性，免伤肺气，更好发挥药效；另外，水蛭、虻虫、䗪虫、鼠妇、蜂窠、牡蛎等动物药，经过熬制不但可去腥秽之气，而且调配汤剂时有利于煎出药效物质，特别是像牡蛎这样的贝壳类药物，熬制如煅还有利于粉碎，方便制备丸、散剂。

1）熬黄：熬黄是指药物在锅中加热至表面呈黄色或颜色加深，

若为子实类药物，表面当鼓起，有香气逸出。"熬黄""熬令黄"是对质量的要求。《伤寒论》《金匮要略》之瓜蒂散，方中瓜蒂均要求"熬黄"，瓜蒂味苦性寒，入于涌吐剂中，恐伤脾胃，故张仲景在方药脚注中明确要求"熬黄"。另外《金匮要略》治疗"肺痈，喘不得卧者"，用葶苈大枣泻肺汤，方中葶苈要求"熬令黄色"，其目的如前所述是为了缓和药性而获效。上表统计的《伤寒论》与《金匮要略》中"熬"的相关药物，虽注明要"熬"，但后世一般认为"熬"同"熬黄"。

2）熬焦：熬焦是指把药物熬至表面焦黄或焦褐色，有焦斑，是熬的程度体现，也是一种质量要求，仅《金匮要略》蜘蛛散中的蜘蛛要求"熬焦"。蜘蛛味苦，性微寒，有小毒，入厥阴肝经，具破结通利、化瘀消肿之功。将其"熬焦"，会使性味变温，剽悍峻猛之性减而破结散肿之效犹存，同时熬焦之后该药的腥秽气味也可除去，更易于研末制备丸散，有利于更好地发挥临床疗效。

3）熬赤：《伤寒论·辨可下病脉证并治第二十一》篇十枣汤中芫花脚注为"熬赤"。该药物本色为淡紫色，熬赤当为熬令颜色加深，变为红赤。生芫花峻下逐水力强，并有毒性，熬赤可缓和药性，降低毒性，入方内服更安全有效。

4）熬黑：熬黑是指把药物加热至表面焦黑色，里面黑褐色。《伤寒论》大陷胸丸中杏仁要求"熬黑"，白散中巴豆也要求"熬黑"，两药均有毒，熬黑可降低毒性，入药更安全有效。

（2）炒：炒制，是将净制或切制过的药物，置于预热容器（如锅）中，用火加热，不断搅拌或翻动到一定程度的炮制方法。《神农本草经》所载药物之炮制方法仅有"熬"而无"炒"，张仲景制方虽运用了"炒"法，但品种甚少。

金元四大家之刘河间曾说："仲景乡语，云炒作熬。"而王好古
在《汤液本草》中进一步说："方言熬者，即今之炒也。"观张仲景
方中药物熬法有熬黄、熬焦、熬赤、熬黑，与后世炒黄、炒焦、炒
炭也确有相同之处。

《伤寒论》中的药物炮制未见炒者，《金匮要略》中也仅有四味
药明示需"炒"，详见表4-5。

表4-5 《伤寒论》与《金匮要略》炒法涉及的品种和方剂统计表

品种	《伤寒论》	《金匮要略》
蜀椒		升麻鳖甲汤
杏仁		麻黄杏仁薏苡甘草汤
甘草		防己黄芪汤
吴茱萸		救卒死、客忤死之"韭根一把，乌梅二七个，吴茱萸半升（炒）"

《金匮要略》中升麻鳖甲汤，蜀椒要求"炒去汗"；麻黄杏仁薏
苡甘草汤中，杏仁要求"去皮尖，炒"；防己黄芪汤中，甘草要求
"炒"；救卒死、客忤死之"韭根一把，乌梅二七个，吴茱萸半升
（炒）"中，吴茱萸要求"炒"。

蜀椒"炒去汗"，据宋代《证类本草》云："凡用椒，皆火微熬
之令汗出，谓为汗椒，令有势力。"明代陈嘉谟在《本草蒙筌》中
更明确指出："微炒汗出则有势力。"由此推断，《伤寒论》之乌梅丸
中的蜀椒"去汗"，《金匮要略》之大建中汤、王不留行散、乌梅丸
和白术散中的蜀椒（川椒）"去汗"，虽未注明具体的炮制之法，但
应为"炒"过方可实现"去汗"。

杏仁，要求"去皮尖，炒"。"去皮尖"要经过焯制，方得光杏

仁，之后经火炒可使其性变温，能温肺散寒，同时也更加安全。

甘草，生用其性偏凉，炒后性温，配伍诸药取效。

吴茱萸，味辛苦，性热，有小毒，炒后可缓和燥烈之性，降低毒性，更加安全有效。

（3）烧灰：汉代许慎《说文解字》将"烧"与"燔"相互解释，曰："烧，燔也。""燔，烧也。"可见"烧""燔"在字义上是相同的。"烧灰"是将净制或切制后的药物置于火上加热"烧作灰""烧令黑"的炮制方法。

《金匮要略》治金疮之王不留行散中王不留行、蒴藋细叶、桑东南根白皮三味药要求"烧灰存性，勿令灰过"，枳实芍药散中枳实要求"烧令黑，勿太过"。这四味药明确了"烧灰"的两大关键点：一是"烧灰"，乃"烧令黑"，并非烧为白灰；二是"烧灰"不能太过，"太过"就是白灰了，一定要"存性"。一者是工艺要求，"烧令黑""勿令灰过"；一者是炮制理论的提出，"烧灰存性"，均为张仲景首创。

另尚有滑石白鱼散，方中乱发要求"烧"；救小儿卒死而吐利不知是何病方中，"剔取左角发方寸，烧末"，与《黄帝内经》的"燔发"相同；鳖甲煎丸中乌扇要"烧"；治马坠及一切筋骨损方中，绯帛、乱发、久用炊单布，均要求"烧灰"；烧裈散中"妇人中裈近隐处，取烧作灰"。上述所说"烧""烧末""烧灰"，也是要"烧令黑""烧灰存性，勿令灰过"的，后世统称为"炭药"。至于烧灰之作用，并非只是为了止血，值得深入研究。

（4）煨：煨制是指将净制或切制后的药物用湿面或湿纸包裹，或不经包裹将药物直接置于加热的滑石粉或麦麸中，适当翻动，至面皮、湿纸或麦麸变成焦黄色的炮制方法。

张仲景用煨法炮制的药物仅见于诃梨勒,《金匮要略》诃梨勒散中诃梨勒要求"煨",长服诃梨勒丸中诃梨勒也要求"煨"。诃梨勒,即诃子,味苦、酸、涩,性平,有涩肠止泻之功。煨制以后,药性缓和,涩敛之性增强,可治气利,正如清代凌奂《本草害利》所言:"生用清金,煨熟固肠。"此外,煨制后更便于制散。

(5)炮:炮,是将净制或切制过的药物埋入温度较高的灰火中,或裹物而烧之,炮生为熟。张仲景用此法炮制的药物有附子、乌头、天雄、干姜,对《伤寒论》与《金匮要略》中炮法涉及的品种和方剂进行统计,详见表4-6。

表4-6 《伤寒论》与《金匮要略》炮法涉及的品种和方剂统计表

品种	《伤寒论》	《金匮要略》
附子	附子汤、乌梅丸、真武汤、甘草附子汤、附子泻心汤、桂枝附子汤、桂枝加附子汤、去桂加白术汤、芍药甘草附子汤、桂枝去芍药加附子汤、麻黄细辛附子汤、麻黄附子甘草汤	九痛丸、乌梅丸、竹叶汤、肾气丸、黄土汤、头风摩散、大黄附子汤、白术附子汤、甘草附子汤、附子粳米汤、桂枝附子汤、麻黄附子汤、紫石寒食散、薏苡附子散、崔氏八味丸、栝蒌瞿麦丸、乌头赤石脂丸、桂枝芍药知母汤、《近效方》术附子汤、桂枝去芍药加麻黄细辛附子汤
乌头		赤丸、乌头赤石脂丸
天雄		天雄散
干姜		甘草干姜汤

附子、乌头、天雄为同类大毒之品,均需"炮以制毒",附子、乌头、天雄在温度很高的灰火中"炮",所含毒性物质乌头碱会发生水解,从而降低毒性,保证用药安全。现代炮附片的制备是将锅中砂炒至灵活状态后,投入附片,不断搅动翻炒,至表面鼓起并微变色,即可用。

干姜，味辛，性温热，主脾胃虚冷，具温中散寒、回阳通脉、燥湿消痰的作用。《伤寒论》四逆汤中用干姜，以温中散寒，助附子回阳救逆；《金匮要略·肺痿肺痈咳嗽上气病脉证治第七》篇治"肺中冷，必眩，多涎唾，甘草干姜汤以温之"。方中干姜脚注下要求"炮"，此用乃是温肺，以解"肺中冷""眩""多涎唾"之证。干姜"炮"用，乃是"炮姜"，其味苦、辛，性温，可温中散寒，温经止血，其辛燥之性较之生姜、干姜有所降低。李时珍在《本草纲目》中说："干姜生辛炮苦，阳也。生则逐寒邪而发表，炮则除胃冷而守中。"现代炮姜的制备多是将锅中砂炒至灵活状态后，投入干姜片或块，不断搅动翻炒，至表面鼓起，色呈棕褐，即可用。

（6）烧、炼：烧、炼之法常用于净制后的矿物药、动物骨骼、贝壳类及化石类药物。药物经烧、炼炮制之后，质地变得酥脆，利于粉碎和煎煮，同时药物功效也会有所改变。

张仲景在《金匮要略》蜀漆散中要求云母"烧二日夜"；在紫石寒食散中，紫石英、白石英、赤石脂、钟乳脚注中均要求"碓炼"，太一余粮要求"烧"；矾石丸、硝石矾石散中，要求矾石"烧"；食诸果中毒治之方中，要求猪骨"烧"；雄黄熏方中，要求雄黄"烧"。这里的"烧""炼"基本上与后世所称的"煅"相当，多属明煅。"烧"与"炼"在温度上存在差异，一般"炼"的温度更高，故紫石英、白石英、赤石脂、钟乳石要碓碎后"炼"，而矾石、猪骨及雄黄要"烧"。

特别要探讨的是矾石之"烧"。张仲景在矾石丸、硝石矾石散中均用矾石，且要求"烧"。《神农本草经》"涅石"名下，吴普名矾石为"羽石呈""羽泽"，清代孙星衍等辑时云："涅石味酸，寒。主寒热泄利，白沃阴蚀，恶创，目痛，坚筋骨齿。炼饵服之，轻身不老，增年……案《说文》无矾字。《玉篇》云：矾石也，石呈。"
《金匮要略·妇人杂病脉证并治第二十二》篇载述矾石丸，治"妇
人经水闭不利，脏坚癖不止，中有干血，下白物"，方中"矾石三
分（烧），杏仁一分，上二味，末之，炼蜜和丸，枣核大，内脏中，
剧者再内之"。矾石丸治证之描述，与《神农本草经》所说"白沃
阴蚀"相符。用法为"内脏中"，即将如枣核之蜜丸置阴道中，是
阴道栓之用。

经查，明代《普济方》治妇人经脉不调，赤白带下，用如圣
丹，其方用"枯白矾四两，蛇床子二两，上为细末，醋糊为丸弹子
大，干胭脂为衣，绵裹入阴门内，热极再换"。此如圣丹与张仲景
矾石丸治证相类，并且都制成阴道栓用，在如圣丹中明确用白矾煅
为枯矾入药，而矾石丸方中矾石要"烧"，第三章已考证认为此矾
石当为白矾，白矾烧即煅，亦得枯矾。

但《金匮要略·黄疸病脉证并治第十五》篇中硝石矾石散，治
"黄家日晡所发热，而反恶寒，此为女劳得之。膀胱急，少腹满，
身尽黄，额上黑，足下热，因作黑疸。其腹胀如水状，大便必黑，
时溏，此女劳之病，非水也。腹满者难治"。该方"硝石、矾石等
分（烧），上二味，为散，以大麦粥汁，和服方寸匕，日三服"，服
后"病随大小便去，小便正黄，大便正黑，是候也"。

硝石矾石散中所用矾石，近代名医张锡纯在《医学衷中参西
录》中认为是皂矾（即绿矾 $FeSO_4 \cdot 7H_2O$），称"特是方中矾石，
释者皆以白矾当之，不无遗议。考《神农本草经》矾石一名羽涅，
《尔雅》又名涅石。徐氏《说文》释涅字，谓黑土在水中，当系染
黑之色。矾石既名为涅石，亦当为染黑色所需之物，岂非当今皂矾
乎？是知皂矾、白矾，古人皆名为矾石。"皂矾确有补血消积作用，

可用于治疗气血虚弱，浮肿萎黄，疳积，腹胀痞满。李时珍在《本草纲目》中引张三丰《仙传方·伐木丸》云："苍术二斤，米泔水浸二宿，同黄酒面曲四两炒赤色，皂矾一斤，醋拌晒干，入瓶火煅，为末，醋糊丸梧子大。每服三四十丸，好酒、米汤任下。"治疗"心腹中满，或黄肿如土色"。此证中的"土色"即黄色，与硝石矾石散所治之"黄家"（黄病）、"膀胱急，少腹满，身尽黄"正相吻合。而张仲景又说硝石矾石散服后"病随大小便去，小便正黄，大便正黑，是候也"，所述症状，与缺铁性贫血导致的黄病（水肿病）证相符。现代药理学研究显示用硫酸亚铁（如皂矾）治疗缺铁性贫血的疗效是确切的，而服药后，"大便正黑"也是服用铁剂后的正常现象。由此可以得出，硝石矾石散方中的"矾石"，当为皂矾（即绿矾）。其烧煅之后，得到氧化铁（Fe_2O_3），即为绛矾（红色氧化铁），对胃肠道刺激性降低，服用更安全了。

综上所述，《神农本草经》与张仲景时代，矾石并非单一的一种，既有白矾，又有皂矾，直到唐代《新修本草》仍称"矾石有五种，青矾、白矾、黄矾、黑矾、绛矾，然白矾多入药用"。此五种矾石中，青矾即绿矾，黑矾即皂矾，实际上都是硫酸亚铁，烧煅后即得绛矾。白矾与皂矾颜色有明显差异，临床应择而用之，可见张仲景当时对此已有明确认识了！

另一个需要特别探讨的是雄黄之"烧"。张仲景在《金匮要略·百合狐惑阴阳毒病脉证治第三》篇中治"蚀于肛者"，以雄黄烧而熏之，其法为"雄黄一味为末，筒瓦二枚合之，烧，向肛熏之"。又有《金匮要略·妇人杂病脉证并治第二十二》篇中又有小儿疳虫蚀齿方，以"雄黄、葶苈，上二味，末之，取腊月猪脂，以槐枝绵裹头四五枚，点药烙之"。此二方治法之妙在于将矿物药雄黄烧灼后发烟，以此烟治疾病。前者以二枚筒瓦合成管道，将雄黄烧灼产生的烟引向肛门的病蚀处；后者以槐枝制"棉签"，蘸上熔化的猪脂，再黏附上雄黄、葶苈子粉末，点燃令发烟，烙向疳虫所蚀之齿牙，直接作用于龋齿。上述两方的疗效物质是雄黄所烧之烟，乃三氧化二砷（As_2O_3），即是后世所称的砒霜。纵观历史，烧制雄黄制备砒霜，并用于临床治疗的第一人，当属东汉张仲景。

（7）炙：炙，《说文解字》曰："炙，炙肉也，从肉在火上。"后来逐渐发展为将净制或切制后的药物拌润液体辅料再炒制的炮制方法。

《伤寒论》中，用甘草的方剂多达70首，其中67首方剂中甘草的脚注为"炙"，只甘草汤、桔梗汤、厚朴生姜甘草人参汤3首方剂中甘草无"炙"的要求，这表明此3方所用甘草为生甘草。除甘草外，需要炙的药物还有枳实（大承气汤、小承气汤、麻子仁丸、栀子厚朴汤、四逆散、大柴胡汤、枳实栀子豉汤）、厚朴（桂枝加厚朴杏子汤、栀子厚朴汤、厚朴生姜半夏甘草人参汤、大承气汤、小承气汤、麻子仁丸）。

《金匮要略》中用甘草的方剂共93首，其中用生甘草的方剂有63首，用炙甘草的有30首。其他需要用炙法炮制的药物还有厚朴（大承气汤、小承气汤）、枳实（大承气汤、小承气汤、大柴胡汤）、百合（百合滑石散）、鳖甲（升麻鳖甲汤、鳖甲煎丸）、阿胶（鳖甲煎丸）、獭肝（獭肝散）、生狼牙（九痛丸）、皂荚（皂荚丸、《千金》桂枝去芍药加皂荚汤）。

关于甘草炙用，张仲景在书中并未说明炙的具体方法。明代李时珍在《本草纲目》中说："方书炙甘草皆用长流水蘸湿炙之，至熟刮去赤皮，或用浆水炙熟，未用酥炙、酒蒸者。"清代杨时泰在

《本草述钩元》中也说："炙者用长流水蘸湿频烤至熟，刮去赤皮。"《医方类聚》则言："甘草，水中蘸过，炙令黄。"诸多记述，表明甘草炙用的辅料是水，终点是"至熟""炙令黄"。综上可见，张仲景时代的"炙甘草"应为"蘸水炙"。后世认为甘草"生用大凉，泻热火；炙之则温，补三焦元气"，发展到现在，甘草则用蜂蜜为辅料进行炮炙。

厚朴炙用，张仲景亦未说明炙法，后世多用姜汁炙，以消除对咽喉的刺激，增强宽中和胃的功效。

枳实炙用，张仲景在《伤寒论》栀子厚朴汤中要求"水浸，炙令黄"，在四逆散中要求"破，水渍，炙干"，明确枳实之"炙"即是用水浸渍后炙令黄、干，再入药。这是因为枳实生用破气力强，易伤正气，炙后峻烈之性减弱，可免伤正气，同时又发挥了消痞散结之功。

鳖甲炙用，见于《金匮要略》鳖甲煎丸和升麻鳖甲汤的鳖甲脚注，但无具体炙法。现在多以醋炙法炮制，可以增强其入肝消积、软坚散结的作用。

阿胶，入汤剂如黄连阿胶汤等可烊化服用，入丸散剂如鳖甲煎丸中则要求"炙"，阿胶如何"炙"？陶弘景在《本草经集注》中云："凡丸散用胶皆先炙，使通体沸起，燥乃可捣。"雷敩在《雷公炮炙论》中言："阿胶，凡使，先于猪脂内浸一宿，至明出，于柳木火上炙，待泡了，细碾用。"即是用猪脂油酥炙，令阿胶酥脆，才可研捣。现在多以蛤粉烫炒阿胶丁令成珠，无溏心，以利粉碎，供制丸散用。

皂荚，在《金匮要略》皂荚丸中明确要求"刮去皮，用酥炙"，在《千金》桂枝去芍药加皂荚汤中要求"去皮子，炙焦"，酥炙可令焦。皂荚酥炙，便于粉碎，如南北朝《雷公炮炙论》称，皂荚"用酥反复炙，酥尽为度。然出搋之，去子捣筛"。明代《普济方》也称，皂荚"涂酥炙令黄，捣罗为末"。可以看出，皂荚都是酥炙后捣碎供用。

獭肝，在《金匮要略》獭肝散中要求"炙干末之"，作为动物的肝脏入药，亦应为酥炙，以便粉碎制散。

百合，在《金匮要略》百合滑石散中要求"炙"，未说明炙法，现在百合多蜜炙用。

生狼牙，在《金匮要略》九痛丸中要求"炙香"，后世少用，尚难确定为何种炙法。

3. 水火共制

《伤寒论》《金匮要略》两部经典中，方剂中药物涉及的水火共制炮制法主要有蒸制、煮制、焯制。

（1）蒸制：将净制或切制后的药物，不加辅料或加辅料置入蒸制容器内，隔水蒸至一定程度的炮制方法，称为蒸制。前者为清蒸，后者为加辅料蒸。

1）清蒸：清蒸法炮制的药物有地黄、大黄、香豉、杏仁。

蒸地黄见于《金匮要略》之防己地黄汤，该方记载："治病如狂状，妄行，独语不休，无寒热，其脉浮。防己一分，桂枝三分，防风三分，甘草二分，上四味，以酒一杯，渍之一宿，绞取汁。生地黄二斤，咬咀，蒸之如斗米饭久，以铜器盛其汁，更绞地黄汁，和分再服。"方中，生地黄破碎成小块，蒸约一斗米饭至熟的时间，以铜器盛其汁，并绞取已蒸熟地黄的药汁，入药用。此处地黄，显然已蒸熟，成为熟地黄了。这应该是中医将其用于临床处方的最早记载了！生地黄，味甘、苦，性寒，有清热凉血、养阴生津的功效。蒸制成熟地黄后，更为甘甜，性亦由寒转温，功效由清转补，而有滋补肝肾、益精养神的作用，从而适应所治病证之需。

大黄，需蒸后用的方剂为《金匮要略》之大黄䗪虫丸。其方曰："五劳虚极羸瘦，腹满不能饮食，食伤、忧伤、饮伤、房室伤、饥伤、劳伤、经络营卫伤，内有干血，肌肤甲错，两目黯黑。缓中补虚，大黄䗪虫丸主之。"方中大黄要求"蒸"，蒸必至熟，这应该是将熟大黄用于临床的最早记载！大黄生用，味苦性寒，有攻积导滞、泻火解毒之功，泻下作用峻猛，有"将军"之称号。蒸制成熟大黄，泻下作用缓和，增强活血祛瘀的作用，故可用于治疗腹满、内有干血、肌肤甲错的大黄䗪虫丸之证。

《金匮要略》治食马肉中毒欲死方，"香豉二两，杏仁三两，上二味，蒸一食顷，熟，杵之服，日再服。"方中两味药需蒸吃一顿饭的时间，一定能蒸熟，这显然明确了蒸的程度。此外，方中香豉治胸中烦闷，胃脘不舒；杏仁长于润肠通便，蒸后又降低了毒性，与蒸香豉合用，可发挥通便解毒的作用。

2）加辅料蒸：加辅料蒸，是用液体辅料如酒、醋、甘草汁、黑豆汁等浸拌净制或切制后的药物，共同蒸制的方法。张仲景方中加辅料蒸的药物有乌梅。

《伤寒论·辨厥阴病脉证并治第十二》篇云："蛔厥者，其人当吐蛔……乌梅丸主之。"方中乌梅三百枚，要"以苦酒渍乌梅一宿，去核，蒸之五斗米下，饭熟捣成泥，和药令相得，内臼中，与蜜杵二千下，丸如梧桐子大，先食饮服十丸，日三服，稍加至二十丸"。此方乌梅之制，是先用苦酒（即醋）浸渍乌梅，去核取乌梅肉，蒸约五斗米下，蒸至饭熟，取出蒸熟的乌梅肉捣成泥，复与另外九味药捣碎之粉，同入药臼之中，用杵搅拌均匀，再加入蜂蜜，用杵捣相合制成蜜丸，用于治疗蛔厥腹痛呕吐。方中主药乌梅，用醋浸蒸，此法正如清代柯韵伯所言："以苦酒渍乌梅，同气相求，蒸之米下，资其谷气。"是以醋酸更益乌梅之酸，增强杀虫祛瘀止痛之功，蒸之米下得谷气，可增保胃气之用。

（2）煮制

煮制是将净制或切制后的药物，加水或其他液体辅料共煮的方法。一般用于清除或降低药物的毒性，如附子，现代药典即采用水煮法炮制。

张仲景方中用煮法炮制的药物甚少，仅《金匮要略》瓜蒂散中赤小豆要求"煮"。其方治"宿食在上脘"者，是涌吐剂，方中涌吐以瓜蒂为主药，并用可除烦躁满闷的豉汁服药，有协同用药之意。配伍赤小豆，又煮而入散，意义何在呢？原来赤小豆除利水之外，尚能补胃，王好古曾言："治水者惟知治水，而不知补胃，则失之壅滞。赤小豆消水通气而健脾胃，乃其药也。"由此可知，涌吐剂瓜蒂散用赤小豆，乃涌吐同时又保胃气。另外，赤小豆煮后软烂，才可易与熬黄之瓜蒂同杵为散。

（3）燀制

燀制，是将净制或切制后的药物，置沸水中短时间浸煮后立即取出的方法。有些种子类药材则须分离去除种皮，张仲景方中用到燀制法的药物有杏仁和桃仁，详细方剂见表4-7。

表 4-7 《伤寒论》与《金匮要略》燀制法涉及的品种和方剂统计表

品种	《伤寒论》	《金匮要略》
杏仁	桂枝麻黄各半汤、桂枝加厚朴杏子汤、麻黄汤、大青龙汤、桂枝二麻黄一汤、麻黄杏仁甘草石膏汤、麻子仁丸、大陷胸丸	麻黄加术汤、还魂汤、大青龙汤、麻黄杏仁薏苡甘草汤
桃仁	抵当汤	抵当汤、桂枝茯苓丸、治马坠及一切筋骨损方

杏仁、桃仁经燀制后，一则可以分离除去种皮这一非药用部分，降低毒性成分的含量；二则短时间沸水浸煮，可使杏仁和桃仁中的酶灭活，避免药效物质被酶解。如此，既可降低其毒性，又可保留药效成分，以利溶出，保证用药安全有效。

4. 发酵法

发酵法，即将净制或切制后的药物，置于一定的温度和湿度条件下，利用霉菌和酶的作用制备药物的方法。

张仲景方中用到发酵法的药物有香豉（豆豉、豉）、曲、苦酒、胶饴（饴糖）、白酒、硬糖，涉及方剂详见表 4-8。

表 4-8 《伤寒论》与《金匮要略》发酵法涉及的品种和方剂统计表

品种	《伤寒论》	《金匮要略》
香豉（豆豉、豉）	栀子豉汤、栀子甘草豉汤、栀子生姜豉汤、枳实栀子豉汤、瓜蒂散	栀子大黄汤、栀子豉汤、食躁式躁方、治六畜鸟兽肝中毒方、治食马肉中毒欲死方、瓜蒂散
曲		薯蓣丸
苦酒	苦酒汤、乌梅丸	黄芪芍药桂枝苦酒汤、饮食中毒烦满治之方、救卒死方（猪脂如鸡子大，苦酒一升，煮沸，灌喉中）、乌梅丸

续表

品种	《伤寒论》	《金匮要略》
胶饴（饴糖）	小建中汤	大建中汤、小建中汤
白酒		栝蒌薤白白酒汤、栝蒌薤白半夏汤
硬糖		治食芹菜中龙精毒方

香豉（豆豉、豉），为豆科植物大豆的黑色成熟种子经过蒸罨发酵制备而成，有解肌发表、宣郁除烦的功效。唐代甄权在《药性论》中云："治时疾热病发汗。熬末，能止盗汗，除烦。生捣为丸服，治寒热风，胸中生疮。煮服，治血痢腹痛。"后来《本草汇言》又云："淡豆豉，治天行时疾，疫疠瘟瘴之药也。"豆豉的应用历史悠久，《齐民要术》详细记载了造豉法，并详述了"淡豆豉"的发酵工艺。李时珍《本草纲目》记载的造豉法已较为成熟，而且与现今的炮制方法较为接近，"用黑大豆二三斗，六月内淘净，水浸一宿，沥干，蒸熟，取出摊席上，候微温蒿覆。每三日一看，候黄衣上遍，不可太过。取晒簸净，以水拌干湿得所，以汁出指间为准。安瓮中，筑实，桑叶盖厚三寸，密封泥，于日中晒七日，取出，曝一时，又以水拌入瓮。如此七次，再蒸过，摊去火气，瓮收筑封即成矣。"

在我国，曲的制作是非常早的，与酿酒密切相关，主要用面粉或与其他药物混合自然发酵制得，药用以之消食和胃。

5.发芽法

发芽法，即将净制后的新鲜成熟果实或种子，在适当的温度、湿度条件下，使其萌发幼芽，制得具有新功效药物的炮制方法。张仲景临床用到的发芽药物有豆黄卷、赤小豆芽。

《金匮要略·百合狐惑阴阳毒病证治第三》云："病者脉数，无热，微烦，默默但欲卧，汗出，初得之三四日，目赤如鸠眼；七八日，目四眦黑。若能食者，脓已成也。赤豆当归散主之。赤小豆三升，浸令芽出，曝干，当归三两。上二味，杵为散，浆水服方寸匕，日三服。"方中明示赤小豆需"浸令芽出"供药用。对此，唐代孙思邈称赤小豆芽可"治冬月伤寒"，而清代唐宗海认为："赤小豆发芽，则能透达脓血，故仲景赤豆当归散用之以排脓。"

《金匮要略》薯蓣丸方中用到的豆黄卷，即大豆黄卷，乃大豆成熟种子经发芽后干燥而得，其味甘，性平，有清热利湿、清解表邪的功效，配伍诸药而用之。

6. 制霜法

药霜，在中药中种类繁多，如百草霜、柿霜、西瓜霜等，涉及的制作方法有去油制霜、渗析制霜、升华制霜等。张仲景临证处方主要用到巴豆霜和杏仁霜两种，这两种药物主要涉及去油制霜法，即净制后的药物经适当加热后，去除一部分油脂，制得松散粉末的方法。

《伤寒论》之白散，《金匮要略》之九痛丸、三物备急丸、《外台》桔梗白散，均配伍有巴豆，而且均要求"去皮心，熬（或熬黑），研如脂"，此法制得的即为后世所称的"巴豆霜"。巴豆，味辛，性热，有大毒，有峻下积滞、逐水消肿、豁痰利咽、蚀疮的功效。但生巴豆毒性峻烈，一般仅供外用蚀疮，加热熬制后，其毒性降低（熬制可使巴豆毒蛋白变性失活，损失部分油脂），泻下之峻烈之性得以缓和，对寒积便秘等疗效明显。

《伤寒论》之麻子仁丸、大陷胸丸，均配伍有杏仁，而且均要求"去皮、尖,熬(或熬黑),别作脂(研如脂)",此法制得的即为后世所称的"杏仁霜"。《伤寒论》麻子仁丸中杏仁霜含大量油脂,恰好对证"大便硬"之"脾约"便秘。

此外,《金匮要略》之《外台》走马汤"治中恶,心痛腹胀,大便不通",方中"巴豆二枚(去皮、心,熬),杏仁二枚,上二味,以绵缠,捶令碎,热汤二合,捻取白汁饮之,当下"。此方巴豆去皮、心熬,杏仁未熬,两者一同捶碎,相当于将二药制霜,再入热汤(即沸水)中捻取白汁,取其润肠泻下之功,饮后"当下",巧妙治疗"中恶,心痛腹胀,大便不通"。

综合古今文献记载,张仲景临床制方早已运用巴豆霜和杏仁霜了,可见去油制霜之用,首见于张仲景!

7. 特殊制胶法

张仲景临床应用较多的胶类药材主要为阿胶,如《伤寒论》之炙甘草汤、猪苓汤、黄连阿胶汤,《金匮要略》之猪苓汤、黄土汤、芎归胶艾汤、薯蓣丸、白头翁加甘草阿胶汤、温经汤、大黄甘遂汤、鳖甲煎丸、炙甘草汤(《外台》和《千金翼》),皆用到阿胶。阿胶始载于《神农本草经》,一名傅致胶。《名医别录》云:"煮牛皮作之。"唐代陈藏器《本草拾遗》云:"凡胶俱能疗风,止泄,补虚。驴皮胶主风为最。"现今阿胶以驴皮熬炼而成,以山东东阿阿井水熬炼者最为道地。阿胶入丸散用,须"炙",具体详见前文。

此外,值得特别关注的是鳖甲煎丸之"鳖甲制胶"。该方用以治疗疟病癥瘕,方中二十三味药为末,另"取煅灶下灰一斗,清酒一斛五斗,浸灰,候酒尽一半,着鳖甲(已炙过)于中,煮令泛烂如胶漆,绞取汁,内诸药,煎为丸,如梧子大,空心服七丸,日三服"。明代李时珍于《本草纲目》中载元代罗天益《卫生宝鉴》之鳖甲炮制法，云："凡鳖甲，以煅灶灰一斗，酒五升，浸一夜，煮令烂如胶漆用，更佳。桑柴灰尤妙。"此法与张仲景所用方法基本相同，但张仲景描述更为详尽。张仲景的两部经典约成书于 3 世纪初（约 219 年），较 14 世纪中叶（1343 年）成书的《卫生宝鉴》早了一千一百多年，可见张仲景确实非常有智慧！

张仲景所用的煅灶下灰（即藜蒿桑柴之灰）和罗天益所言的桑柴灰，用清酒浸淋，皆可得碱性（碳酸钾）低浓度醇，以之煎煮鳖甲，更易使甲骨出胶，所得"如胶漆"之汁，就是鳖甲胶，这应该是中医药学史上最早制备的鳖甲胶！以之作为赋形黏合剂，可调诸药为丸，故称为鳖甲煎丸。

8. 其他炮制品

张仲景临床制方遣药，根据辨证施治需要，提出很多独特的炮制要求，形成诸多丰富多彩而新颖的炮制方法。同时张仲景也用到了一些已炮制好的药物，如铅丹、灶心土等。

《伤寒论》之柴胡龙骨牡蛎汤，用铅丹一两半。铅丹已载录于《神农本草经》中，乃是由铅炮制而得的四氧化三铅（Pb_3O_4），味辛，性微寒，主土逆胃反，惊痫疾，除热下气，与柴胡加龙骨牡蛎汤所治证候中的"胸满烦惊，小便不利，谵语"相契合。

《金匮要略》之黄土汤，方中有"灶中黄土半斤"。灶中黄土乃民家土灶中多年烧灼熏烤之土，后世称其为"灶心土""伏龙肝"，味苦，性温，主妇人崩中，吐下血，止咳逆，止血，消痈肿毒气。与黄土汤所治证候之"吐血""衄血"相应。

综观《伤寒论》《金匮要略》诸方药物脚注之炮制、方剂制备中述及的炮制，可见张仲景不仅在其临床辨证施治实践中，遵循《神农本草经》生熟异用的理论，而且创造了很多炮制的新方法和新工艺，极大地丰富了药物炮制体系，更难能可贵的是还提出了一些炮制品的质量要求，可视为炮制品的质量标准，甚至提出了具体的炮制理论。

在炮制方法方面，《伤寒论》和《金匮要略》涵盖了净制、切制及炮炙三大部分，其中炮炙包含了汤洗、酒洗、酒浸、熬（黄、焦、赤、黑）、炒、烧灰、煨、炮、烧、炼、炙、蒸、煮、燀、发酵、发芽、制霜、制胶等多种炮制方法与工艺。其中瓜蒂、葶苈子熬黄，蜘蛛熬焦，王不留行、桑根皮等烧灰，枳实烧黑，蜀椒炒去汗，附子、乌头、天雄炮，诃梨勒煨，阿胶、皂荚酥炙，赤小豆发芽，均首见方中之用。而地黄、大黄清蒸制备熟地黄、熟大黄，乌梅醋浸蒸，杏仁、桃仁燀制，巴豆、杏仁制霜，鳖甲制胶，雄黄烧制备三氧化二砷（砒霜），则为张仲景首创入方。

在炮制品质量标准方面，张仲景提出海藻要洗去咸，蜀漆要洗去腥；附子炮，去皮，切八片，大黄切如棋子大；瓜蒂、葶苈子熬黄，蜘蛛熬焦；蜀椒炒去汗；皂荚酥炙，生狼牙炙香；巴豆去皮心，熬黑，研如脂；香豉、杏仁蒸熟等。这种对炮制终点的要求，就是炮制品质量标准的属性。

尤为难能可贵的是，随着炮制品质量标准的提出，炮制理论也应运而生。如在王不留行散中王不留行、蒴藋细叶、桑根白皮三药均要求"烧灰存性，勿令灰过"，枳实芍药散中枳实要"烧令黑，勿太过"，其中"烧灰""烧黑""勿令灰过""勿太过"是质量要求，而"烧灰存性"则是"烧灰""烧黑""勿令灰过"等制炭药的基本理论，一直为后世遵循。现代研究也逐渐证实"存性"乃炭药制造过程中的关键，与炭药核心内涵之药效成分变化密切相关。

第三节　方剂配伍中的药物炮制

一般言炮制，均称用净制、切制、炮炙诸法。炮制的药物，用以制备汤剂、丸剂、散剂等各种制剂。然早在《神农本草经》时代，药物临床应用就有"单行、相须、相使、相畏、相恶、相杀、相反""七情合和"的理论，并提出"凡此七情合和，视之，当用相须相使者良，勿用相恶相反者。若有毒宜制，可用相畏相杀者，不尔，勿合用也"。

张仲景在临床处方时除注重单味药的炮制外，也遵循这一理论，在组方遣药时创造了独特的配伍用药规律，发挥了很好的疗效。其中一类为相须、相使之药配伍，增强方剂疗效，被历代沿用，部分已发展为经典药对，如"石膏配知母清阳明热""龙骨合牡蛎收敛潜镇之力更专""白术配枳实健脾消坚利水""大黄伍桃仁主热结血瘀""桔梗合甘草利咽止痛""芍药配甘草酸甘化阴而育阴血、缓挛急之痛"等。

另一大类，则以相畏、相杀之药配伍，在方剂中发挥抑制或消除毒性作用。早在《名医别录》就记载了半夏"畏生姜、干姜"，根据《神农本草经》"有毒宜制，可用相畏、相杀者"的原理，梁代陶弘景提出"半夏有毒，用之必须生姜，此是取其所畏，以相制耳"。张仲景临证处方，每用半夏时，多与生姜或干姜相伍，就是在处方中通过配伍进行炮制了。运用此方法炮制的药物还有附子、乌头、厚朴、吴茱萸、甘遂等，组方之时常配伍生姜、干姜、甘草、蜂蜜等来降低毒性或副作用。随着中药炮制学的发展以及中药炮制理论的形成，上述部分以配伍为主的药物已发展为炮制品直接供临床使用了。

1. 附子

附子味辛，性热，有毒，有回阳救逆、补火助阳、散寒止痛的功效。张仲景诸方用附子，有生附子、炮附子之别，炮附子已在前述，不在此讨论了。《名医别录》称附子"畏防风、甘草、黄芪、人参、乌韭、大豆"，因此陶弘景在《本草经集注》中说："俗方每用附子，皆须甘草、人参、生姜相配者，正制其毒故也。"张仲景诸方中用生附子者，多配伍甘草、干姜或人参，即是配伍炮制之意，以达到安全有效的目的。如干姜附子汤中生附子配伍干姜；四逆汤、通脉四逆汤二方中生附子配伍甘草和干姜；四逆加人参汤和茯苓四逆汤中生附子同时配伍甘草、干姜和人参；白通汤、白通加猪胆汁汤中生附子在与干姜相伍的基础上，再配伍他药。

（1）附子配伍甘草：明代著名医药学家张景岳在《景岳全书》中说："用甘草者，盖以附子之性急，得甘草而后缓；附子之性毒，得甘草而后解；附子之性走，得甘草而后益心脾；附子之性散，得甘草而后调营卫。此无他，亦不过济之以仁而后成其勇耳。"基于此种配伍减毒概念认识，张景岳力主在单独炮制附子时，以"甘草煎浓汁"炮制为最好。

（2）附子配伍干姜：王好古在《汤液本草》中说："附子味辛大热，为阳中之阳，故行而不止，非若干姜止而不行也。"现代名医岳美中认为姜附配伍可扶纯阳之性，奋至大之威，回阳于垂绝，起危于顷刻。也有实验证明干姜可减附子之毒，可能与姜辣素对乌头碱有制约作用有关。

（3）附子配伍人参：附子大辛大热，散寒，暖脾肾，有回阳救逆之功；人参善补五脏之虚，有固元救脱之能。二药配伍，互补协调，使上中下三焦阳气俱得补。附子得人参补气生津之功，则回阳而无燥热伤阴之弊，人参得附子辛热散寒之功，则补气而兼温里。正如张景岳在《景岳全书》中指出："附子性悍，独任为难，必得大甘之品，如人参、熟地、炙甘草之类，皆足以制其刚而济其勇，以补倍之，无往不利矣。"又说："附子之性热而刚急，走而不守……今之所以用之者，正欲用其热性以回元阳，以补脾肾，以行参、芪、熟地等功。"循着这种理念，再学习张仲景在临证处方遣药时的配伍规律，就会发现早在汉代，张仲景就已经常用处方配伍办法炮制有毒药物，即使是生附子也可入处方，通过配伍，不但协同取效，而且更加安全。

现代研究已经明确，附子有毒，是因其所含的双酯型生物碱之乌头碱类成分，有很大的毒性。生附子与甘草、干姜、人参等配伍，在汤剂群药合并煎煮过程中，可使双酯型生物碱的酯键断裂，生成相应的单酯型生物碱，甚至生成醇胺型生物碱，这样附子的毒性便大大降低，从而达到安全有效的目的。

2. 乌头

乌头与附子同为毛茛科植物乌头的根，前者为母根，后者为附生于母根的侧根（或称子根），采收时间不同，入药部位也不同，因而为两种药物。

乌头味苦、辛，性热，有大毒，具祛风除湿、通经止痛的功效。为降低乌头的毒性，张仲景以甘温无毒，能益气补中、止痛解毒、调和百药的蜂蜜与之配伍煎煮。或直接用蜂蜜煎煮，如《金匮要略》之乌头桂枝汤，取乌头一味，直接用"蜜二斤，煎减半"，去滓后，再以桂枝汤五合稀释，得一升后再服用；或以蜂蜜煎乌头后再与其他药味的水煎液同煎,如《金匮要略》之乌头汤,取川乌五枚,咬咀后"以蜜二升,煎取一升,即出乌头",得乌头蜜煎液,方中麻黄、芍药、黄芪、炙甘草四味药用水煎煮,取药汁加入乌头蜜煎液中,合煎之后供服用;或乌头先水煎,然后再加蜜煎,如《金匮要略》之乌头煎,取乌头大者五枚,熬过去皮,不咬咀,先"以水三升,煮取一升,去滓",然后于乌头水煎液中加入二升蜜,"煎令水气尽"即可服用。

乌头汤、乌头桂枝汤,皆是将乌头与蜂蜜单煎,再与方中余药水煎液合煎。由于蜂蜜的沸点高于100℃,更有助于乌头碱酯键断裂而充分水解,从而降低毒性,进一步提高安全系数。乌头煎则是反向操作,先将乌头水煎,然后加入蜂蜜再煎,意在更高温度下煎煮,以增强乌头碱的水解程度,也是进一步提高安全系数的方法,解毒的原理与前述附子相同。

3. 半夏

半夏有毒,前述的"汤洗"法可以降低其毒性,保证用药安全。张仲景在部分方剂中用生半夏,通过与生姜、干姜的配伍应用,亦可达到炮制解毒的目的,保证用药安全。

如前述,《神农本草经》早就提出"若有毒宜制,可用相畏相杀者,不尔,勿合用也"。《名医别录》时已知半夏"畏生姜、干姜"。张仲景据此在临床用半夏时多配伍生姜或干姜,正如陶弘景所说:"方中有半夏,必须生姜者,亦以制其毒故也。"同时姜、夏同用,对降逆止呕也有协同作用。

《金匮要略》云:"呕家本渴,渴者为欲解;今反不渴,心下有支饮故也,小半夏汤主之。半夏一升,生姜半斤。上二味,以水七升,煮取一升半,分温再服。"又云:"病人胸中似喘不喘,似呕不呕，似哕不哕，彻心中愦愦然无奈者，生姜半夏汤主之。半夏半斤，生姜汁一升。上二味，以水三升，煮半夏，取二升，内生姜汁，煮取一升半，小冷，分四服，日三夜一服。止，停后服。"还云："干呕吐逆，吐涎沫，半夏干姜散主之。半夏、干姜各等分，上二味，杵为散，取方寸匕，浆水一升半，煎取七合，顿服之。"此三方之制，都是半夏与姜（生姜、生姜汁、干姜）组成，只是制法有差异，临床之用也稍不同，俨然就是姜制半夏，特别是生姜半夏汤，用一升生姜汁配伍半夏制汤，与现今姜制半夏甚是接近。在多味药组成的复方中，张仲景凡用半夏者，也多配伍生姜或干姜，如小青龙汤、小柴胡汤等。《伤寒论》与《金匮要略》中含有半夏与生姜或干姜配伍的方剂详见表4-9。

现代研究显示，生姜可以降低半夏对小鼠腹腔的刺激性，抑制生半夏引发的炎症，保护胃黏膜等，提示生姜具有在体内拮抗半夏毒性的作用[2]。

表4-9 《伤寒论》与《金匮要略》中涉及半夏与生姜或干姜配伍的方剂统计表

规格	配伍品种	《伤寒论》	金匮要略
半夏（洗）	生姜	小柴胡汤、大柴胡汤、生姜泻心汤、旋覆代赭汤、柴胡桂枝汤、葛根加半夏汤、柴胡加芒硝汤、柴胡加龙骨牡蛎汤、黄芩加半夏生姜汤、厚朴生姜半夏甘草人参汤	大柴胡汤、射干麻黄汤
	干姜	小青龙汤、半夏泻心汤、甘草泻心汤、生姜泻心汤、黄连汤	小青龙汤、半夏泻心汤

续表

规格	配伍品种	《伤寒论》	金匮要略
半夏	生姜		泽漆汤、奔豚汤、温经汤、小半夏汤、小柴胡汤、半夏厚朴汤、越婢加半夏汤、小半夏加茯苓汤、黄芩加半夏生姜汤、《外台》柴胡桂枝汤
	生姜汁		生姜半夏汤、干姜人参半夏丸
	干姜		鳖甲煎丸、甘草泻心汤、厚朴麻黄汤、半夏干姜散、《外台》黄芩汤、干姜人参半夏丸、小青龙加石膏汤、苓甘五味加姜辛半夏杏仁汤、苓甘五味加姜辛半杏大黄汤、桂苓五味甘草去桂加干姜细辛半夏汤

4. 厚朴

厚朴味苦、辛,性温,具有行气除满、燥湿消痰、降逆平喘的功效。传统认为厚朴味苦能下,味辛能散,既能下有形之实满,又能散无形之湿满。而生姜能温中散寒降逆,化饮消痞满,二药配伍,则可降逆宽中,下气除满,故有"厚朴生姜为之使"之说。

张仲景临床用厚朴,多与生姜或干姜配伍应用,如《伤寒论》之桂枝加厚朴杏子汤、厚朴生姜半夏甘草人参汤,皆以厚朴配伍生姜为用;《金匮要略》之厚朴七物汤、半夏厚朴汤,亦以厚朴配伍生姜为用,而厚朴麻黄汤、鳖甲煎丸、王不留行散则以厚朴配伍干姜为用,二者乃"相使"为用。

《日华子本草》称厚朴"入药去粗皮,姜汁炙或姜汁浸炒用。又名烈朴"。《证类本草》也称厚朴"若汤饮中使用,自然姜汁八两炙,一升为度"。宋代寇宗奭于《本草衍义》中认为厚朴"不以姜制，则棘人喉舌"。这些文献表明姜、朴配伍，可减弱厚朴对咽喉的刺激性作用。也有药理研究证明，厚朴姜制品对大鼠幽门结扎型及实验性胃溃疡模型可加强抗胃溃疡作用。张仲景诸方用厚朴配伍生姜或干姜，即寓有"姜制（炙）厚朴"之意。

5. 吴茱萸

吴茱萸味辛、苦，性热，有小毒，有散寒止痛、降逆止呕、助阳止泻的功效，因其辛热之偏，可产生毒副作用。孙思邈说："陈久者良，闭口者有毒。多食伤神，令人起伏气，咽喉不通。"《雷公炮制药性解》云："吴茱萸辛热之剂，宜入五经，以理寒证。多食大损元气，肠虚者忌之。"李时珍言其"辛热，走气动火，昏目发疮"。

张仲景在临床应用中，已认识到其小毒之性，组方遣药之时凡用吴茱萸，多配伍生姜、甘草或大枣。《伤寒论》"辨阳明病脉证并治第八"篇中"食谷欲呕""辨少阴病脉证并治第十一"篇中"吐利，手足逆冷，烦躁欲死者""辨厥阴病脉证并治第十二"篇中"干呕，吐涎沫，头痛者"，均以吴茱萸汤主之。方中"吴茱萸一升（汤洗），人参三两，大枣十二枚（擘），生姜六两（切）"。本方配伍，正如清代凌奂《本草害利》记载吴茱萸"止呕姜汁炒"。而"辨厥阴病脉证并治第十二"篇云："若其人内有久寒者，宜当归四逆加吴茱萸生姜汤。"组方九味药中，除配伍生姜、大枣外，还有甘草。上述两方均有大枣，其甘缓之性可协同甘草解吴茱萸之毒。现代则用甘草水制吴茱萸，可缓和吴茱萸的燥性，降低其毒性，两方均是以配伍实现了炮制。

《金匮要略》中吴茱萸与生姜、大枣或甘草配伍的方剂也有2首，分别为茱萸汤、温经汤。前者如上述吴茱萸配伍生姜和大枣，后者配伍生姜和甘草，外则上至颠顶，下至少腹，旁达四肢，内则上治呕，下治利。

6. 甘遂

甘遂，味苦，性寒，有毒，有泻水逐饮、消肿散结之功。因其逐水之力强，被医家誉为"泄水之圣药"。

张仲景用甘遂时，因其有毒，而与蜂蜜水单煮，如《伤寒论·辨太阳病脉证并治下第七》篇中大陷胸丸，以之治"病发于阳，而反下之，热入因作结胸……结胸者，项亦强，如柔痉状，下之则和"，其方"大黄半斤，葶苈子半升（熬），芒硝半升，杏仁半升（去皮尖，熬黑）。上四味，捣筛二味，内杏仁芒硝，合研如脂，和散，取如弹丸一枚，别捣甘遂末一钱匕，白蜜二合，水二升，煮取一升，温顿服之"。此方之妙，在于用具有"益气补中，止痛解毒，除众病，和百药"功效的蜂蜜加水成蜜水，煎煮甘遂及药丸，此法以蜜水煎甘遂可缓解甘遂之毒性，达到缓下之效。这无异于蜜制甘遂了。

通过对《伤寒论》《金匮要略》两部经典中有关药物炮制方法的发掘和研讨，我们发现张仲景在临床实践中，为了追求药物更加安全有效，创新了诸多炮制方法，创造出很多独特的炮制工艺，建立了多种药物炮制品的质量标准，还提出了一些药物炮制理论，这一系列成就充分展现了张仲景在中药炮制领域的建树，也充分证明了张仲景不但是一位伟大的医学家，也是一位伟大的药学家！

参考文献

[1] 孙静芸，陈萍，谢年庚，等. 麻黄全草、节、去节各部位主成分含量测定 [J]. 中国中药杂志，1995，(6):331-332.

[2] 吴皓，舒武琴，邱鲁婴，等. 生姜解半夏毒的实验研究 [J]. 中药材，1998，(3):137-140.

第五章 《伤寒论》《金匮要略》方剂之探

张仲景学习《黄帝内经》，博采众方，结合自己的临床实践，著《伤寒杂病论》，合十六卷，后世在校正整理过程中分为《伤寒论》《金匮要略》两书，共载方371首。南北朝时期，梁·陶弘景《本草经集注》序录云："张仲景一部，最为众方之祖，又悉依本草。但其善诊脉，明气候，以意消息之尔。"易州张元素称："仲景药为万世法，号群方之祖，治杂病若神。后之医家，宗《内经》法，学仲景心，可以为师矣。"

张仲景方如此被后世推崇，在于他之为方，集汉代以前之大成，并通过他的临床实践，进一步丰富发展了方剂运用，历经近两千年，惠及后世数以万计的医者。后世医者不断践行张仲景辨证论治的中医思维，以不计其数的临床应用，证明了张仲景方的疗效，恰如宋代校正医书局林亿所说："尝以对方证对者，施之于人，其效若神。"故其方剂至今仍被传承、沿用。

第一节　张仲景医方渊源

在现存的中医药学文献中，中医学的著名医方最早见于张仲景的《伤寒论》《金匮要略》两部经典，具有极高的临床价值和学术价值。书中医方除张仲景自身临床实践所得，还有一定的学术渊源，其又来源何处呢？概而言之，至今有两种看法：一是认为源于《黄帝内经》，二是认为源于《汤液经法》。前者大抵以《伤寒论》自序为据，后者以晋·皇甫谧《针灸甲乙经》而成说。另有一部分人认为两者皆是《伤寒论》的源头，如现代名医裴沛然就说："《伤寒论》者，汉张机寻汤液之坠绪，阐《素》《难》之精义。"

张仲景在《伤寒论·伤寒卒病论集》中云："感往昔之沦丧，伤横夭之莫救，乃勤求古训，博采众方，撰用《素问》《九卷》《八十一难》《阴阳大论》《胎胪药录》并平脉辨证，为《伤寒杂病论》，合十六卷。虽未能尽愈诸病，庶可以见病知源，若能寻余所集，思过半矣。"可见张仲景撰写《伤寒杂病论》时参考了众多古医籍，方能博采众方，这些古籍对张仲景方剂的形成具有重要意义。

《素问·热论》云："今夫热病者，皆伤寒之类也。"《素问》《九卷》后世一般认为是《黄帝内经》，其曰："凡病伤寒而成温者，先夏至日者为病温，后夏至日者为病暑。"张仲景在《伤寒杂病论》中继承并发扬了《黄帝内经》中伤寒的概念，称"冬时严寒，万类深藏，君子固密，则不伤于寒，触冒之者，乃名伤寒耳。其伤于四时之气，皆能为病。以伤寒为毒者，以其最成杀厉之气也。中而即病者，名曰伤寒。"此外，张仲景在方剂运用中，创立了三阴三阳辨证方法，这也是继承了《内经》《难经》等的精华，由《素问·热论》中伤寒三阴三阳分证理论发展而来。《素问·热论》云："伤寒一日，巨阳受之……二日阳明受之……三日少阳受之……四日太阴受之……五日少阴受之……六日厥阴受之……三阴三阳，五脏六腑皆受病，荣卫不行，五脏不通，则死矣。"仅论述了热证、实证，而对寒证、虚证未论及，张仲景在此基础上对伤寒病的发病过程进行了系统的论述。

《八十一难》即为《难经》，其中"第五十八难"云："伤寒有五，有中风，有伤寒，有湿温，有热病，有温病，其所苦各不同。"张仲景在这一论述的基础上提出了太阳中风、太阳伤寒和温病的概念，并提出了中湿及中暍，这与《难经》的"伤寒有五"之说符合。此外，《伤寒论》中提到"太阳中风，阳浮而阴弱"及"脉阴阳俱紧者，名为伤寒"，此处中风及伤寒的脉象亦是对《难经》的继承，正如《难经·第五十八难》所言："中风之脉，阳浮而滑，阴濡而弱……伤寒之脉，阴阳俱盛而紧涩。"可见一斑。

张仲景在《伤寒论·伤寒卒病论集》中提到的《阴阳大论》，亡佚已久。林亿校正《素问》时认为王冰"得先师张公秘本"所加的七篇大论即《素问》第七卷，即《素问》与《阴阳大论》原为两本书，王冰将其合二为一，为《素问》。但是也有不同的说法，有人认为王冰治学态度极其严谨，"凡所加字，皆朱书其文"，其对七篇大论来源于《阴阳大论》避而不提是说不通的。这种观点也是站不住脚的，本文对此不做深入探讨，但可以明确的是《阴阳大论》具体文本虽亡佚，但是其中的思想得到传承，并散见于其他医籍中。如成无己在《注解伤寒论》卷二中就提到："《阴阳大论》云：春气温和，夏气暑热，秋气清凉，冬气冷冽，此则四时正气之序也。"又如《素问》中有"阴阳应象大论篇第五"，该篇极有可能是《阴阳大论》中的一部分。《阴阳大论》从书名来看，其重点论述的可能是阴阳思想和理论，而中国古代重要的哲学思想之一就是阴阳理论，且《素问》《九卷》《八十一难》中也有大量的阴阳理论，可以看出《伤寒杂病论》吸收了大量的阴阳理论作为其核心思想。但张仲景应用阴阳理论时并未大篇幅对其进行解释，而是将其理论化于六经证治之中。

《伤寒论·伤寒卒病论集》中提到的《胎胪药录》，该书是何书已无从考证，从名称推测应是药学方面的著作，既被张仲景提及，猜想其在方药应用时应是参考了此书。

综上所述，可以发现《黄帝内经》《难经》等古医籍是《伤寒杂病论》的理论源头。

关于张仲景方药的渊源，还有一种观点认为源于《汤液经法》。晋·皇甫谧在《针灸甲乙经》之"黄帝三部针灸甲乙经序"中云："伊尹以亚圣之才，撰用神农本草，以为汤液。"又云："仲景论广伊尹汤液为数十卷，用之多验。近代太医令王叔和撰次仲景选论甚精，皆可施用。"首次提到张仲景论广伊尹《汤液经法》。

宋代林亿在《伤寒论·序》中说："夫《伤寒论》，盖祖述大圣人之意，诸家莫其伦拟……是仲景本伊尹之法，伊尹本神农之经，得不谓祖述大圣人之意乎？"明确提出《伤寒杂病论》乃是在伊尹《汤液经法》的基础上形成的。但《汤液经法》在现存医学文献中已不见著录，汉·班固《汉书·艺文志》经方类著录"《汤液经法》三十二卷"，久佚。直到20世纪初，在敦煌石室中发现梁·陶弘景所著医书《辅行诀脏腑用药法要》，书中所载内容为张仲景方继承《汤液经法》提供了线索，如"隐居曰：外感天行，经方之治，有二旦、六神、大小等汤。昔南阳张机，依此诸方，撰为《伤寒论》一部，疗治明悉，后学咸尊奉之……今亦录而识之"。该书多处引录《汤液经法》文，代表方剂有大小补泻及大小二旦、六神方等，这些方剂与《伤寒杂病论》诸方高度相似，诸如桂枝汤、麻黄汤、四逆汤、白虎汤等在两书中均有记载。另外，《伤寒杂病论》还采录了《辅行诀脏腑用药法要》中的部分方剂，并对其进行增减、易名，如张仲景方中的黄芪建中汤加人参即为大阳旦汤，桂枝汤即为小阳旦汤，竹叶石膏汤去人参加生姜即为大白虎汤，白虎汤即为小白虎汤，黄连阿胶汤即为小朱雀汤等。关于张仲景为什么要改变方剂名称，陶弘景认为："张机撰《伤寒论》，避道家之称，故其方皆非正名也，但以某药名之，以推主为识耳。"可见张仲景医方与《汤液经法》深有渊源。

综上所述，可以推断张仲景继承了《神农本草经》的药学思想，并延续了《汤液经法》的方剂学内容，充分承袭了《黄帝内经》和《难经》等古医籍的理论，融入自己的临床实践中，有发展，有创新，而成一代大医，被后世尊为医圣。其所著《伤寒杂病论》是在继承前人名方的基础上，结合自己的临床实践，验证经验，别立新方，形成的传世之作。

第二节 《伤寒论》《金匮要略》方剂统计与分析

关于《伤寒论》《金匮要略》两部经典中的方剂数目，古今不少医家做过统计，但结果不一，莫衷一是。《伤寒论》载方有 115 方之说、113 方之说和 112 方之说，《金匮要略》载方有 262 方之说和 258 方之说。究其原因，可能是两部经典在流传过程中，不同时期版本有差异，或人为理解有异所致。

现为厘清，参考了人民卫生出版社及上海人民出版社不同年代出版、由不同学者整理的《伤寒论》和《金匮要略》（具体信息详见"编写说明"），进行统计与分析。

一、《伤寒论》收载方剂

宋代林亿等在《金匮玉函经》的"校正金匮玉函经疏"中称："《金匮玉函经》与《伤寒论》同体而别名……仲景之书，及今八百余年，不坠于地者，皆其力也……依次旧目，总二十九篇一百一十五方。"首提 115 方。但林亿等在校订《伤寒论·序》中又称："今先校定张仲景《伤寒论》十卷，总二十二篇，证外合三百九十七法，除复重，定有一百一十二方。"又首提 112 方。之后明代赵开美于万历二十七年（1599 年）刊刻《伤寒论》时，于序言中也称："夫仲景殚心思于轩岐，辨证候于丝发，著为百十二方，以全民命，斯何其仁且爱，而跻一世于仁寿之域也！"再提 112 方。而金元四大家之一的朱丹溪在《局方发挥》中云："仲景治伤寒一百一十三方，治杂病《金匮要略》二十有三门，何也？"便有了 113 方之说。

一部《伤寒论》何以有 115 方、112 方、113 方之说呢？正如林亿等在《金匮玉函经》中所说："此经自晋以来，传之既久，方证讹谬，辨论不伦，历代名医虽学之，皆不得仿佛。"《伤寒论》"辨太阳病脉证并治中第六"篇云："汗家重发汗，必恍惚心乱，小便已阴疼，与禹余粮丸。"但书中只有禹余粮丸方之名，而无药物组成及制法。另"辨阳明病脉证并治第八"篇云："阳明病，自汗出，若发汗，小便自利者，此为津液内竭，虽硬不可攻下之，当须自欲大便，宜蜜煎导而通之。若土瓜根及大猪胆汁，皆可为导。"录述蜜煎方之后，未再述土瓜根的相关内容，亦无猪胆汁相关方剂之名。据此，115 方去掉禹余粮丸方后，再剔除此二方，则得 112 方。这便与林亿序及赵开美序所称之 112 方就一致了。

但书中载述蜜煎方之后，又说："又大猪胆一枚，泻汁，和少许法醋，以灌谷道内，如一食顷，当大便出宿食恶物，甚效。"据此，反观前述"若土瓜根及大猪胆汁，皆可为导"之语，可知"猪胆汁导"不同于"土瓜根导"，是有药物组成、制法和用法的，由猪胆汁配伍法醋，灌谷道（灌肠）而取效，故可计入方剂总数。如此，则为 113 方了，故应确认《伤寒论》载方为 113 首，详见附录一。

二、《金匮要略》收载方剂

宋代校正医书局林亿等在《金匮要略方论·序》中云："今又校成此书，仍以逐方次于证候之下，使仓卒之剂，便于检用也。又采散在诸家之方，附于逐篇之末，以广其法。以其伤寒文多节略，故所自杂病以下，终于饮食禁忌，凡二十五篇，除重复，合二百六十二方，勒成上中下三卷，依旧名曰《金匮方论》。"此为 262 方之说。明代徐镕按云："林亿序云：二十五篇，除重复，合二百六十二方，于是就古本、新本篇下所注之数，通计之止得二百四十六，然果实菜谷篇下古本、新本俱阙注数，恐校正时序数如此，篇注如彼，忽略脱误也。并此脱落一十二首，亦仅得二百五十八耳！较之犹欠四首及数目录，亦二百五十八。"查今本诸版《金匮要略》，前二十二篇载方 205 首（详见附录二），后末三篇载方 53 首（明细详见下文），共计 258 首。

值得注意的是，前二十二篇有 6 方，只有方名和相应证候，而无药物组成，无制剂制法及服法，分别为："水气病脉证并治第十四"之杏子汤，原文称"方未见，恐是麻黄杏仁甘草石膏汤"；"疮痈肠痈浸淫病脉证并治第十八"之黄连粉，原文称"方未见"；

"趺蹶手指臂肿转筋阴狐疝蛔虫病脉证治第十九"之藜芦甘草汤，原文称"方未见"；"妇人妊娠病脉证并治第二十"之附子汤，原文称"方未见"；"妇人产后病脉证治第二十一"之阳旦汤，原文称"即桂枝汤"；"妇人杂病脉证并治第二十二"之胶姜汤，原文称"臣亿等校诸本无胶姜汤方，想是前妊娠中胶艾汤"。

上述 6 方中，关于黄连粉、藜芦甘草汤，原文言"方未见"言之凿凿，想是无疑义。

关于杏子汤，虽原文称"方未见，恐是麻黄杏仁甘草石膏汤"，但查其在文中的记载，该方适用于"水之为病，其脉沉小，属少阴；浮者为风；无水虚胀者，为气。水，发其汗即已……浮者"，而《伤寒论》"辨太阳病脉证并治中第六"之麻黄杏仁甘草石膏汤，治"发汗后，不可更行桂枝汤，汗出而喘，无大热者"，如何理解两方异病同治呢？只能认为是推测了。

关于胶姜汤，原文云："妇人陷经，漏下，黑不解，胶姜汤主之。臣亿等校诸本无胶姜汤方，想是前妊娠中胶艾汤。"但未见详细组方。再查胶艾汤，见于"妇人妊娠病脉证并治第二十"，云："妇人有漏下者，有半产后因续下血都不绝者，有妊娠下血者。假令妊娠腹中痛，为胞阻，胶艾汤主之。"出方芎归胶艾汤，可知"胶艾汤"即"芎归胶艾汤"。方中本无"姜"。又曰："一方加干姜一两。胡洽治妇人胞动无干姜。"由此推测胶艾汤（芎归胶艾汤）即是"胶姜汤"。

关于附子汤，原文云："妇人怀娠六七月，脉弦发热，其胎愈胀，腹痛恶寒者，少腹如扇，所以然者，子脏开故也，当以附子汤温其脏。方未见。"但在《伤寒论》"辨少阴病脉证并治第十一"有"少阴病，得之一二日，口中和，其背恶寒者，当灸之，附子汤主之",明确了附子汤的方药组成、制法和服法。

关于阳旦汤,原文云:"产后风,续之数十日不解,头微痛,恶寒,时时有热,心下闷,干呕汗出。虽久,阳旦证续在耳,可与阳旦汤。"注文曰:"即桂枝汤,见下利中。"再参前述陶弘景所著《辅行诀脏腑用药法要》,称"桂枝汤即为小阳旦汤",更可佐证阳旦汤即桂枝汤。

《金匮要略》后三篇载方53首,主要为杂疗方、禽兽鱼虫禁忌并治方和果实菜谷禁忌并治,下面详述其方剂明细并加以分析:

(1)杂疗方第二十三

① 四时加减柴胡饮子。

② 长服诃黎勒丸:诃黎勒(煨)、陈皮、厚朴各三两。

③ 三物备急丸:大黄一两,干姜一两,巴豆一两(去皮、心,熬,外研如脂)。

④ 紫石寒食散:紫石英、白石英、赤石脂、钟乳(碓炼)、栝蒌根、防风、桔梗、文蛤、鬼臼各十分,太一余粮十分(烧),干姜、附子(炮,去皮)、桂枝(去皮)各四分。

救卒死方

⑤ 薤捣汁,灌鼻中。

⑥ 雄鸡冠割取血,管吹内鼻中。

⑦ 猪脂如鸡子大,苦酒一升,煮沸,灌喉中。

⑧ 鸡肝及血涂面上,以灰围四旁,立起。

⑨ 大豆二七粒,以鸡子白并酒和,尽以吞之。

救卒死而壮热者方

⑩ 矾石半斤,以水一斗半,煮消,以渍脚,令没踝。

救卒死而目闭者方

⑪骑牛临面，捣薤汁灌耳中，吹皂荚末鼻中，立效。

救卒死而张口反折者方

⑫灸手足两爪后十四壮了，饮以五毒诸膏散，有巴豆者。

救卒死而四肢不收失便者方

⑬马屎一升，水三斗，煮取二斗以洗之。又取牛洞稀粪也，一升，温酒灌口中，灸心下一寸，脐上三寸，脐下四寸，各一百壮，差。

救小儿卒死而吐利不知是何病方

⑭狗屎一丸，绞取汁以灌之。无湿者，水煮干者，取汁。

治尸厥方

⑮菖蒲屑，内鼻两孔中吹之。

⑯今人以桂屑着舌下。

⑰剔取左角发方寸，烧末，酒和，灌令入喉，立起。

救卒死、客忤死

⑱还魂汤：麻黄三两（去节，一方四两），杏仁七十个（去皮、尖），甘草一两（炙），《千金》用桂心二两。

⑲韭根一把，乌梅二七个，吴茱萸半升（炒）。

救自缢死方

徐徐抱解，不得截绳，上下安被卧之。一人以脚踏其两肩，手少挽其发，常弦弦勿纵之。一人以手按据胸上，数动之。一人摩捋臂胫，屈伸之。若已僵，但渐渐强屈之，并按其腹。如此一炊顷，气从口出，呼吸眼开而犹引按莫置，亦勿苦劳之。须臾，可少桂汤及粥清含与之，令濡喉，渐渐能咽，及稍止。若向令两人以管吹其两耳罙好。此法最善，无不活者。

按：该方乃是在急救处理时出现气从口出，呼吸眼开后，少桂汤及粥清含与之。是以急救术式为主，再用桂汤及粥濡喉，非药疗而效。

疗中暍方

⑳ 屈草带，绕暍人脐，使三两人溺其中，令温。亦可用热泥和屈草，亦可扣瓦碗底按及车缸以着暍人，取令溺，须得流去。

救溺死方

㉑ 取灶中灰两石余以埋人，从头至足，水出七孔，即活。

治马坠及一切筋骨损方

㉒ 大黄一两（切，浸，汤成下），绯帛如手大（烧灰），乱发如鸡子大（烧灰用），久用炊单布一尺（烧灰），败蒲一握三寸，桃仁四十九个（去皮，尖，熬），甘草如中指节（炙，剉）。

（2）禽兽鱼虫禁忌并治第二十四

治自死六畜肉中毒方

① 黄柏屑，捣，服方寸匕。

治食郁肉漏脯中毒方

② 烧犬屎，酒服方寸匕，每服人乳汁亦良。

③ 饮生韭汁三升，亦得。

治黍米中藏干脯食之中毒方

④ 大豆浓煮汁，饮数升即解。亦治诸肉漏脯等毒。

治食生肉中毒方

⑤ 掘地深三尺，取其下土三升，以水五升，煮数沸，澄清汁，饮一升，即愈。

治六畜鸟兽肝中毒方

⑥ 水浸豆豉，绞取汁，服数升愈。

治马肝毒中人未死方

⑦ 雄鼠屎二七粒，末之，水和服，日再服。屎尖者是。

⑧ 人垢，取方寸匕，服之佳。

治食马肉中毒欲死方

⑨ 香豉二两，杏仁三两。

⑩ 煮芦根汁，饮之良。

治啖蛇牛肉食之欲死方

⑪ 饮人乳汁一升，立愈。

⑫ 以泔洗头，饮一升，愈。

⑬ 牛肚细切，以水一斗，煮取一升，暖饮之，大汗出者愈。

治食牛肉中毒方

⑭ 甘草煮汁饮之，即解。

治食犬肉不消成病方

⑮ 杏仁一升（合皮，熟，研用）。

治食鸟兽中箭肉毒方

⑯ 大豆煮汁及蓝汁，服之，解。

治食鲙不化成癥病方

⑰ 橘皮一两，大黄二两，朴硝二两。

食鲙多不消结为癥病治之方

⑱ 马鞭草，上一味，捣汁饮之。

⑲ 或以姜叶汁，饮之一升，亦消。

食鱼后中毒面肿烦乱治之方

⑳ 橘皮，浓煎汁，服之即解。

食鯸鮧鱼中毒方

㉑ 芦根，煮汁，服之即解。

食蟹中毒治之方

㉒ 紫苏，煮汁，饮之三升。

㉓ 紫苏子捣汁饮之，亦良。

㉔ 冬瓜汁，饮二升。食冬瓜亦可。

（3）果实菜谷禁忌并治第二十五

食诸果中毒治之方

① 猪骨烧过。上一味，末之，水服方寸匕。亦治马肝、漏脯等毒。

食诸菌中毒闷乱欲死治之方

② 人粪汁，饮一升。

③ 土浆，饮一二升。

④ 大豆浓煮汁，饮之。

蜀椒闭口者，有毒。误食之，戟人咽喉，气病欲绝，或吐下白沫，身体痹冷，急治之方

⑤ 肉桂煎汁饮之，多饮冷水一二升。

⑥ 或食蒜。

⑦ 或饮地浆。

⑧ 或浓煮豉汁饮之，并解。

食躁式躁方

⑨ 豉，浓煮汁饮之。

误食钩吻杀人解之方

⑩ 荠苊八两。上一味，水六升，煮取二升，分温二服。

治误食水莨菪中毒方

⑪ 甘草，煮汁，服之即解。

治食芹菜中龙精毒方

⑫ 硬糖二三升。上一味，日两度服之，吐出如蜥蜴三五枚，

差。

食苦瓠中毒治之方

⑬ 黍穰煮汁，数服之解。

饮食中毒烦满治之方

⑭ 苦参三两，苦酒一升半。上二味，煮三沸，三上三下，服之，吐食出，即差。或以水煮亦得。

⑮ 犀角汤亦佳。

贪食食多不消心腹坚满痛治之方

⑯ 盐一升，水三升。上二味，煮令盐消，分三服，当吐出食，便差。

诸毒

⑰ 宜煮甘草荠苊汁饮之，通除诸毒药。

综上所述，第二十三篇载方 22 首，第二十四篇载方 24 首，第二十五篇载方 17 首，合计 63 首。但其中：

① 救卒死而壮热者方与治脚气冲心之矾石汤重复，均用矾石煮水，渍脚或浸脚。

② 食诸菌中毒闷乱欲死治之方中的饮土浆、治蜀椒闭口中毒急治之方的饮地浆与治食生肉中毒方重复，皆煮土饮汁。

③ 食诸菌中毒闷乱欲死治之方中的大豆浓煮汁与治黍米中藏干脯食之中毒方重复，皆浓煮大豆饮汁。

④ 食躁式躁方煮豉汁饮、治蜀椒闭口中毒之浓煮豉汁皆与治六畜鸟兽肝中毒方的服豉汁重复。

⑤ 食鲙鲙鱼中毒方与治食马肉中毒欲死方中的煮服芦根汁重复，皆煮芦根汁饮。

⑥ 治误食水莨菪中毒方与治食牛肉中毒方重复，皆用甘草

煮汁。

⑦ 治蜀椒闭口中毒急治之方中的肉桂煎汁饮之与治尸蹶方中的桂屑着舌下，亦属重复。

⑧ 饮食中毒烦满治之方以苦酒或水煮苦参汁供服与治狐惑病蚀于下部则咽干的苦参汤以水煮苦参熏洗，亦属重复。

上述 8 组方剂，每组前后所用药物相同，可视为重复方，有异病同治之义。其中前 6 组方剂，每组用法基本相同，除矾石在两方中均煮水，渍脚或浸脚，属外用浸洗，其余 5 组均饮服而用。第七组虽前者用肉桂煎汁饮服，后者用桂屑着舌下为含服，但皆为内服。第八组的苦参，治狐惑病蚀于下部则咽干是以之煎水熏洗，为外用，治饮食中毒烦满，以之或酒或水煎汁饮，令吐，为内服。两者虽给药途径略有不同，但亦可视为异病同治用药之法。如此，后三篇共载方 63 首，除去上述 10 首重复方，余 53 方。

三、《伤寒论》《金匮要略》重复方剂

经统计，《伤寒论》《金匮要略》二书中方剂名称、药物组成、剂量及炮制方法等均相同的方剂共有 23 首，可视为重复方剂，详见表 5-1。

表 5-1 《伤寒论》与《金匮要略》重复方剂统计表

序号	方剂名称	序号	方剂名称	序号	方剂名称
1	十枣汤	9	猪苓汤	17	栀子豉汤
2	文蛤散	10	葛根汤	18	甘草附子汤
3	五苓散	11	小青龙汤	19	半夏泻心汤
4	乌梅丸	12	大青龙汤	20	通脉四逆汤

序号	方剂名称	序号	方剂名称	序号	方剂名称
5	四逆汤	13	大承气汤	21	桂枝附子汤
6	桃花汤	14	白头翁汤	22	桂枝加桂汤
7	桂枝汤	15	炙甘草汤	23	茯苓桂枝甘草大枣汤
8	桔梗汤	16	茵陈蒿汤		

　　除上述情况外，两书中有部分方剂虽方名相同，但药物组成、剂量或炮制方法等稍有差异，故不能认定为重复方剂，如甘草泻心汤，《伤寒论》中记载为："甘草四两（炙），黄芩三两，干姜三两，半夏半升（洗），大枣十二枚（擘），黄连一两。"《金匮要略》记载为："甘草四两，黄芩、人参、干姜各三两，黄连一两，大枣十二枚，半夏半升。"可见，两书记载的虽是同名方剂，但前者甘草炙用、无人参，后者甘草生用、有人参，故不能视为重复方剂。

　　又如茯苓桂枝白术甘草汤，方中白术在《伤寒论》中用"二两"，而在《金匮要略》中用"三两"，显然白术的剂量不同，所以也不能视为重复方剂。

　　再如抵当汤，方中大黄在《伤寒论》中需"酒洗"，在《金匮要略》中需"酒浸"，显然两书记载的炮制方法存在差异，亦不能认定为重复方剂。

　　现对两书中方名相同，因药物组成、剂量或炮制方法等有差异，不能视为重复方的方剂进行统计，具体差异详见表5-2。

表 5-2 《伤寒论》与《金匮要略》中方名相同但不能视为重复方的方剂统计表

序号	方剂名称	《伤寒论》	《金匮要略》
1	黄芩加半夏生姜汤	大枣十二枚（擘） 半夏半升（洗） 生姜一两半	大枣二十枚 半夏半升 生姜三两
2	茯苓桂枝白术甘草汤	白术二两	白术三两
3	小建中汤	生姜三两（切） 甘草二两（炙）	生姜二两 甘草三两（炙）
4	甘草干姜汤	干姜二两	干姜二两（炮）
5	抵当汤	大黄三两（酒洗）	大黄三两（酒浸）
6	甘草泻心汤	半夏半升（洗） 无人参	半夏半升 人参三两
7	瓜蒂散	瓜蒂一分（熬黄） 赤小豆一分	瓜蒂一枚（熬黄） 赤小豆一分（煮）
8	小承气汤	大黄（酒洗）	大黄
9	麻子仁丸	枳实半斤（炙） 大黄一斤（去皮） 厚朴一尺（炙，去皮） 杏仁一升（去皮尖、熬，别作脂）	枳实一斤 大黄一斤 厚朴一尺 杏仁一升
10	小柴胡汤	半夏半升（洗） 甘草三两（炙）	半夏半斤 甘草三两
11	大柴胡汤	无大黄	大黄二两
12	附子汤	附子二枚（炮，去皮，破八片），茯苓三两，人参二两，白术四两，芍药三两	方未见

续表

序号	方剂名称	《伤寒论》	《金匮要略》
13	甘草汤 *1	甘草二两	甘草
14	黄芩汤 *2	黄芩三两，芍药二两，甘草二两（炙），大枣十二枚（擘）	黄芩、人参、干姜各三两，桂枝一两，大枣十二枚，半夏半升
15	柴胡桂枝汤 *3	甘草一两（炙）半夏二合半（洗）	甘草一两 半夏二合半

注 *1:《伤寒论》中甘草汤与《金匮要略》中《千金》甘草汤。

注 *2:《伤寒论》中黄芩汤与《金匮要略》中《外台》黄芩汤。

注 *3:《伤寒论》中柴胡桂枝汤与《金匮要略》中《外台》柴胡桂枝汤。

四、《伤寒论》《金匮要略》收载方剂分析

按医学史诸家论说，张仲景乃"学医术于同郡张伯祖，尽得其传"，又"推本《素问·热论》之旨，兼演伊尹《汤液》而为之"，其"术精于伯祖，起病之验，虽鬼神莫能知之"，并"以所学与已聪，探颐钩玄"，从而"著《伤寒卒病论》十卷行于世"，"然后医方大备"，书中诸方"实万世医门之规矩准绳也，后之欲为方圆平直者，必于是而取则焉"，"实为千古医方之祖"，可谓"功侔造化"。为更好学习张仲景方并指导实践，下面从命名规律、方剂要素及方剂分类三个方面对张仲景方试作探究。

（一）张仲景方剂命名规律分析

中医治病疗疾，一直以张仲景创立的辨证论治为准绳。辨证者，四诊合参，推究病之"理"，"理"明而"法"立，施治者，依法而"方"出，"方"出而"遣药"。可见中医临床辨证论治，是落

实于理、法、方、药之中，而"方"乃枢机，上承理、法，下则遣
药而组"方"，体现的是以方言治，所以病案处方，是医患间的纽
带。患者持方配药，服后取效，说明处方成剂方能发挥疗效。

因此历代医者学习、应诊、传承，都很重视方剂的学习，致有
"汤头（方剂）歌"之流行，这样方剂的名称，就显得格外重要了。
方剂是由"方（即处方）"和"剂（即剂型）"组成的，张仲景所制
方剂运用的剂型也十分丰富，尤以汤剂居多，余如丸剂、散剂、膏
煎剂、熏剂、洗剂等相对较少，但均在方名中有所体现，现将其方
剂命名规律探讨如下：

1. 以药物名称加剂型命名

（1）以全方药物名称加剂型命名：以此方法命名可以直接看出
方剂的药物组成，达到一目了然的效果。如甘草干姜汤、茯苓杏仁
甘草汤、麻黄杏仁甘草石膏汤、厚朴生姜半夏甘草人参汤、苓甘五
味加姜辛半杏大黄汤等；皂荚丸、半夏麻黄丸、当归贝母苦参丸、
干姜人参半夏丸、防己椒目葶苈大黄丸；文蛤散、半夏干姜散、薏
苡附子败酱散等；乌头煎、猪膏发煎等；蜜煎方；雄黄熏方；百合
洗方。

（2）以方剂中主要药物名称加剂型命名：如桂枝汤、麻黄汤、
小柴胡汤、黄连阿胶汤、白头翁汤、附子汤等；麻子仁丸、乌梅
丸、栝蒌瞿麦丸、竹皮大丸等；蜀漆散、牡蛎泽泻散、王不留行
散等。

2. 以方剂功效加剂型命名

（1）汤剂：此剂型最多。

小建中汤："伤寒，阳脉涩，阴脉弦，法当腹中急痛，先与小建
中汤。"

泻心汤："心气不足，吐血，衄血，泻心汤主之。"

温经汤："妇人年五十所，病下利，数十日不止，暮即发热，少腹里急，腹满，手掌烦热，唇口干燥……当以温经汤主之。"

还魂汤："救卒死、客忤死，还魂汤主之方。"

通脉四逆汤："下利清谷，里寒外热，汗出而厥者，通脉四逆汤主之。"

大承气汤："阳明病，脉迟，虽汗出不恶寒者，其身必重，短气，腹满而喘，有潮热者，此外欲解，可攻里也。手足濈然汗出者，此大便已硬也，大承气汤主之。"

"承气者，承胃气也"，根据病情与药力缓急又分为大承气汤、小承气汤、调胃承气汤。

（2）丸剂：如理中丸，理中，理中焦也。"霍乱，头痛发热，身疼痛……寒多不用水者，理中丸主之。"

九痛丸："治九种心痛。"

肾气丸："妇人病，饮食如故，烦热不得卧而反倚息者……此名转胞，不得溺也，以胞系了戾，故致此病。但利小便则愈，宜肾气丸主之。"

（3）其他剂型：如头风摩散、排脓散；小儿疳虫蚀齿方（雄黄熏、烙取效）。

3. 以方剂中主要药物名称加功效加剂型命名

《千金》内补当归建中汤："治妇人产后虚羸不足，腹中刺痛不止，吸吸少气，或苦少腹中急摩痛，引腰背，不能食饮，产后一月，日得四五剂为善。令人强壮，宜。"

葶苈大枣泻肺汤："肺痈，喘不得卧，葶苈大枣泻肺汤主之。"

甘草泻心汤："狐惑之为病，状如伤寒，默默欲眠，目不得闭，卧起不安，蚀于喉为惑，蚀于阴为狐，不欲饮食，恶闻食臭，其面目乍赤、乍黑、乍白。蚀于上部则声喝。甘草泻心汤主之。”

黄芪建中汤："虚劳里急，诸不足，黄芪建中汤主之。"

附子泻心汤："心下痞，而复恶寒汗出者，附子泻心汤主之。"

桂枝救逆汤："火邪者，桂枝去芍药加蜀漆牡蛎龙骨救逆汤（简称桂枝救逆汤）主之。"

4. 以方剂组成药物数量、功效、姓氏加剂型命名

（1）以方剂组成药物数量加剂型命名：如一物瓜蒂汤，方中只有瓜蒂一味药。"太阳中暍，身热疼重而脉微弱，此以夏月伤冷水，水行皮中所致也，一物瓜蒂汤主之。"

厚朴三物汤，方由厚朴、大黄、枳实三味药组成。"痛而闭者，厚朴三物汤主之。"

厚朴七物汤，方由厚朴、甘草、大黄、大枣、枳实、桂枝、生姜七味药组成。"病腹满，发热十日，脉浮而数，饮食如故，厚朴七物汤主之。"

（2）以方剂组成药物数量加功效加剂型命名：如三物备急丸，由"大黄一两，干姜一两，巴豆一两（去皮、心，熬，外研如脂）"三味药杵为散，用蜜和丸组成，"主心腹诸卒暴百病，若中恶客忤，心腹胀满，卒痛如锥刺，气急口噤，停尸卒死者，以暖水若酒，服大豆许三四丸。"

（3）以姓氏加药物数量加剂型命名：如崔氏八味丸，"治脚气上入，少腹不仁。"方由干地黄、山茱萸、薯蓣、泽泻、茯苓、牡丹皮、桂枝、附子八味药组成。

5. 以主治病或证加剂型命名

（1）以主治病加剂型命名：如奔豚汤，"奔豚气上冲胸，腹痛，往来寒热，奔豚汤主之。"乃专方专病之用。

（2）以主治证加剂型命名：如陷胸汤（丸）。

大陷胸汤："太阳病，脉浮而动数，浮则为风，数则为热，动则为痛，数则为虚。头痛发热，微盗汗出，而反恶寒者，表未解也。医反下之，动数变迟，膈内拒痛，胃中空虚，客气动膈，短气躁烦，心中懊侬，阳气内陷，心下因硬，则为结胸，大陷胸汤主之。"

小陷胸汤："小结胸病，正在心下，按之则痛，脉浮滑者，小陷胸汤主之。"

大陷胸丸："病发于阳，而反下之，热入因作结胸；病发于阴，而反下之，因作痞也。所以成结胸者，以下之太早故也。结胸者，项亦强，如柔痓状，下之则和，宜大陷胸丸。""结胸证，其脉浮大者，不可下，下之则死。""结胸证悉具，烦躁者亦死。"

6. 以药物加辅料（或兼为药物）加剂型命名

（1）酒、白酒、清酒：如红蓝花酒、栝蒌薤白白酒汤、《千金》麻黄醇酒汤。

（2）苦酒（醋）：如苦酒汤、黄芪芍药桂枝苦酒汤。

（3）猪膏：如猪膏发煎。

7. 以方中主药药物剂量或相合诸方之剂量加剂型命名

（1）以方中主药药物剂量加剂型命名：如十枣汤，方由芫花、甘遂、大戟和大枣四味药组成，其中芫花、甘遂、大戟均为峻下逐水剂，以甘缓之大枣煮汤煎药，固护胃气，故以方中大枣十枚命名。

桂枝加芍药生姜各一两人参三两新加汤，本方在桂枝汤基础上，芍药、生姜剂量各增一两，再增人参三两而命名。

（2）以相合诸方之剂量加剂型命名：如桂枝麻黄各半汤、桂枝二麻黄一汤、桂枝二越婢一汤。

8. 以方剂之药物加减加剂型命名

在《伤寒论》与《金匮要略》两部经典中，这类方剂数量较多，如桂枝加附子汤、桂枝去芍药汤、桂枝去桂加茯苓白术汤、柴胡加芒硝汤、柴胡去半夏加栝蒌汤、白虎加人参汤、通脉四逆加猪胆汤等。

9. 以颜色加剂型命名

（1）桃花汤：方中赤石脂留半量研粉，取定量粉末入汤剂，则汤色若桃花，因此得名。

（2）赤丸：组方药物研末后，加入真朱（朱砂）粉末，合匀制蜜丸呈红色，而称赤丸。

（3）白散（《外台》桔梗白散）：组方药物桔梗、贝母、巴豆（去皮、心，熬黑研如脂）皆为白色，制散而称白散。

10. 以星宿、四象加剂型命名

方剂的命名，有时也被医家作为一种文化承载方式而反映成书年代的社会文化特征。张仲景生活的汉代，受道家思想影响比较深，所以其方中有青龙、白虎之类的方剂命名。又如前述皇甫谧认为张仲景书继承伊尹《汤液经法》，而伊尹时代正是道家为统之时，陶弘景在《辅行诀脏腑用药法要》中云："经方之治，有二旦、六神、大小等汤。昔南阳张机，依此诸方，撰为《伤寒论》一部。"该书多处引录《汤液经法》，如大小、二旦、六神方，而张仲景方中黄芪建中汤加人参即大阳旦汤，桂枝汤即为小阳旦汤，竹叶石膏汤去人参加生姜即大白虎汤，白虎汤即为小白虎汤，黄连阿胶汤即为小朱雀汤。其中阳旦汤尚保留在《金匮要略·妇人产后病证治第二十一》篇中，其云："产后风，续之数十日不解，头微痛，恶寒，时时有热，心下闷，干呕汗出。虽久，阳旦证续在耳，可与阳旦汤。即桂枝汤，见下利中。"又有真武汤，方剂名称未变；青龙汤分为大小之制，皆可发汗，正如东方之神龙兴云布雨之功。汉初黄老之学，盛极一时，但自武帝独尊儒术之后，道家影响逐渐降低，东汉时尤近汉末（张仲景时代），其在医药方剂命名中的应用就为数不多了。

（二）张仲景方剂要素之探

张仲景在《伤寒论》《金匮要略》二部经典中所制方剂的要素主要有方剂名称、主治、药物组成、药物炮制、药物剂量、方剂制法、服（用）法、将息、禁忌、药效反应十个方面。

1. 方剂名称

已在前文"张仲景方剂命名规律分析"处详述，不再赘述。

2. 主治

主治即该方剂的适应病证，这是张仲景在长期临床实践中总结出来的。如《伤寒论》之桂枝汤，其适应病为"太阳病"，适应证为"太阳中风，阳浮而阴弱。阳浮者，热自发，阴弱者，汗自出。啬啬恶寒，淅淅恶风，翕翕发热，鼻鸣干呕"；桂枝加葛根汤适应病也为"太阳病"，适应证也有"汗出""恶风"，但增加了"项背强几几"的证候；桂枝去芍药汤适应病亦为"太阳病"，但适应证为"下之后，脉促胸满者"；适应病同为"太阳病"的麻黄汤，其适应证却为"头痛发热，身疼腰痛，骨节疼痛，恶风无汗而喘"。

可见各方剂均有明确的适应"病""证"，而且在适应病相同之时，由于临床见证不同，会开具不同方剂，反映了辨证施治精准治疗的妙处。

3. 药物组成

药物是方剂组成的最关键要素，是药物疗法最核心的内容。方剂组成药物是依据主治病、证，辨证遣药，配伍组方的。如桂枝汤，即依其病、脉、证而遣用桂枝为主药，芍药为辅助，炙甘草、生姜、大枣协同助力而取效。这种数药相对稳定的配伍组合，具有相对稳定的疗效，而随证加减用药，又充分发挥了辨证用药的灵活性，使治疗更趋精准。

4. 药物炮制

张仲景制方所用药物，或净制，或切制，或炮炙，具体炮制要求多在药物脚注中提出，少部分会在方剂制法中详述。药物炮制关乎药效的发挥，是方剂中尤为重要的内容。

宋代校正医书局高保衡、林亿等在《伤寒论》的序言中称张仲景"撰用《神农本草》以为《汤液》"，"撰用《神农本草》"，即取《神农本草经》之药，遵其"生熟"异用之旨，融自己临床用药之所得，而为汤液也。如地黄一药，《神农本草经》有鲜、干之不同，云："干地黄，味甘，寒。主折跌绝筋，伤中，逐血痹，填骨髓，长肌肉。作汤，除寒热积聚，除痹，生者尤良。"此"生者"即鲜地黄也。由此可知，《神农本草经》干地黄，是干生地黄，"生者"是鲜生地黄，功效以鲜生地黄为佳。在具体方剂应用时，《金匮要略》中治"百合病不经吐、下、发汗，病形如初者"的百合地黄汤，用"生地黄汁一升"，即是鲜地黄取汁用；《伤寒论》治"伤寒脉结代，心动悸"的炙甘草汤，用"生地黄一斤"，即是"干生地黄"；《金匮要略》崔氏八味丸、肾气丸、薯蓣丸、大黄䗪虫丸、黄土汤、芎归胶艾汤和《千金》三物黄芩汤，诸方所用地黄更直书"干地黄"；而《金匮要略》之防己地黄汤，要求生地黄要蒸之如斗米饭久，取其汁合入药液中服，则是用"熟地黄"，配伍其他药治疗中风历节病之"病如狂状，妄行，独语不休，无寒热，其脉浮"。可见地黄一药，张仲景临证应用时，已有鲜生地黄、干地黄和熟地黄之别，后世则称"干地黄清热凉血，生者尤良，熟地黄性温，滋补肝肾"。

又如甘草之用，在《伤寒论》的113首方剂中，有70首应用到甘草，但其中只有甘草汤、桔梗汤和厚朴生姜半夏甘草人参汤3首用到生甘草，其余67首所用甘草皆脚注为"炙"。后世称"生用大凉，泻热；火炙则温，能补上中下三焦元气"。

张仲景方剂中药物炮制非常重要，同一种药物，炮制方法不同，所得炮制品（现代称为"饮片"）性味、功效也会有不同，这样可根据临床辨证论治的需要，灵活选用适宜炮制品，以发挥预期功效。

5. 药物剂量

药物剂量，对方剂疗效至关重要，同一药物，剂量不同，疗效便会产生差异，谓之"量－效"关系。如四逆汤，原方为"甘草二两（炙），干姜一两半，附子一枚（生用，去皮，破八片）"，但方后提示："强人可大附子一枚，干姜三两。"可见临证之时，面对相同的病、证，确定剂量时还要注意患者的体质强弱状况，体质强壮者，剂量要加大，否则疗效不佳。

又如桂枝加桂汤，其方剂药物组成与桂枝汤完全相同，均为"辨太阳病脉证并治"方，但较之桂枝汤，惟桂枝一味，剂量由三两增至五两，方云："本云桂枝汤，今加桂满五两，所以加桂者，以能泄奔豚气也。"说明药物剂量与病、证相应，此例桂枝剂量增加二两，是为应对"奔豚"之证。

再如吴茱萸汤，在《伤寒论》"辨阳明病脉证并治第八"中治

"食谷欲呕，属阳明也"，方用"吴茱萸一升（洗），人参三两，生姜六两（切），大枣十二枚（擘）"；在"辨少阴病脉证并治第十一"中治"少阴病，吐利，手足逆冷，烦躁欲死者"，方用"吴茱萸一升，人参二两，生姜六两（切），大枣十二枚（擘）"。两者组方药物相同，但人参的剂量略有差异，治"食谷欲呕"之阳明病，人参为三两，治"吐利，手足逆冷，烦躁欲死者"之少阴病，人参用二两。可见，药物剂量的变化可对应不同的病、证。

6.方剂制法

方剂制法，主要是指临证处方之后，制备成何种剂型供病人服用。张仲景针对不同病证确定了不同剂型，以求取得好的疗效，这就涉及到剂型的选择和如何制备，这与药效的发挥有直接关系。

《伤寒论》与《金匮要略》两书载录的方剂，以汤剂最多，其次为丸剂和散剂等剂型，其中膏煎剂、栓剂、洗剂等虽应用较少，但各有特点。传统认为"汤者荡也"，是速效剂型；"丸者缓也"，是缓效剂型；"散者散也"也有"去急病用之"之说。

如抵当汤与抵当丸，两者组成药味相同，均配伍水蛭、虻虫，破血之力强。再配伍桃仁，其活血化瘀功效更强。当症见"其人发狂者，以热在下焦，少腹当硬满"时，说明病情较重，当制抵当汤以应之；症见"伤寒有热，少腹满"时，蓄血证较前为轻，不仅方中水蛭、虻虫的剂量由各三十个减为各二十个，大黄也无需酒洗，而且不制汤剂用丸剂，表明不取速效，缓效即可。

又如理中丸及汤，均治"霍乱，头痛发热，身疼痛……寒多不用水者"，理中者，理中焦也。张仲景认为丸剂"不及汤"，故未改变方中药物和剂量，只改变了剂型。且该方丸剂以蜜和丸，更有缓效之意，可见汤、丸两种剂型存在差异，应针对病情而定。

散剂如瓜蒂散，书言："病如桂枝证，头不痛，项不强，寸脉微浮，胸中痞硬，气上冲喉咽，不得息者，此为胸有寒也。当吐之，宜瓜蒂散。"服后"不吐者"，还须"少少加，得快吐乃止。诸亡血虚家，不可与瓜蒂散"，表明瓜蒂散对"气冲喉咽"呼吸障碍之急证，速当吐之以缓解，确有实效。

除了剂型选择，制剂工艺也非常重要，如汤剂制备的溶媒就多种多样，除常用的水外，还有酒、醋、蜜等，煎煮之时还有先煎、后下、包煎、烊化、去滓再煎（即浓缩）等的讲究，这都与临床疗效密切相关。如峻下之药大黄，在大承气汤中，因症见"腹满而喘""大便已硬"，故要求"后下"，以发挥其荡涤之功；而在小承气汤中，则要求与厚朴、枳实同煎，以求"微和胃气，勿令至大泄下"，因为三药同煎，煎煮时间会延长，大黄的泻下之力得以缓和。再如麻黄汤中要求麻黄先煎，小柴胡汤要求"去滓，再煎"，即水煎液浓缩后再服用。

张仲景两部经典剂型丰富多彩，制备工艺多种多样，后边尚有专章讨论，在此不一一赘述。

7. 服药法

服药法也与方药取效密切相关，历来非常讲究。张仲景在两部经典中，针对不同病证，不同剂型，提出了多种服药法，对服药的时间、次数、剂量和温度都做了明确要求。张仲景方剂的应用除内服外，尚有外用的，如外用散剂、栓剂、洗剂等，后边有专章论述，此处不再论，单就内服药的服药法进行说明。

（1）服用药时间：服用药时间多因病证而异，《神农本草经》曰："病在胸膈以上者，先食后服药；病在心腹以下者，先服药而后食；病在四肢血脉者，宜空腹而在旦；病在骨髓者，宜饱满而在夜。"

张仲景深谙此理，针对一些特殊病证之方剂的服药时间提出了更明确的要求。如治疗蛔厥的乌梅丸，要"先食，饮服十丸"，这是因为"蛔上入膈，故烦。须臾复止，得食而呕，又烦者，蛔闻食复出，其人常自吐蛔"。又如十枣汤，乃逐水峻剂，要求"平旦服"，此一者平旦乃阳气升发之时，此时服药更得正气相助，有利祛邪外出；二者平旦既已服药，对此峻下之药的作用可有一天的监控，"得快下利后"可立进糜粥以自养。再如蜀漆散，主治疟疾，鉴于疟疾之为病，发作有时，故要求"未发前，以浆水服半钱"，即发病前服药，是为了提前控制疟疾的发作。

（2）服药次数：张仲景对服用药次数的要求是视病情而定的，通常情况下要求"日三服"，也有要求"日二服""日一服"或"顿服"。但针对特殊病证的方剂，会有不同要求。如黄芩汤、黄芩加半夏生姜汤、赤丸均要求"日再夜一服"，麦门冬汤、奔豚汤、生姜半夏汤均要"日三夜一服"，竹皮大丸等更要求"日三夜二服"。

还有部分方剂，要根据服药后的反应，再决定是否继续服用药。如栀子豉汤，要求"得吐后，止服"。

（3）服药剂量：张仲景临床应用汤、丸、散等方药，一般对其服药剂量都有明确要求，但也会根据服药后的反应，及时调整药用剂量。如瓜蒂散，服后"不吐者，少少加，得快吐乃止"，乌梅丸"饮服十丸，三服，稍加至二十丸"。

（4）服药温度：张仲景所制方剂通常要求温服，但也有个别要求"冷服""沸汤服"。如生姜半夏汤，煎好后，要"小冷，分四服，日三夜一服"；文蛤散要"以沸汤五合，和服方寸匕"。

8. 服药后"将息"

服药后的"将息"即服药以后的将养调息，有护理、调治之意。如桂枝汤，服药后"须臾啜热稀粥一升余，以助药力。温覆令一时许，遍身漐漐，微似有汗者益佳，不可令如水流漓，病必不除。若一服汗出病差，停后服，不必尽剂。若不汗，更服依前法。又不汗，后服小促其间，半日许，令三服尽。若病重者，一日一夜服，周时观之。服一剂尽，病证犹在者，更作服。若汗不出，乃服至二三剂"，详细介绍了"将息"的具体事项：喝完温热的汤药，短时间内再喝些热稀粥，协助药力发挥；同时要加盖温暖的衣被，帮助发汗，但又不可发汗过度至如水流漓；若一服便出汗，可停服余药；若不出汗，要继续服药，并缩短服药间隔时间，甚至要服至二三剂，务必令汗出邪去。此乃服药后"将息"的典型方剂，多个桂枝汤类方均要求"将息如前法"。

栝蒌桂枝汤服药后"取微汗。汗不出，食顷，啜热粥发之"，未要求"温覆"衣被；葛根汤、麻黄汤等则明确告知"覆取微似汗，不须啜粥"；而五苓散服药后要求"多饮暖水，汗出愈，如法将息"。发汗解表，以微似汗为宜，不可过汗，如大青龙汤就指出"取微似汗，汗出多者，温粉粉之"。有些病证，服药见效后，尚要"糜粥自养"，如十枣汤服药"得快利后，糜粥自养"，以恢复脾胃功能。服同一方剂，因病位不同，病证有异，将息也有不同。如《伤寒论》白散，"病在膈上必吐，在膈下必利，不利，进热粥一杯，利过不止，进冷粥一杯"。可见，将息也要辨证而行。

9. 禁忌

禁忌，特指在服药期间，需要禁止和注意的事项，否则会影响药效发挥，甚至产生不良反应，故服用药后的宜忌是要引起注意的。

张仲景在桂枝汤下明确提出："禁生冷、黏滑、肉面、五辛、酒酪、臭恶等物。"这就是后世俗称的"忌口"。在《金匮要略》侯氏黑散中更提出："禁一切鱼肉大蒜，常宜冷食，六十日止，即药积在腹中不下也。热食即下矣，冷食自能助药力。"先是禁止"一切鱼肉大蒜"，然后便是"宜""忌"了。"常宜冷食，六十日止"，为的是"药积在腹中不下也"，以求取药效。另外，因"冷食自能助药力"，而"热食即下矣"，故要"忌"热食。

可见遵医嘱，严禁忌，是保障药力发挥、取得预期疗效的重要事项，不可忽视。

10. 服药后要观察药效反应

病患就医，医者辨证施治，开出一剂方药，或汤或丸，或散或煎，患者服用后，一定要密切观察，以正确判断什么情况为病愈可停药，什么情况病尚未愈要继续服用药。如前述的桂枝汤，作为解表剂，"若一服汗出病差，停后服，不必尽剂"，说的是一剂桂枝汤，煎得药液三升，若服一升而汗出，即病已愈，可停药，不必将余下的二升药液服完。如果服药后未见出汗，说明病尚未愈，需继续服药，即所谓的"若不汗，更服依前法。又不汗，后服小促其间，半日许，令三服尽。若病重者，一日一夜服，周时观之。服一剂尽，病证犹在者，更作服。若汗不出，乃服至二三剂"。

再如前述瓜蒂散，作为涌吐剂，服药后"不吐者，少少加"，要"得快吐乃止"，即涌吐为效，吐后即可停药。

上述十项，从处方遣药至服用药后的药效观察，是医圣张仲景诊疗制方的十大要素，值得后世医者深入学习，继承并发扬光大。

（三）张仲景方剂分类之探

张仲景临床诊疗，通过对病、脉、证的精准辨析而明理，理明而法立，依法制方遣药，精而不杂。《伤寒论》与《金匮要略》分别有其明确的分类方法。《伤寒论》首先以三阴三阳、六经辨证为纲，书中多篇冠以"辨太阳病脉证并治""辨阳明病脉证并治""辨少阳病脉证并治""辨太阴病脉证并治""辨少阴病脉证并治""辨厥阴病脉证并治"诸名称进行归类；其次，有两篇以病为纲进行归类，如"辨霍乱病脉证并治""辨阴阳易差后劳复病脉证并治"；另有八篇涉及汗、吐、下三法的分类，如"辨不可发汗病脉证并治""辨可发汗病脉证并治""辨发汗后病脉证并治""辨不可吐""辨可吐""辨发汗吐下后病脉证并治""辨不可下病脉证并治""辨可下病脉证并治"。

《金匮要略》则主要以病为纲，以病证结合进行分类，如前二十二篇以"百合狐惑阴阳毒病脉证治""疟病脉证并治""肺痿肺痈咳嗽上气病脉证治""胸痹心痛短气病脉证治""五脏风寒积聚病脉证并治""消渴小便不利淋病脉证并治""疮痈肠痈浸淫病脉证并治""妇人妊娠病脉证并治"等为篇名；第二十三篇为"杂疗方"，包括退五脏虚热、卒死、尸蹶、自缢、溺死、马坠及一切筋骨损伤等；第二十四和二十五篇，则为"禽兽鱼虫禁忌并治""果实菜谷禁忌并治"。上述篇名统领诸方，涉及内、外、妇、儿等各科。

张仲景临证制方，辨证论治，以论言理，个体方案的制定依据病证结合，脉证合参，依法制方，以方言治，真正体现个体化诊治方案。两书所制之方，在其不同的分类中，有各自的原则和规律。后之学者须深入学习，深刻体悟，掌握要旨，验于临床，定能确保临床疗效。

除上述《伤寒论》《金匮要略》的分类，后世还从不同角度，运用不同方法，对张仲景的制方原则和规律进行探讨和分类，其中最常见的当属按治法进行分类。宋·韩祗和《伤寒微旨论》"温中篇"罗列了三阴病的条文及方剂，如四逆汤、附子汤、吴茱萸汤等，是对《伤寒论》方剂按治法分类的早期雏形；宋代《圣济总录·伤寒门》对张仲景方剂按"可汗""可下""可吐""可温"进行分类，指出了各类立法大意及所属方剂，如"可汗"为"阳经受邪，未传诸阴，其邪在表，故当发汗，此大约也"，法下之方有麻黄汤、大青龙汤等，为后世按治法分类奠定了基础，提供了思路。

金代成无己《伤寒明理论》以《内经》阐释《伤寒论》治法，云："《内经》曰：其高者，因而越之。其下者，引而竭之。中满者，泻之于内。其有邪者，渍形以为汗。其在皮者，汗而发之。治伤寒之妙，虽有变通，终不越此数法也。"又以病邪所在部位论，指出："伤寒，邪气在表者，必渍形以为汗。邪气在里者，必荡涤以为利。其于不外不内，半表半里，既非发汗之所宜，又非吐下之所对，是当和解则可矣。"成氏又以"十剂"为"制方之体"来阐释张仲景之方，为后世按"十剂"之功效来分类张仲景方开辟了新的途径。

金代刘完素《伤寒直格·主疗》对张仲景方提出了"双除表里之热"法，后世表里之剂盖由此也。

明代张景岳在《景岳全书》卷八"伤寒治例"下，按汗散类、温中和中类、清里类、涌吐类、攻下类、培补类对《伤寒论》方剂及其他伤寒方剂进行了分类。

清代王子接《伤寒古方通》将《伤寒论》方剂按治法分为和剂、寒剂、温剂、汗剂、吐剂和下剂六大类，并分别列举了代表方剂。

清代周学海《读医随笔》将《伤寒论》方剂分为发表、温里、清气、攻血四类。

清代程钟龄《医学心悟》卷一详述了"医门八法"之汗、和、下、消、吐、清、温、补，卷二阐述了《伤寒论》的理论和证治。程氏虽非专门针对张仲景方进行分类，但此八法中张仲景方均有体现，如汗法之桂枝汤、和法之小柴胡汤、下法之承气汤类、消法之枳术汤、吐法之瓜蒂散、清法之白虎汤类、温法之四逆汤类、补法之当归生姜羊肉汤等。可见张仲景是最早运用"汗、和、下、消、吐、清、温、补"八种治法的大家，为后世医家树立了典范。

随着临床应用经验的不断总结，为了方便学习，后世又将张仲景方细分为解表剂，如桂枝汤、麻黄汤等，后经发展，又再分为辛温解表剂、辛凉解表剂；涌吐剂，如瓜蒂散；和解剂，如小柴胡汤等；泻下剂，如大、小、调胃承气汤，麻子仁丸等；表里双解剂，如大柴胡汤、厚朴七物汤等；温里回阳剂，如乌头汤、四逆汤等；清热泻火剂，如泻心汤、白虎汤等；消痰化积剂，如枳术汤、鳖甲煎丸等；补益剂，如当归生姜羊肉汤等；理气剂，如半夏厚朴汤、枳实薤白桂枝汤等；理血剂，如大黄䗪虫丸、黄土汤等；祛湿剂，如茵陈蒿汤、苓桂术甘汤等；润燥剂，如麦门冬汤等；利水渗湿剂，如五苓散等；祛痰剂，如皂荚丸、苓甘五味姜辛汤等；治疮痈剂（包括金疮、皮肤浸淫疮等），如大黄牡丹汤、王不留行散、黄连粉等；驱虫剂，如乌梅丸等；解毒剂，如大豆煮浓汁饮、甘草煮汁饮、紫苏煮汁饮、莽草煮汁饮等。

综上所述，我们可深刻认识到，治法分类是从立法与处方的内在关系出发的，体现了"方从法出，以法统方"原则。"病脉证治"之"治"是立法组方的依据，而组方、遣药是"法"的体现和验证，表明了"方"在"理、法、方、药"中的重要地位。凡为医者，一定要深入学习，体悟而用之。

第三节 《伤寒论》《金匮要略》方剂配伍

金元四大家之一的李东垣曾引张元素之言，曰："仲景药为万世法，号群方之祖，治杂病若神，后之医家，宗《内经》法，学仲景心，可以为师矣。"故后世尊张仲景为"医圣"，称其方为"经方"。"经方"之制，确立了药物配伍原则，对后世影响巨大，成为后世方剂发展的基础，并以此化裁出无数新的有效方药，极大地丰富了中医临床用药，对中华民族的卫生保健事业贡献巨大。

一、七方

古因组方配伍用药不同，而有大、小、缓、急、奇、偶、复"七方"之说。岐伯曰："气有多少，形有盛衰，治有缓急，方有大小。又曰：病有远近，证有中外，治有轻重。近者奇之，远者偶之。汗不以奇，下不以偶。补上治上制以缓，补下治下制以急。近而偶奇，制小其服；远而奇偶，制大其服。大则数少，小则数多。多则九之，少则二之。奇之不去则偶之，偶之不去则反佐以取之，所谓寒热温凉，反从其病也。"

刘完素对七方之制的看法："流变在乎病，主病在乎方，制方在乎人。方有七，大、小、缓、急、奇、偶、复也。制方之体，本于气味……或收或散，或缓或急，或燥或润，或软或坚，各随脏腑之证，而施药之品味，乃分七方之制也。"

1. 大方

岐伯曰："君一臣二佐九，制之大也。君一臣三佐五，制之中也。君一臣二，制之小也。"

刘完素曰："身表为远，里为近。大小者，制奇偶之法也。假如小承气汤、调胃承气汤，奇之小方也，大承气汤、抵当汤，奇之大方也，所谓因其攻里而用之也。桂枝、麻黄，偶之小方也，葛根、青龙，偶之大方也，所谓因其发表而用之也。"

张从正曰："大方有二：有君一臣三佐九之大方，病有兼证而邪不一，不可以一二味治者宜之；有分两大而顿服之大方，肝肾及下部之病道远者宜之。"

可见大方之义有二：一者配伍药味数量多，或君一臣三佐五，或君一臣三佐九等，以适应证有兼证而邪不一者，如桂枝麻黄各半汤、柴胡加龙骨牡蛎汤、桂枝去芍药加麻黄细辛附子汤等；二者配方药味分量大而顿服，以适应五脏之远端的下焦肝肾病或身体下部的疾病，如大黄牡丹汤、大黄硝石汤等。

2. 小方

张从正曰："小方有二：有君一臣二之小方，病无兼证，邪气专一，可一二味治者宜之；有分两少而频服之小方，心肺及在上之病者宜之，徐徐细呷是也。"前者如芍药甘草汤、甘草干姜汤，后者如甘草汤、苦酒汤。

3. 缓方

岐伯曰："补上治上制以缓，补下治下制以急，急则气味厚，缓则气味薄，适其至所。"

张从正曰："缓方有五：有甘以缓之之方，甘草、糖、蜜之属是也，病在胸膈，取其留恋也。有丸以缓之之方，比之汤散，其行迟慢也。有品件众多之缓方，药众则递相拘制，不得各骋其性也。有无毒治病之缓方，无毒则性纯功缓也。有气味俱薄之缓方，气味薄则长于补上治上，比至其下，药力已衰矣。"

上述缓方，在张仲景方中均有体现，如黄芪建中汤为"甘以缓之之方"；理中丸为"丸以缓之之方"；肾气丸为"品件众多之缓方"；薯蓣丸为"无毒治病之缓方"；苇茎汤为"气味俱薄之缓方"。

关于缓方之用，王好古指出："治主宜缓，缓则治其本也。"这应为缓方之主旨。

4. 急方

张从正曰："急方有四：有急病急攻之急方，中风、关格之病是也。有汤散荡涤之急方，下咽易散而行速也。有毒药之急方，毒性能上涌下泄以夺病势也。有气味俱厚之急方，气味俱厚，直趋于下而力不衰也。"

张仲景方中，抵当汤、通脉四逆汤即为"急病急攻之急方"；大承气汤、大陷胸汤为"汤散荡涤之急方"；瓜蒂散、十枣汤为"有毒药之急方"；厚朴大黄汤为"气味俱厚之急方"。如王好古所言："急则治其标也。"

5. 奇方

关于奇方，王冰曰："单方也"。张从正曰："奇方有二：有独用一物之奇方，病在上而近者宜之。有药合阳数一、三、五、七、九之奇方，宜下不宜汗。"

"独用一物之奇方"有瓜蒂散、文蛤散等；"药合阳数一、三、五、七、九之奇方"有矾石汤、厚朴三物汤、五苓散、厚朴七物汤、奔豚汤等。可见奇方之制有大方，有小方，对此刘完素云："假如小承气、调胃承气，奇之小方也；大承气、抵当汤，奇之大方也，所谓因其攻下而为之也。"

6. 偶方

张从正曰："偶方有三：有两味相配之偶方；有古之二方相合之偶方，古谓之复方，皆病在下而远者宜之；有药合阴数二、四、六、八、十之偶方，宜汗不宜下。"

"两味相配之偶方"有栀子豉汤、甘草干姜汤等；"古之二方相合之偶方"有柴胡桂枝汤等；"药合阴数二、四、六、八、十之偶方"有干姜附子汤、桂枝甘草龙骨牡蛎汤、桂枝加附子汤、葛根加半夏汤、竹叶汤等。刘完素云："桂枝、麻黄，偶之小方也；葛根、青龙，偶之大方也，所谓因其发表而用之也。"

7. 复方

岐伯曰："奇之不去则偶之，是谓重方。"王好古进一步说："奇之不去复以偶，偶之不去复以奇，故曰复。复者，再也，重也。所谓十补一泻，数泻一补也。又伤寒见风脉，伤风得寒脉，为脉证不相应，宜以复方主之。"张从正则明确指出："复方有三：有二方、三方及数方相合之复方，如桂枝二越婢一汤……有本方之外别加余药……有分两均齐之复方……"

"数方相合之复方"有桂枝去芍药加麻黄细辛附子汤等，"本方之外，别加余药"有桂枝加芍药生姜各一两人参三两新加汤等，"分两均齐之复方"有赤石脂禹余粮汤、猪苓汤等。

上述大、小、缓、急、奇、偶、复之七方之制，在方剂制定及配伍用药中有指导意义，值得深入研究。

二、单方与复方

张仲景临床诊疗制方疗效突出，为后世所宗。在后世医者学习张仲景制方时，单方、复方更易被区分掌握。单方在"七方"中，为"奇方"之"独用一味"者；复方，在"七方"中为"二、三及数方相合"之方，或"本方之外别加余药"之方，多为二味药以上（包括二味药）组成之方，均为后世之共识。

1. 单方

单方，即奇方，属小方。经统计，《伤寒论》所载113首方剂中，单方较少，共有6首，分别为文蛤散、甘草汤、猪肤汤、烧裈散、蜜煎方和猪胆汁方。《金匮要略》所载258首方剂中，单方共有52首，其中前二十二篇载单方16首，包含一物瓜蒂汤、百合洗方、苦参汤、雄黄熏方、矾石汤、皂荚丸、乌头煎、文蛤散、诃黎勒散、鸡屎白散、红蓝花酒、蛇床子散、狼牙汤13首正方，以及《肘后》獭肝散、《千金》甘草汤、《千金》麻黄醇酒汤3首附方。后三篇载单方36首，分别为：①"救卒死"之"薤捣汁，灌鼻中"；②"救卒死"之"雄鸡冠割取血，管吹内鼻中"；③"救小儿卒死而吐利不知是何病方"；④"治尸厥方"之"菖蒲屑，内鼻两孔中吹之"；⑤"治尸厥方"之"今人以桂屑着舌下"；⑥"治尸厥方"之"剔取左角发方寸，烧末，酒和，灌令入喉，立起"；⑦"疗中暍方"；⑧"救溺死方"；⑨"治自死六畜肉中毒方"；⑩"治食郁肉漏脯中毒方"之"烧犬屎，酒服方寸匕，每服人乳汁亦良"；⑪"治食郁肉漏脯中毒方"之"饮生韭汁"；⑫"治黍米中藏干脯食之中毒方"；⑬"治食生肉中毒方"；⑭"治六畜鸟兽肝中毒方"；⑮"治马肝毒中人未死方"之"雄鼠屎二七粒，末之，水和服，日再服"；⑯"治马肝中毒人未死方"之"人垢，取方寸匕，服之佳"；⑰"治食马肉中毒欲死方"之"煮芦根汁"；⑱"治啖蛇牛肉食之欲死方"之"饮人乳汁一升"；⑲"治啖蛇牛肉食之欲死方"之"以泔洗头，饮一升"；⑳"治啖蛇牛肉食之欲死方"之"牛肚细切，以水一斗，煮取一升，暖饮之，大汗出者愈"；㉑"治食牛肉中毒方"；㉒"治食犬肉不消成病方"；㉓"治食鲙不化成癥病方"之"马鞭草，上一味，捣汁饮之"；㉔"食鲙多不消结为癥病治之方"之"以姜叶汁，饮之一升，亦消"；㉕"食鱼后中毒面肿烦乱治之方"；㉖"食蟹中毒治之方"之"紫苏，煮汁，饮之三升"；㉗"食蟹中毒治之方"之"紫苏子捣汁饮之"；㉘"食蟹中毒治之方"之"冬瓜汁，饮二升"；㉙"食诸果中毒治之方"；㉚"食诸菌中毒闷乱欲死治之方"之"人粪汁，饮一升"；㉛"蜀椒闭口者，有毒。误食之，戟人咽喉，气病欲绝，或吐下白沫，身体痹冷，急治之方"之"食蒜"；㉜"误食钩吻杀人解之方"；㉝"治食芹菜中龙精病方"；㉞"食苦瓠中毒治之方"；㉟"饮食中毒烦满治之方"之"犀角汤"；㊱"贪食食多不消心腹坚满痛治之方"。

2. 复方

七方之制中复方之义已在前述。

后世所谓复方，即二味药以上（包括二味药）组成的方剂，二、三方及数方相合之方，亦为复方的一种。经统计，《伤寒论》中复方共有107首，《金匮要略》中复方共有206首，其中前二十二篇189首，后三篇17首。后三篇所载复方分别为：①四时加减柴胡饮子；②长服诃黎勒丸；③三物备急丸；④紫石寒食散；⑤"救卒死方"之"猪脂如鸡子大，苦酒一升，煮沸，灌喉中"；⑥"救卒死方"之"鸡肝及血涂面上，以灰围四旁，立起"；⑦"救卒死方"之"大豆二七粒，以鸡子白并酒和，尽以吞之"；⑧"救卒死而目闭者方"；⑨"救卒死而张口反折者方"；⑩"救卒死而四肢不收失便者方"；⑪"救卒死、客忤死"之"还魂汤"；⑫"救卒死、客忤死"之"韭根一把，乌梅二七个，吴茱萸半升（炒）。上三味，以水一斗，煮之"；⑬"治马坠及一切筋骨损方"；⑭"治食马肉中毒欲死方"之"香豉二两，杏仁三两。上二味，蒸一食顷，熟，杵之服，日再服"；⑮"治食鸟兽中箭肉毒方"；⑯"治食鲙不化成癥病方"；⑰"诸毒"之"宜煮甘草荠苨汁饮之"。

张仲景临证制复方，多由2~8味药组成，用9味药（包括9味药）以上组方的方剂很少。在《伤寒论》中，含9味药及以上的方剂有柴胡桂枝汤、炙甘草汤、当归四逆加吴茱萸生姜汤；含10味药的方剂有乌梅丸；含12味药的方剂有柴胡加龙骨牡蛎汤；含14味药的方剂有麻黄升麻汤。《金匮要略》中含9味药的方剂有桂枝芍药知母汤、《古今录验》续命汤、《千金翼》炙甘草汤及《外台》炙甘草汤（与《伤寒论》中炙甘草汤重复）、《外台》柴胡桂枝汤、王不留行散、射干麻黄汤、厚朴麻黄汤、泽漆汤、小青龙加石膏汤、奔豚汤；含10味药的组方有乌梅丸（与《伤寒论》中乌梅丸重复）、竹叶汤；含12味药的方剂有风引汤、大黄䗪虫丸、温经汤；含13味药的方剂有紫石寒食散；含14味药的方剂有侯氏黑散；含21味药的方剂有薯蓣丸；含23味药的方剂有鳖甲煎丸。

据此可知，在《伤寒论》《金匮要略》两部经典中，含9味药及以上的方剂共有23首，不到二书复方总数的十分之一，由此可见张仲景方剂以2～8味药组方者居多，充分表明张仲景临床诊疗之时，辨证识病精确，组方严谨，遣药精炼而效如桴鼓。

三、合方

合方，是复方的一种，以契合病机为基础，在辨证论治思想指导下，由两首或两首以上的方剂相合为用，见于宋代林亿等校注

《伤寒论》时所加按语。合方也是张仲景制方中的一类，方与方间的有机结合，也可以理解为方剂加减变化的特殊形式，相辅相成，弥补了单方的不足，对复杂证候疗效更好。明代张景岳称其"即后世所谓复方也"，可谓是《黄帝内经》之"重方"，具有显著的临床意义，也是张仲景组方原则的一大特色。

（一）合方的命名

合方的命名方式有两种。其一是把相合方剂的名称甚至用量以及相合的方法直接标明，如柴胡桂枝汤、桂枝去芍药加麻黄细辛附子汤、桂枝二麻黄一汤、桂枝麻黄各半汤等；其二是将合成的新方重新命名，如厚朴七物汤，为厚朴三物汤与去芍药之桂枝汤相合之意。

（二）合方的配伍与功效

每首方剂的组成，并非简单地药物堆砌，而是依据"君、臣、佐、使"关系各有分工。合方是将已有的方剂再组合，由原来的两方或多方所含药物组成，因相合之原方的功效、主治、方证也已确定，所以合方后之新方的功效也是有所对应的，合方表现出的证候特征与方证的对应程度具有直接、简明的特性。但这种方剂相合也非简单相加，而是一种协同作用，又会因合方中方与方之间所占比重的不同，或有相须、相使，甚或减轻毒性的作用。

1. 相须之合方

相须之合方，是指两个功效类似的方剂相合而用，以增强原有方剂的功效。如《伤寒论》中桂枝麻黄各半汤，张仲景云："太阳病，得之八九日，如疟状，发热恶寒，热多寒少，其人不呕，清便欲自可，一日二三度发。脉微缓者，为欲愈也；脉微而恶寒者，此阴阳俱虚，不可更发汗、更下、更吐也；面色反有热色者，未欲解也，以其不能得小汗出，身必痒，宜桂枝麻黄各半汤。"在此方中，桂枝汤与麻黄汤的主药桂枝、芍药、麻黄剂量均约为原方的一半，难分主次，对证调和营卫与发汗解表同等重要，无轻重缓急之分，故两方相合当是相须为用，增强发汗解热作用，解决"不能得小汗出，身必痒"之证。

2. 相使之合方

相使之合方，是指一方为主，另一方为辅，两方合用，辅方可以提高主方的功效。如《伤寒论》之桂枝二麻黄一汤，张仲景云："服桂枝汤，大汗出，脉洪大者，与桂枝汤，如前法。若形似疟，一日再发者，汗出必解，宜桂枝二麻黄一汤。"此合方重在调和营卫，发汗解表为次，故两方相合当是相使为用，以桂枝汤为主，以麻黄汤为辅。

3. 降低毒性之合方

《金匮要略》中的乌头桂枝汤，张仲景云："寒疝腹中痛，逆冷，手足不仁，若身疼痛，灸刺诸药不能治，抵当乌头桂枝汤主之。"乃是乌头煎与桂枝汤相合而用。

乌头煎主治"腹痛，脉弦而紧，弦则卫气不行，即恶寒，紧则不欲食，邪正相搏，即为寒疝。绕脐痛，若发则白汗出，手足厥冷，其脉沉弦者"，方中"乌头大者五枚（熬，去皮，不咬咀），以水三升，煮取一升，去滓，内蜜二升，煎令水气尽，取二升，强人服七合，弱人服五合。不差，明日更服，不可一日再服"。乌头有毒，煎取水煎液后，更以蜂蜜再煎，令水气尽，已是降低毒性的措施了，即便如此，还要分体质强弱斟酌增减服用量，体壮者可多服些，体弱者要少服。若服后未愈，一天内不可再服，要等次日再服，也是出于安全考虑。

乌头桂枝汤主治之证亦有"寒疝腹中痛""逆冷""手足不仁""身疼痛",方用"乌头一味,以蜜二斤,煎减半,去滓,以桂枝汤五合解之。得一升后,初服二合,不知,即服三合,又不知,复加之五合。其知者,如醉状,得吐者,为中病"。乌头蜜煎后毒性已降低了,但用时还要以桂枝汤煮得的汤液进行稀释,且服用时初服未效,可加量再服,又不效,可再加量服,直至有反应,即出现"如醉状,得吐者"才是药证相对了("中病"之谓)。

此合方的要点在于乌头煎用桂枝汤稀释后,不出现药物反应(未效),不但可增量再服(不必如乌头煎一样一日只能服一次,无效要第二天才能接着服),还可加量服至出现轻微毒副反应"如醉状,得吐者",这样才会有效!在距今近二千年前的张仲景时代,有此合方之用,实在难能可贵!

4. 产生新功效之合方

《金匮要略》有桂枝去芍药加麻黄细辛附子汤,乃《伤寒论》中桂枝去芍药汤与麻黄细辛附子汤相合之方。张仲景在《金匮要略·水气病脉证并治第十四》篇中云:"师曰:寸口脉迟而涩,迟则为寒,涩为血不足。趺阳脉微而迟,微则为气,迟则为寒,寒气不足,则手足逆冷;手足逆冷,则荣卫不利;荣卫不利,则腹满肠鸣相逐,气转膀胱,荣卫俱劳;阳气不通,即身冷,阴气不通,即骨疼;阳前通,则恶寒,阴前通,则痹不仁;阴阳相得,其气乃行,大气一转,其气乃散;实则失气,虚则遗尿,名曰气分。气分,心下坚大如盘,边如旋杯,水饮所作。桂枝去芍药加麻辛附子汤主之。"而《伤寒论·辨太阳病脉证并治上第五》篇云:"太阳病,下之后,脉促胸满者,桂枝去芍药汤主之。"《伤寒论·辨少阴病脉证并治第十一》篇云:"少阴病,始得之,反发热脉沉者,麻黄细辛附子汤主之。"

可见，桂枝去芍药加麻黄细辛附子汤针对的主证是水气病之"气分，心下坚大如盘，边如旋杯，水饮所作"，桂枝去芍药汤针对的主证是太阳病之"脉促，胸满"，麻黄细辛附子汤针对的主证是少阴病之"发热，脉沉"。桂枝去芍药汤与麻黄细辛附子汤单用之时，均未曾论及"化饮"之功，但相合之后，却可化饮利水，乃是产生了新功效，与两方相合后药物重新配伍组合密切相关。

四、类方

"类"在《说文解字》中解释为"种类相似"，并称"惟犬为甚"。段玉裁注曰："说从犬之意也。类本谓犬相似，引申假借为凡相似之称。"可见称"类"者，必有相同之处。就药物而言，两药或数药在功效上有相同之处，就可称为"同类药"，如"解表药""清热药""温里药""补气药""活血药"等；就方剂而言，两方或数方在功效上有相类同之处，就可称为"类方"。

方剂的随症加减化裁，应遵循"君、臣、佐、使"配伍原则，通过协同治疗，或加强某些功效，或减轻某些作用，或抑制某些反应，或扩大治疗范围，这便为"类方"的形成奠定了基础。按照这种原则对《伤寒论》和《金匮要略》所载方剂进行归类，不同于《伤寒论》之六经分类，也不同于《金匮要略》之脏腑经络、各种病的分类，而是以一方为主方，在方药上随症加减形成一队方剂，突出了一方为主方的重要性。这种类方，可以通过探讨主方、类同方在病机、立法、组方、遣药各方面的异同，抓住主方的特点及类同方间的关联性。

张仲景制方命名，如前述多以组方药物名称命名，或以功效命名，而类方之名，多以主方的方名进行命名。如桂枝汤类方，就是以桂枝汤为主方，桂枝加某某汤、去某某汤就是其类同方。现代伤寒名家刘渡舟按此分类方法将《伤寒论》方分为 18 类，包含桂枝汤类、麻黄汤类、葛根汤类、抵当汤类、栀子豉汤类、四逆汤类、承气汤类等[1]。本文就至今临床仍常用的五大类方"桂枝汤类方、四逆汤类方、承气汤类方、栝蒌薤白白酒汤类方、栀子豉汤类方"试作探讨，阐释张仲景类方的组方规律，以助更好地剖析张仲景学术思想。

1. 桂枝汤类方

张仲景在《伤寒论》《金匮要略》中以桂枝汤为主方，制订了多首功效类同的方剂，被后世医家称为桂枝汤类方，该类方在后世历代应用中仍较为广泛，疗效也非常显著。

桂枝汤由桂枝三两、芍药三两、甘草二两（炙）、生姜三两、大枣十二枚组成，方中桂枝与生姜、甘草（炙）、大枣配伍，可辛甘化阳，芍药与甘草（炙）、大枣配伍，可酸甘化阴，全方合而成解肌祛风、调和营卫、滋阴和阳之剂。清代柯琴云："桂枝汤为仲景群方之魁，乃滋阴和阳，调和营卫，解肌发汗之总方也。"清代吴谦在《医宗金鉴·伤寒心法要诀·汇方》首诀中曰："桂枝芍药草姜枣（桂枝汤），加饴归芪曰建中（小建中汤、当归建中汤、黄芪建中汤），加葛根汤加干葛（桂枝加葛根汤），新加倍芍加参称（桂枝新加汤），当归四逆归通细（当归四逆汤），更加吴萸姜用生（当归四逆加吴茱萸生姜汤），加附子汤加附子（桂枝加附子汤），去桂去芍两名兴（芍药甘草汤、桂枝甘草汤）。"充分展现了张仲景在制方时灵活化裁，随症加减药物，或稍微调整药物剂量，便衍生出多个方剂，不仅法度严谨，而且疗效各异。

《伤寒论》中，有 11 篇论及桂枝汤及其类方的运用，涉及原文 45 条，方剂 21 首。现将桂枝汤及其类方的药物加减、剂量变动及功用简述列表如下：

表 5-3 《伤寒论》中桂枝汤类方统计表

序号	方剂名称	药物加减	剂量变动	功用
1	桂枝汤	基础药物：桂枝、芍药、甘草（炙）、生姜、大枣	基础剂量：桂枝三两，芍药三两，甘草二两（炙），生姜三两，大枣十二枚	基础功用：解肌发表，调和营卫
2	桂枝加葛根汤	加葛根、麻黄	葛根四两，麻黄三两，芍药二两，桂枝二两	本方在桂枝汤解肌发表，调和营卫的基础上，增加葛根以生津舒筋
3	桂枝加附子汤	加附子（炮，去皮，破八片）	附子一枚（炮，去皮，破八片）	本方加附子有调和营卫、温经复阳、固表止汗之功
4	桂枝去芍药汤	去芍药	去芍药后，其他药物剂量无变动	去芍药，乃因芍药阴柔有碍阳气宣通，致使阳气被遏而不振
5	桂枝去芍药加附子汤	去芍药，加附子（炮，去皮，破八片）	附子一枚（炮，去皮，破八片）	本方去芍药，加附子意在温经复阳

续表

序号	方剂名称	药物加减	剂量变动	功用
6	桂枝麻黄各半汤	加麻黄、杏仁（汤浸，去皮、尖及两仁者）	桂枝一两十六铢，芍药一两，生姜一两，甘草一两，麻黄一两，大枣四枚，杏仁二十四枚（汤浸，去皮、尖及两仁者）	调和营卫
7	桂枝二麻黄一汤	加麻黄、杏仁（去皮、尖）	桂枝一两十七铢，芍药一两六铢，麻黄十六铢，生姜一两六铢，杏仁十六个（去皮、尖），甘草一两二铢（炙），大枣五枚	调和营卫
8	桂枝二越婢一汤	加麻黄、石膏	桂枝十八铢，芍药十八铢，麻黄十八铢，甘草十八铢（炙），大枣四枚，生姜一两二铢，石膏二十四铢	本方为表里双解剂，既能解表散寒和营卫，又能清里之热邪
9	桂枝去桂加茯苓白术汤	去桂枝，加白术、茯苓	白术、茯苓各三两	本方去桂是因为汗下后津液有伤，仍用芍药、甘草意在酸甘化阴，生姜、大枣调和营卫，加茯苓、白术健脾行水，以达到通阳利水功用

续表

序号	方剂名称	药物加减	剂量变动	功用
10	桂枝加厚朴杏子汤	加厚朴（炙，去皮）、杏仁（去皮、尖）	厚朴二两（炙，去皮），杏仁五十枚（去皮、尖）	本方加厚朴、杏仁意在降气平喘，消痰导滞
11	桂枝加芍药生姜各一两人参三两新加汤	加人参	芍药四两，人参三两，生姜四两	本方重用芍药、生姜，以滋阴养血，宣通阳气，增加人参以补气生津
12	桂枝甘草汤	去芍药、生姜、大枣	桂枝四两	本方为补益心阳之主方，药少力专，疗效显著
13	小建中汤	加胶饴	芍药六两，胶饴一升	本方倍加芍药以补血，加胶饴意在温养脾胃，与芍药相伍酸甘化阴
14	桂枝去芍药加蜀漆牡蛎龙骨救逆汤	去芍药，加牡蛎（熬）、蜀漆、龙骨	牡蛎五两（熬），蜀漆三两，龙骨四两	本方桂枝、甘草补益心阳，牡蛎、龙骨镇心安神，蜀漆涤痰，主治伤寒误治致心阳虚衰、阳气浮越之惊狂证
15	桂枝加桂汤	无加减	桂枝五两	本方重用桂枝，有温通心阳、平冲降逆之功

续表

序号	方剂名称	药物加减	剂量变动	功用
16	桂枝甘草龙骨牡蛎汤	去芍药、生姜、大枣，加牡蛎（熬）、龙骨	桂枝一两，牡蛎二两（熬），龙骨二两	本方桂枝、甘草补益心阳，牡蛎、龙骨重镇收涩，潜敛收神，有交通阴阳之功
17	桂枝人参汤	去芍药、生姜、大枣，加白术、人参、干姜	桂枝四两，甘草四两（炙），白术三两，人参三两，干姜三两	此里气虚寒痞硬，而制辛热化痞软坚，补中兼两解表里之温方
18	桂枝附子汤	去芍药，加附子（炮，去皮，破）	桂枝四两，附子三枚（炮，去皮，破）	本方桂枝祛风通阳，附子温阳化湿，甘草、生姜、大枣调和营卫，诸药合用，能温经助阳，祛风除湿
19	去桂加白术汤	去桂枝、芍药，加附子（炮，去皮，破）、白术	附子三枚（炮，去皮，破），白术四两	本方加上白术四两，以配附子健脾燥湿，驱逐皮中的寒湿水气
20	桂枝加芍药汤	无加减	芍药六两	本方倍加芍药，意在与甘草酸甘化阴，活血和络
21	桂枝加大黄汤	加大黄	大黄二两，芍药六两	本方意在破腐秽，泄壅滞

在《金匮要略》中，有 13 篇论及桂枝汤及其类方的运用，涉及原文 22 条，方剂 17 首。现将桂枝汤类方的药物加减、剂量变动及功用简述列表如下：

表 5-4 《金匮要略》中桂枝汤类方统计表

序号	方剂名称	药物加减	剂量变动	功用
1	桂枝汤	基础药物:桂枝、芍药、甘草(炙)、生姜、大枣	基础剂量:桂枝三两,芍药三两,甘草二两(炙),生姜三两,大枣十二枚	基础功用:解肌发表,调和营卫
2	栝蒌桂枝汤	易甘草(炙)为甘草,加栝蒌根	栝蒌根二两,甘草二两	本方取栝蒌根生津舒筋之功,合而用之,可外散风邪,内滋津液,从而达到舒缓筋脉的功效
3	葛根汤	加葛根、麻黄	葛根四两,麻黄三两,桂枝二两,芍药二两	方中葛根生津,麻黄、桂枝发汗散寒,芍药敛阴,防止发汗太过。生姜、大枣、甘草调和营卫,共奏发汗散寒,生津,舒缓筋脉之效
4	桂枝附子汤	去芍药,加附子(炮,去皮,破八片)	桂枝四两,附子三枚(炮,去皮,破八片)	本方桂枝祛风通阳,附子温阳化湿,甘草、生姜、大枣调和营卫,诸药合用,能温经助阳,祛风除湿
5	桂枝芍药知母汤	去大枣,易甘草(炙)为甘草,加麻黄、白术、知母、防风、附子(炮)	桂枝四两,甘草二两,麻黄二两,生姜五两,白术五两,知母四两,防风四两,附子二枚(炮)	方中以麻黄、桂枝祛风通阳,附子温经散寒止痛,白术、防风除湿祛风,知母、芍药养营阴而清邪热

序号	方剂名称	药物加减	剂量变动	功用
6	黄芪桂枝五物汤	去甘草（炙），加黄芪	黄芪三两，生姜六两	本方诸药合用，共奏益气通阳行痹之功，凡阴阳气血不足，外感风邪，致使阳气痹阻，血行涩滞而出现局部肌肉麻木之血痹，皆可用本方治疗
7	桂枝加龙骨牡蛎汤	易甘草（炙）为甘草，加龙骨、牡蛎	甘草二两，龙骨、牡蛎各三两	本方取桂枝汤调和阴阳之性，龙骨、牡蛎潜镇摄纳之功，主要用于治疗阴阳两虚，阳失固涩，阴不内守之失精、梦交证
8	小建中汤	加胶饴	芍药六两，胶饴一升	本方倍加芍药以补血，加胶饴意在温养脾胃，与芍药相伍酸甘化阴
9	黄芪建中汤	加胶饴、黄芪	芍药六两，胶饴一升，黄芪一两半	方中黄芪健脾益气，合用小建中汤补脾而调阴阳，其补中气以缓急功效优于小建中汤

续表

序号	方剂名称	药物加减	剂量变动	功用
10	薯蓣丸	去生姜、甘草（炙），加薯蓣、当归、曲、干地黄、豆黄卷、甘草、人参、芍药、白术、麦门冬、杏仁、柴胡、桔梗、茯苓、阿胶、干姜、白蔹、防风	薯蓣三十分，当归十分，桂枝十分，曲十分，干地黄十分，豆黄卷十分，甘草二十八分，人参七分，芍药六分，白术六分，麦门冬六分，杏仁六分，柴胡五分，桔梗五分，茯苓五分，阿胶七分，干姜三分，白蔹二分，防风六分，大枣百枚	本方补气养血，滋阴助阳，扶正补虚，匡正祛邪，重在补益脾胃，化生气血
11	《千金》桂枝去芍药加皂荚汤	去芍药，易甘草（炙）为甘草，加皂荚（去皮、子，炙焦）	甘草二两，大枣十枚，皂荚一枚（去皮、子，炙焦）	用桂枝、甘草辛甘化阳，振奋阳气，生姜温肺化饮，大枣补脾，上述四药治本，皂荚峻祛痰涎，佐以治标
12	桂枝加桂汤	无加减	桂枝五两	本方重用桂枝，有调阴和阳、平冲降逆之功
13	桂姜枳实汤	去芍药、甘草（炙）、大枣，加枳实	枳实五枚	用辛温桂枝温复心阳，宣通血脉而平饮气之上逆，重在下逆；生姜温胃化饮，降逆通滞，主在散气；用苦泄之枳实，开降气结，功在泄痞

续表

序号	方剂名称	药物加减	剂量变动	功用
14	乌头桂枝汤	加乌头	未详述乌头剂量	方中乌头、桂枝温阳散寒止痛，桂枝、生姜解表散寒，芍药、甘草、大枣调和营卫，主要用于治疗表里皆寒的寒疝
15	桂枝加黄芪汤	易甘草（炙）为甘草，加黄芪	甘草二两，黄芪二两	本方取桂枝汤调和营卫，解表祛邪之功，黄芪益气托邪，走表祛湿之功，治疗黄汗和黄疸证
16	桂枝救逆汤	去芍药，加牡蛎（熬）、蜀漆、龙骨	牡蛎五两（熬），龙骨四两，蜀漆三两	本方桂枝温助心阳，因芍药酸收，不利于助阳，故去之，龙骨、牡蛎镇惊安神，阳虚易生痰浊，故用蜀漆涤痰逐邪
17	《千金》内补当归建中汤	易甘草（炙）为甘草，加当归	当归四两，芍药六两，甘草二两	方中当归和血养血，中气建，气血生化有源，诸虚之证亦自解

2. 四逆汤类方

四逆汤是张仲景所制名方，由附子（生用）、干姜、甘草（炙）组成，方中附子温肾回阳，干姜温中散寒，甘草（炙）调中补虚，为回阳救逆之要方，因其主治少阴阴盛，四肢厥逆之证，故命名四逆汤。四逆汤类方，是以四逆汤为主方，其组方药物为基础，随症加减化裁而来，以适应少阴病以亡阳为主要病机的一类病证。

从组成来看，本类方剂虽皆以附子（生用）、干姜、甘草（炙）

为基本药物，但因配伍药物各不相同，功效主治也各有侧重，充分体现了张仲景对四逆汤类方运用的广泛性和灵活性。如四逆加人参汤，配伍大补元气、复脉固脱、补脾益肺的人参，重在回阳救阴，用于亡阳虚脱，阳损及阴或阴阳两伤所致的恶寒、脉微而复利，利止者；再如白通汤，配伍葱白，重在通阳救逆，用于阴盛格阳而无脱液的戴阳证。后世医家基于四逆汤，结合临床实践经验，也衍化出诸多新的方剂，如《太平圣惠方》正阳散、《景岳全书》六味回阳饮等，极大程度地扩大了该类方剂的应用范围。

经统计，《伤寒论》中有 9 篇论及四逆汤及其类方的运用，涉及原文 19 条，方剂 8 首。现将四逆汤类方的药物加减、剂量变动及功用简述列表如下：

表 5-5 《伤寒论》中四逆汤类方统计表

序号	方剂名称	药物加减	剂量变动	功用
1	四逆汤	基础药物：甘草（炙）、干姜、附子（生用，去皮，破八片）	基础剂量：甘草二两（炙），干姜一两半，附子一枚（生用，去皮，破八片）	基础功用：本方既能温脾散寒，又能温肾回阳，故不论外感、杂病，凡属脾肾阳虚寒盛者，皆可治以本方
2	干姜附子汤	去甘草（炙）	干姜一两	本方只用姜、附，采取浓煎顿服，意在集中药力，速破阴寒，有单刀直入之势
3	茯苓四逆汤	加茯苓、人参	茯苓四两，人参一两	本方合用茯苓、人参重在补虚

续表

序号	方剂名称	药物加减	剂量变动	功用
4	白通汤	去甘草（炙），加葱白	葱白四茎，干姜一两	本方即干姜附子汤加葱白，取其急通上下阳气，使被格拒于上的阳气下交于肾，则戴阳可除，下利可止
5	白通加猪胆汁汤	去甘草（炙），加葱白、人尿、猪胆汁	葱白四茎，干姜一两，人尿五合，猪胆汁一合	本方即白通汤加猪胆汁、人尿，以白通汤破阴回阳，通达上下，加入人尿、猪胆汁之咸苦寒，引阳入阴，使热药不被寒邪格拒，以利发挥回阳救逆作用
6	通脉四逆汤	无加减	干姜三两（强人可四两）	本方重用干姜、附子，温阳祛寒之力增强，可治脉微欲绝，故以方名通脉四逆汤
7	四逆加人参汤	加人参	人参一两	本方取四逆汤温补脾肾、回阳救逆功效，加人参大补元气，固脱生津，着重回阳益气，救阴固脱，挽救阴津亏损
8	通脉四逆加猪胆汤	加猪胆汁	干姜三两（强人可四两），猪胆汁半合	本方在通脉四逆汤的基础上增加咸寒而滑之品猪胆汁，意在益阴滋液

《金匮要略》中仅"呕吐哕下利病脉证治第十七"篇论及四逆汤及其类方的运用，涉及原文3条，方剂2首。现将四逆汤类方的药物加减、剂量变动及功用简述列表如下：

表 5-6 《金匮要略》中四逆汤类方统计表

序号	方剂名称	药物加减	剂量变动	功用
1	四逆汤	基础药物：附子（生用）、干姜、甘草（炙）	基础剂量：附子一枚（生用），干姜一两半，甘草二两（炙）	基础功用：本方既能温脾散寒，又能温肾回阳，故不论外感、杂病，凡属脾肾阳虚寒盛者，皆可治以本方
2	通脉四逆汤	无加减	干姜三两（强人可四两）	本方重用干姜、附子，温阳祛寒之力增强，可治脉微欲绝，故以方名通脉四逆汤

3. 承气汤类方

承气汤类方是下法中最著名的方剂，由大承气汤随症加减化裁而来，从单纯的通腑、泻热发展到活血、逐水，扩大了承气汤的适用范围，对后世承气汤类方的应用有指导意义。明代吴又可所著《温疫论》倡导"温病下不厌早"，认为下法不仅是泻实，而且还清热，提出温病乃邪热为"本"，燥结为"标"，治温疫以下法为主，以逐邪为第一要义。清代温病学家吴鞠通在《温病条辨》中针对温热病邪易化燥伤阴，腑实之证多兼夹他病的特点，扩展了承气汤的治疗范围。清代名医俞根初著《通俗伤寒论》，其治伤寒独重阳明，创制了三仁承气汤、犀连承气汤、解毒承气汤等，可见诸家多有发扬光大张仲景承气汤之用。

《伤寒论》中有 10 篇论及承气汤类方的运用，涉及原文 32 条，方剂 10 首。现将承气汤类方的药物加减、剂量变动及功用列表述之，详见表 5-7。

表 5-7 《伤寒论》中承气汤类方统计表

序号	方剂名称	药物加减	剂量变动	功用
1	大承气汤	基础药物：大黄（酒洗）、厚朴（炙，去皮）、枳实（炙）、芒硝	基础剂量：大黄四两（酒洗），厚朴半斤（炙，去皮），枳实五枚（炙），芒硝三合	基础功用：本方厚朴倍大黄，味多性猛，主治以痞、满、燥、实俱见，峻下阳明腑实重证，又主治热结旁流，里热实证之热厥、痉病或发狂
2	调胃承气汤	去厚朴（炙，去皮）、枳实（炙），加甘草（炙）	甘草二两（炙），芒硝半升	本方功用缓和，主治阳明腑实之燥、实，而无痞、满之证
3	桃核承气汤	易大黄（酒洗）为大黄，去厚朴（炙，去皮）、枳实（炙），加桃仁（去皮、尖）、甘草（炙）、桂枝	桃仁五十个（去皮、尖），大黄四两，桂枝二两（炙），芒硝二两	本方加桃仁活血化瘀，桂枝宣阳行气，通经活血，主治少腹急结，烦躁如狂的下焦蓄血证
4	抵当汤	去厚朴（炙，去皮）、枳实（炙）、芒硝，加水蛭（去翅足，熬）、虻虫（去翅足，熬）、桃仁（去皮、尖）	水蛭、虻虫各三十个（去翅足，熬），桃仁二十个（去皮、尖），大黄三两（酒洗）	本方同用猛烈的破血药和峻下药，可破血逐瘀，通下瘀热，适用于下焦蓄血重证

续表

序号	方剂名称	药物加减	剂量变动	功用
5	抵当丸	易大黄（酒洗）为大黄，去厚朴（炙，去皮）、枳实（炙）、芒硝，加水蛭（熬）、虻虫（去翅足，熬）、桃仁（去皮、尖）	水蛭二十个（去翅足，熬），虻虫二十个（去翅足，熬），桃仁二十五个（去皮、尖），大黄三两	本方破血逐瘀之力稍缓于抵当汤
6	大陷胸丸	易大黄（酒洗）为大黄，去厚朴（炙，去皮）、枳实（炙），加葶苈子（熬）、杏仁（去皮、尖，熬黑）、甘遂、白蜜	大黄半斤，葶苈子半升（熬），芒硝半升，杏仁半升（去皮、尖，熬黑），甘遂一钱匕，白蜜二合	本方增加泻肺泻水之药葶苈子和杏仁，以增强泻水逐饮之功，增加白蜜缓和峻攻之势，使泻下之力留于在上病位，缓消其邪而无留邪之弊
7	大陷胸汤	易大黄（酒洗）为大黄，去厚朴（炙，去皮）、枳实（炙），加甘遂	大黄六两，芒硝一升，甘遂一钱匕	本方是治疗大结胸证的代表方，方中大黄、芒硝配伍甘遂，泄热逐水，主治邪热与痰水结聚胸中，从心下至少腹硬满而痛，手不可近的大结胸证

序号	方剂名称	药物加减	剂量变动	功用
8	十枣汤	去大黄（酒洗）、厚朴（炙，去皮）、枳实（炙）、芒硝，加芫花（熬）、甘遂、大戟	芫花（熬）、甘遂、大戟各等分	本方为攻逐水饮之峻剂，主治悬饮、水肿
9	麻子仁丸	易大黄（酒洗）为大黄，去芒硝，加麻子仁、芍药、杏仁（去皮、尖，熬，别作脂）	麻子仁二升，芍药半斤，枳实半斤（炙），大黄一斤，厚朴一尺（炙，去皮），杏仁一升（去皮、尖，熬，别作脂）	本方取杏仁肃降肺气之功，促进全方通腑利肠之力，主治胃肠燥热，脾津不足所致大便秘结，小便频数之证，又有脾约丸之称
10	小承气汤	易大黄（酒洗）为大黄，去芒硝	大黄四两，厚朴二两（炙，去皮），枳实三枚（大者，炙）	本方为泻热通便、消痞除满之剂，主治见痞、满、实，而无燥之阳明腑实轻证

《金匮要略》中有 6 篇论及承气汤类方的运用，涉及原文 15 条，方剂 6 首。现将承气汤类方的药物加减、剂量变动及功用列表述之，详见表 5-8。

表 5-8 《金匮要略》中承气汤类方统计表

序号	方剂名称	药物加减	剂量变动	功用
1	大承气汤	基础药物：大黄（酒洗）、厚朴（炙，去皮）、枳实（炙）、芒硝	基础剂量：大黄四两（酒洗），厚朴半斤（炙，去皮），枳实五枚（炙），芒硝三合	基础功用：本方主治以痞、满、燥、实俱见，峻下阳明腑实重证，又主治热结旁流，里热实证之热厥、痉病或发狂
2	厚朴七物汤	易大黄（酒洗）为大黄，易厚朴（炙，去皮）为厚朴，去枳实（炙）、芒硝，加甘草、大黄、大枣、枳实、桂枝、生姜	厚朴半斤，甘草三两，大黄三两，大枣十枚，枳实五枚，桂枝二两，生姜五两	本方配伍甘草、大枣、桂枝、生姜以解肌调胃，主治阳明热结夹太阳中风之发热、腹痛证
3	厚朴三物汤	易大黄（酒洗）为大黄，厚朴（炙，去皮）为厚朴，枳实（炙）为枳实，去芒硝	厚朴八两，大黄四两，枳实五枚	本方重用厚朴以行气，主治大便秘结伴见腹部胀满疼痛，如尤在泾所言："承气意在荡实，故君大黄，三物意在行气，故君厚朴。"
4	麻子仁丸	易大黄（酒洗）为大黄，易厚朴（炙，去皮）为厚朴，易枳实（炙）为枳实，去芒硝，加麻子仁、芍药、杏仁	麻子仁二升、芍药半斤、枳实一斤、大黄一斤、厚朴一尺、杏仁一升	本方取杏仁肃降肺气之功，促进全方通腑利肠之力，主治胃肠燥热，脾津不足所致大便秘结、小便频数之证，又有脾约丸之称

序号	方剂名称	药物加减	剂量变动	功用
5	厚朴大黄汤	易大黄（酒洗）为大黄，易厚朴（炙，去皮）为厚朴，易枳实（炙）为枳实，去芒硝	厚朴一尺，大黄六两，枳实四枚	本方大黄、厚朴、枳实均增量，以行气泻实，主治支饮兼胃实证
6	小承气汤	易大黄（酒洗）为大黄，去芒硝	大黄四两，厚朴二两（炙），枳实大者三枚（炙）	本方大黄苦寒以泻阳明燥热之结，厚朴苦温以除腹满，枳实苦寒以泄痞坚，枳、朴行气导滞下行以助大黄泻下之力，共治见痞、满、实而无燥之阳明腑实轻证

4. 栝蒌薤白白酒汤类方

栝蒌薤白白酒汤及类方仅见于《金匮要略·胸痹心痛短气病脉证治第九》篇，有栝蒌薤白白酒汤、栝蒌薤白半夏汤和枳实薤白桂枝汤3首。以栝蒌薤白白酒汤为主方，随症加减，化裁而得，因疗效卓越，被后世奉为治疗胸痹的主方。后世医家结合临床实践，广泛用于临床各科，尤其在治疗心血管系统、呼吸系统、消化系统等多种疾病方面取得了显著的疗效。栝蒌薤白白酒汤由栝蒌实一枚、薤白半升、白酒七升组成，主治胸痹之病，症见喘息咳唾，胸背痛，短气等；栝蒌薤白半夏汤，在栝蒌薤白白酒汤基础上增加了半夏，以逐饮降逆，加强豁痰散结之功，同时增加白酒剂量及服药次数，以增强通阳止痛、逐饮散结之效；枳实薤白桂枝汤则是在栝蒌薤白白酒汤基础上去白酒，加桂枝、枳实和厚朴，增强薤白通阳宣痹之力，平冲降逆，理气散结，消痞泄满，而去除痰饮，使痞结得开，气机畅利，胸胃阳气得复，痰饮可除。其类方的药物加减、剂量变动及功用简述如下表：

表 5-9　《金匮要略》中栝蒌薤白白酒汤类方统计表

序号	方剂名称	药物加减	剂量变动	功用
1	栝蒌薤白白酒汤	基础药物：栝蒌实、薤白、白酒	基础剂量：栝蒌实一枚，薤白半升，白酒七升	基础功用：本方可去饮化痰，除痹阻，宣通胸中阳气，适用于上焦阳虚，胸阳不振，中焦停饮，痰犯上乘，痹阻胸阳所致的胸痹病
2	栝蒌薤白半夏汤	加半夏	薤白三两，半夏半斤，白酒一斗	本方可豁痰散结，通阳止痛，适用于痰浊壅盛，痹阻胸阳，肺失宣降所致的胸痹病重证
3	枳实薤白桂枝汤	去白酒，加枳实、厚朴、桂枝	枳实四枚，厚朴四两，桂枝一两	本方可祛痰除饮，温通心阳，理气散结，开胸利气，适用于胸阳不振，痰浊阴寒邪气内盛所致的胸痹病之邪实偏盛者

5. 栀子豉汤类方

《伤寒论》与《金匮要略》共有 8 首栀子豉汤类方，这 8 首类方在病机、立法、组方遣药上均有相同之处。就病机论，8 首栀子豉汤类方之用皆为误用汗吐下后或大病瘥后致正气虚，而无形邪热扰于胸中，虽有邪涉深浅或夹实夹虚等不同，但皆有虚烦内热之性，故立法为清热除烦，组方遣药用苦寒轻剂即可。该类方剂以栀子豉汤为主方，以栀子为君药，加减成方。

《伤寒论》中有 5 篇论及栀子豉汤类方的运用，涉及原文 14 条，方剂 7 首。现将栀子豉汤类方的药物加减、剂量变动及功用列表述之，详见表 5-10。

表 5-10 《伤寒论》中栀子豉汤类方统计表

序号	方剂名称	药物加减	剂量变动	功用
1	栀子豉汤	基础药物：栀子、香豉	基础剂量：栀子十四个，香豉四合	基础功用：本方栀子、香豉配伍，既可清解胸表之热，又可宣泄火郁之烦，还可调理气机升降出入，对火郁虚烦之证疗效颇佳
2	栀子甘草豉汤	加甘草（炙）	甘草二两（炙）	方中甘草味甘性平而和缓，益气缓急且不助烦热，配伍栀子、香豉清宣郁热，与栀子豉汤证兼少气者相宜
3	栀子生姜豉汤	加生姜	生姜五两	本方在栀子豉汤的基础上加用生姜降逆止呕，和胃散饮，并协同栀子、香豉宣泄火郁之邪，宜于栀子豉汤证兼呕吐者
4	栀子厚朴汤	去香豉，加厚朴（炙，去皮）、枳实（水浸，炙令黄）	厚朴四两（炙，去皮）、枳实四枚（水浸，炙令黄）	本方栀子清热以除烦，枳实、厚朴利气以消满

序号	方剂名称	药物加减	剂量变动	功用
5	栀子干姜汤	去香豉，加干姜	干姜二两	本方栀子苦寒，以清胸膈之邪热，则心烦可止；干姜辛热，以温脾胃之虚寒，则中阳可复。寒温并用，正邪兼顾，清上温中而相反相成
6	栀子柏皮汤	去香豉，加甘草（炙）、黄柏	栀子十五枚，甘草一两（炙），黄柏二两	本方栀子偏于清上焦，泻心火；黄柏偏于清下焦，泻相火；甘草则和中健脾益气而扶中，共奏清利三焦湿热以退黄之效
7	枳实栀子豉汤	加枳实（炙）	枳实三枚（炙），豉一升	本方加重豆豉剂量，意在宣散郁热，和胃解毒。增加枳实，意在宽中下行，破结消痞

《金匮要略》中仅有 2 篇论及栀子豉汤类方的运用，涉及原文 2 条，方剂 2 首。现将栀子豉汤类方的药物加减、剂量变动及功用列表述之，详见表 5-11。

表 5-11 《金匮要略》中栀子豉汤类方统计表

序号	方剂名称	药物加减	剂量变动	功用
1	栀子豉汤	基础药物：栀子、香豉	基础剂量：栀子十四枚，香豉四合	基础功用：本方栀子、香豉配伍，既可清解胸表之热，又可宣泄火郁之烦，还可调理气机升降出入，对火郁虚烦之证疗效颇佳

序号	方剂名称	药物加减	剂量变动	功用
2	栀子大黄汤	加大黄、枳实	大黄一两，枳实五枚，豉一升	本方大黄、枳实与栀子、香豉相须为用，可消散郁热，清利膈脘，治疗"酒疸"发黄，和胃除烦，利湿通便

五、药虽相同但方证不同

在张仲景方中有多首方剂药味组成基本相同，因剂量、炮制、剂型、给药途径等发生变化，而方名或适应证产生不同者。这类方剂充分体现了张仲景辨证组方的巧妙之处，值得深入学习。

（一）方名相同，适应证有异有同

1. 证同，即适应证相同

（1）处方药味、剂量相同，但剂型不同，疗效有差异：如理中丸及汤。《伤寒论》"辨霍乱病脉证并治第十三"篇与"辨阴阳易差后劳复病脉证并治第十四"篇均用到了理中丸，且方下有作汤者。该方"人参、干姜、甘草（炙）、白术各三两"，四味药"捣筛，蜜和为丸，如鸡子黄许大，以沸汤数合，和一丸，研碎，温服之"。汤法，"以四物，依两数切，用水八升，煮取三升，去滓，温服一升，日三服。"前者日服三至四次，夜服二次；后者仅要求日服三次。前者称"然不及汤"，可见汤的效果要比丸更好，取效更快，这便是汤剂与丸剂剂型疗效的差异。

（2）处方药味相同，剂量、炮制、剂型有异，适应证程度有差异：如抵当汤与抵当丸。

抵当汤:《伤寒论》"辨太阳病脉证并治中第六"篇云:"太阳病六七日,表证仍在,脉微而沉,反不结胸,其人发狂者,以热在下焦,少腹当硬满,小便自利者,下血乃愈。所以然者,以太阳随经,瘀热在里故也。抵当汤主之。水蛭(熬)、虻虫各三十个(去翅足、熬),桃仁二十个(去皮、尖),大黄三两(酒洗)。上四味,以水五升,煮取三升,去滓,温服一升。不下,更服。"另云:"太阳病身黄,脉沉结,少腹硬,小便不利者,为无血也。小便自利,其人如狂者,血证谛也,抵当汤主之。"

"辨阳明病脉证并治第八"篇云:"阳明证,其人喜忘者,必有蓄血。所以然者,本有久瘀血,故令喜忘。屎虽硬,大便反易,其色必黑者,宜抵当汤下之。"

"辨发汗吐下后病脉证并治第二十二"篇云:"病人无表里证,发热七八日,脉虽浮数者,可下之。假令已下,脉数不解,今热则消谷,喜饥,至六七日,不大便者,有瘀血,属抵当汤。"

《金匮要略》"妇人杂病脉证并治第二十二"篇云:"妇人经水不利下,抵当汤主之。亦治男子膀胱满急,有瘀血者。"

如上述,抵当汤所治之病均有"蓄血""瘀血""少腹硬满"甚至"其人发狂"等证。

抵当丸:《伤寒论》"辨太阳病脉证并治中第六"篇云:"伤寒有热,少腹满,应小便不利,今反利者,为有血也,当下之,不可余药,宜抵当丸。水蛭二十个(熬),虻虫二十个(去翅足,熬),桃仁二十五个(去皮、尖),大黄三两。上四味,捣分四丸,以水一升,煮一丸,取七合服之,晬时当下血,若不下者更服。"

"辨可下病脉证并治第二十一"篇云:"伤寒有热,少腹满,应小便不利,今反利者,为有血也,当下之,宜抵当丸。"

上述可见，抵当汤与抵当丸，处方药味相同，剂型不同，且汤中水蛭、虻虫各三十个，桃仁二十个，丸中两虫药各二十个，桃仁二十五个，剂量也不同。另汤中大黄用酒洗，丸中未用酒洗。

汤剂中活血作用较强的水蛭和虻虫，剂量较丸剂中要大，而且大黄需酒洗，活血作用会增强，所以抵当汤针对的下焦瘀血证较重，少腹不但满而且硬，甚至"其人发狂"有效。丸剂中，桃仁虽增五个，但其活血作用不如二虫药，且大黄未用酒洗，用以治疗的病证虽有血瘀，但较之汤证为轻，且少腹满而不硬，总体证候较汤证轻，所以丸剂作用稍缓正相宜。

（3）处方药味、剂量有异，剂型亦有汤、丸之异：如大陷胸丸与大陷胸汤。

大陷胸丸：《伤寒论》"辨太阳病脉证并治下第七"篇云："病发于阳，而反下之，热入因作结胸；病发于阴，而反下之，因作痞也。所以成结胸者，以下之太早故也。结胸者，项亦强，如柔痉状，下之则和，宜大陷胸丸。大黄半斤，葶苈子半升（熬），芒硝半升，杏仁半升（去皮、尖，熬黑）。上四味，捣筛二味，内杏仁芒硝，合研如脂，和散，取如弹丸一枚，别捣甘遂末一钱匕，白蜜二合，水二升，煮取一升，温顿服之，一宿乃下，如不下，更服，取下为效，禁如药法。"

大陷胸汤：《伤寒论》"辨太阳病脉证并治下第七"篇云："太阳病，阳浮而动数，浮则为风，数则为热，动则为痛，数则为虚。头痛发热，微盗汗出，而反恶寒者，表未解也。医反下之，动数变迟，膈内拒痛，胃中空虚，客气动膈，短气躁烦，心中懊恼，阳气内陷，心下因硬，则为结胸，大陷胸汤主之。""大黄六两（去皮），芒硝一升，甘遂一钱匕。上三味，以水六升，先煮大黄取二升，去滓，内芒硝，煮一两沸，内甘遂末，温服一升，得快利止后服。"

"伤寒六七日，结胸热实，脉沉而紧，心下痛，按之石硬者，大陷胸汤主之。"

"辨可下病脉证并治第二十一"篇云："伤寒十余日，热结在里，复往来寒热者，属大柴胡汤证。但结胸，无大热者，以水结在胸胁也，但头微汗出者，属大陷胸汤。"

"辨发汗吐下后病脉证并治第二十二"篇云："太阳病，重发汗，而复下之，不大便五六日，舌上燥而渴，日晡所，小有潮热，从心下至少腹硬满而痛，不可近者，属大陷胸汤。"

上述可见，大陷胸丸对证是结胸作痞，宜下取效。该方虽然在大黄、芒硝之外加用了力稍缓的杏仁和葶苈子，但却以捣研杏仁、芒硝如脂后和大黄、葶苈子所捣筛之粉为丸，只取其如弹丸一枚，再与甘遂末、白蜜、水共煮，服汤。与大陷胸汤相比，差异在于"取如弹丸一枚"剂量已小，又与加了白蜜的甘遂末共煮，蜂蜜能缓其药性，所以此丸剂作用缓和，其证亦较轻。而大陷胸汤，三证所用皆是结胸证，但或有"膈内拒痛""心下因硬"，或有"心下痛""按之石硬"，或"水结在胸膈"，或"不大便五六日，舌上燥而渴""少腹硬满而痛，不可近者"，均为较重之结胸证。方中大黄水煎去滓后溶入芒硝，下之功效迅速，而且甘遂不经蜜水煮，以其末与前煎汤温服，亦取其逐水快利之功，故此汤剂较丸剂更速效。

2. 证异，即适应证不同

（1）处方药味、剂量、剂型、给药途径相同，炮制有异，适应证不同：如瓜蒂散、小柴胡汤。

1）瓜蒂散:《伤寒论》"辨太阳病脉证并治下第七"篇云："病如桂枝证，头不痛，项不强，寸脉微浮，胸中痞硬，气上冲喉咽，不得息者，此为胸有寒也。当吐之，宜瓜蒂散。瓜蒂一分（熬黄），赤小豆一分。上二味，各别捣筛，为散已，合治之，取一钱匕，以香豉一合，用热汤七合，煮作稀糜，去滓，取汁和散，温顿服之。不吐者，少少加，得快吐乃止。诸亡血虚家，不可与瓜蒂散。"

"辨厥阴病脉证并治第十二"篇云："病人手足厥冷，脉乍紧者，邪结在胸中，心下满而烦，饥不能食者，病在胸中，当须吐之，宜瓜蒂散。瓜蒂，赤小豆。上二味，各等分，异捣筛，合内臼中，更治之，别以香豉一合，用热汤七合，煮作稀糜，去滓，取汁，和散一钱匕，温顿服之。不吐者，少少加，得快吐乃止。"

《金匮要略》"腹满寒疝宿食病脉证治第十"篇云："宿食在上脘，当吐之，宜瓜蒂散。瓜蒂一枚（熬黄），赤小豆一分（煮）。上二味，杵为散，以香豉七合煮取汁，和散一钱匕，温服之。不吐者，少加之，以快吐为度而止。"

其一为太阳病，"病如桂枝证"，但"胸中痞硬，气上冲喉咽，不得息"，为"胸中有寒"，当吐，方中瓜蒂熬黄。

其二为厥阴病，"邪结在胸中，心下满而烦，饥不能食"，病亦在胸中，当吐，方中瓜蒂未熬黄。

其三为"宿食在上脘"，当吐，方中瓜蒂熬黄，赤小豆煮，两药均炮制。

其一与其二的差异在于，虽然都是寒邪所致，但前者是"胸中寒"而"痞硬"至"不得息"，后者是"邪结在胸"，却只"心下满而烦"致"饥不能食"而已，故前者方中瓜蒂熬黄，更利发挥药效。

其三，已是"宿食在上脘"了，瓜蒂熬黄，赤小豆煮，两药均炮制后入药，可更快致吐。

另外，《金匮要略》"黄疸病脉证并治第十五"篇中有"瓜蒂汤，治诸黄"。其方同于"痉湿暍病脉证治第二"篇之"一物瓜蒂汤：瓜蒂二七个，上剉，以水一升，煮取五合，去滓，顿服"。适应证候为"太阳中暍，身热疼重而脉微弱，此以夏月伤冷水，水行皮中所致也"。此处（一物）瓜蒂汤与瓜蒂散为同名异方，药物组成不同，剂型不同，适应证亦全然不同。另外，瓜蒂汤治黄疸病之诸黄，一物瓜蒂汤治夏月伤冷水，水行皮中之太阳中暍病，也是异病同治之例证。

2）小柴胡汤：《伤寒论》"辨太阳病脉证并治中第六"篇云："太阳病，十日以去，脉浮细而嗜卧者，外已解也。设胸满胁痛者，与小柴胡汤。柴胡半斤，黄芩、人参、甘草（炙）、生姜（切）各三两，大枣十二枚（擘），半夏半升（洗）。"

"辨太阳病脉证并治下第七"篇云："妇人中风，七八日续得寒热，发作有时，经水适断者，此为热入血室，其血必结，故使如疟状，发作有时，小柴胡汤主之。柴胡半斤，黄芩三两，人参三两，半夏半升（洗），甘草三两，生姜三两（切），大枣十二枚（擘）。"

两方剂型相同，药味剂量也全部相同，惟前者甘草炙后入药，后者用生甘草。所以然者，后者治疗妇人中风后"热入血室"，故用清热作用强的生甘草，炮制不同，适应证有异也。

（2）处方药味、炮制、剂型、给药途径相同，剂量有异，适应证不同：如矾石汤。

《金匮要略》"中风历节病脉证并治第五"篇中，矾石汤"治脚气冲心"，该方"矾石二两。上一味，以浆水一斗五升，煎三五沸，浸脚良"。

"杂疗方第二十三"篇云："救卒死而壮热者方：矾石半斤，以水一斗半,煮消,以渍脚,令没踝。"

二方不同在量,前者矾石二两,后者矾石半斤,均浸脚外用。后者量大,用于急救卒死而壮热者!

(3)处方药味、剂量、炮制、剂型相同,给药途径不同,适应证不同:如膏发煎。

《金匮要略》"黄疸病脉证并治第十五"篇云:"诸黄,猪膏发煎主之。猪膏半斤,乱发如鸡子大三枚。上二味,和膏中煎之,发消药成,分再服,病从小便出。"

"妇人杂病脉证并治第二十二"篇云:"胃气下泄,阴吹而正喧,此谷气之实也,膏发煎导之。"

二者只是给药途径不同,前者内服,治黄疸病;后者纳阴户,治阴吹。

(4)处方药味、剂量、炮制、剂型、给药途径均相同,适应证不同:如五苓散。

《伤寒论》"辨霍乱病脉证并治第十三"篇云:"霍乱,头痛发热,身疼痛,热多欲饮水者,五苓散主之。猪苓(去皮)、白术、茯苓各十八铢,桂枝半两(去皮),泽泻一两六铢。上五味,为散,更治之,白饮和服方寸匕,日三服,多饮暖水,汗出愈。"

《金匮要略》"痰饮咳嗽病脉证并治第十二"篇云:"假令瘦人,脐下有悸,吐涎沫而癫眩,此水也,五苓散主之。泽泻一两一分,猪苓三分(去皮),茯苓三分,白术三分,桂二分(去皮)。上五味,为末,白饮服方寸匕,日三服,多饮暖水,汗出愈。"

上述方剂可谓异病同治之典范。

（二）方名不同

1. 处方药味、剂量、炮制、剂型均相同，适应证不同

如崔氏八味丸与肾气丸。

《金匮要略》"中风历节病脉证并治第五"篇载崔氏八味丸，"治脚气上入，少腹不仁"，该方"干地黄八两，山茱萸、薯蓣各四两，泽泻、茯苓、牡丹皮各三两，桂枝、附子（炮）各一两。上八味，末之，炼蜜和丸梧子大。酒下十五丸，日再服"。

"妇人杂病脉证并治第二十二"篇云："问曰：妇人病，饮食如故，烦热不得卧而反倚息者，何也？师曰：此名转胞，不得溺也，以胞系了戾，故致此病。但利小便则愈，宜肾气丸主之。"

两方的药味、剂量、炮制、剂型及服法均相同，但制剂名称却不同，适应证亦不同。后者可视为在崔氏八味丸基础上增加了新的适应证，故重新命名。

2. 处方药味、剂量、炮制均相同，剂型不同，适应证有异

如白术附子汤（去桂加白术汤）与《近效方》术附子汤。

《金匮要略》"痉湿暍病脉证治第二"篇云："伤寒八九日，风湿相搏，身体疼烦，不能自转侧，不呕不渴，脉浮虚而涩者，桂枝附子汤主之。若大便坚，小便自利者，去桂加白术汤主之。""白术附子汤：白术二两，附子一枚半（炮，去皮），甘草一两（炙），生姜一两半（切），大枣六枚。上五味，以水三升，煮取水一升，去滓，分温三服。一服觉身痹，半日许再服，三服都尽，其人如冒状，勿怪，即是术附并走皮中逐水气，未得除故耳。"

"中风历节病脉证并治第五"篇云："《近效方》术附子汤，治风虚头重眩，苦极，不知食味，暖肌补中，益精气。""白术二两，附子一枚半（炮，去皮），甘草一两（炙）。上三味，剉，每五钱匕，姜五片，枣一枚，水盏半，煎七分，去滓，温服。"

可见，前者为汤剂，后者为煮散剂，从处方剂量看相同，但煮散剂，每用五钱匕，服用剂量显然小得多。前者治疗"风湿相搏，身体疼烦，不能自转侧""大便坚，小便自利"之证，服药后"觉身痹""其人如冒状"，显然汤剂药力较强；而后者煮散，每用五钱匕煮服（姜、枣亦少），治疗"风虚头重眩，苦极，不知食味"，是"暖肌补中，益精气"之剂。

3. 处方药味、炮制、剂型均相同，剂量不同，适应证不同

（1）桂枝加桂汤、桂枝加芍药汤与桂枝汤：《伤寒论》"辨太阳病脉证并治上第五"篇云："太阳中风，阳浮而阴弱，阳浮者，热自发，阴弱者，汗自出，啬啬恶寒，淅淅恶风，翕翕发热，鼻鸣干呕者，桂枝汤主之。桂枝三两（去皮），芍药三两，甘草二两（炙），生姜三两（切），大枣十二枚（擘）。"

"辨太阳病脉证并治中第六"篇中有桂枝加桂汤，"桂枝五两（去皮），芍药三两，生姜三两（切），甘草二两（炙），大枣十二枚（擘）。上五味，以水七升，煮取三升，去滓，温服一升。本云桂枝汤，今加桂满五两，所以加桂者，以能泄奔豚气也。"较桂枝汤，增加桂枝二两。

"辨太阴病脉证并治第十"篇云："本太阳病，医反下之，因尔腹满时痛者，属太阴也，桂枝加芍药汤主之。桂枝三两（去皮），芍药六两，甘草二两（炙），大枣十二枚（擘），生姜三两（切）。上五味，以水七升，煮取三升，去滓，温分三服。本云桂枝汤，今加芍药。"较桂枝汤，增加芍药三两。桂枝汤对证太阳病，而桂枝加芍药汤对证太阴病。

（2）四逆汤与通脉四逆汤：《伤寒论》"辨少阴病脉证并治第

十一"篇云："少阴病，脉沉者，急温之，宜四逆汤。""辨厥阴病脉证并治第十二"篇云："大汗出，热不去，内拘急，四肢疼，又下利厥逆而恶寒者，四逆汤主之。甘草二两（炙），干姜一两半，附子一枚（生用，去皮，破八片）。上三味，以水三升，煮取一升二合，去滓，分温再服。若强人可用大附子一枚，干姜三两。"而"辨少阴病脉证并治第十一"篇云："少阴病，下利清谷，里寒外热，手足厥逆，脉微欲绝，身反不恶寒，其人面色赤，或腹痛，或干呕，或咽痛，或利止脉不出者，通脉四逆汤主之。甘草二两（炙），附子大者一枚（生用，去皮，破八片），干姜三两，强人可四两。上三味，以水三升，煮取一升二合，去滓，分温再服，其脉即出者愈。"后者附子、干姜剂量加大，是针对"手足厥逆，脉微欲绝"甚至"脉不出者"的重证。

4. 处方药味、剂型相同，剂量不同，炮制不同，适应证不同

如厚朴大黄汤、厚朴三物汤与小承气汤。《金匮要略》"痰饮咳嗽病脉证并治第十二"篇云："支饮胸满者，厚朴大黄汤主之。厚朴一尺，大黄六两，枳实四枚。上三味，以水五升，煮取二升，分温再服。"

"腹满寒疝宿食病脉证治第十"篇云："痛而闭者，厚朴三物汤主之。厚朴八两，大黄四两，枳实五枚。上三味，以水一斗二升，先煮二味，取五升，内大黄，煮取三升，温服一升。以利为度。"

而《伤寒论》"辨阳明病脉证并治第八"篇云："阳明病，脉迟，虽汗出不恶寒者，其身必重，短气，腹满而喘，有潮热者，此外欲解，可攻里也……若腹大满不通者，可与小承气汤，微和胃气，勿令至大泄下。""大黄四两，厚朴二两（炙，去皮）枳实三枚（大者，炙）。上三味，以水四升，煮取一升二合，去滓，分温二服。

初服汤当更衣，不尔者，尽饮之，若更衣者，勿服之。"《金匮要略》"呕吐哕下利病脉证治第十七"篇云："下利谵语者，有燥屎也，小承气汤主之。"

上述方剂中，厚朴大黄汤的组方三药均未炙，且大黄量最大制汤药力劲猛，急下而除支饮胸满。厚朴三物汤，重用厚朴至八两，枳实五枚，均未炙，行气力强，可除"腹满""宿食"，闭解而痛止。小承气汤，大黄后下，泻下力强，可下"燥屎"而解"腹大满不通"。

参考文献

[1] 刘渡舟. 新编伤寒论类方 [M]. 北京：人民卫生出版社，2013:17-23.

第六章 《伤寒论》《金匮要略》药剂之探

在张仲景方药研究中，不仅其组方所体现的中医辨证论治思想值得深入研究，其处方遣药之精准、药物炮制随证而定之精准、方剂运用之精准，值得深入研究，其剂型选择、制法与服法之精准也值得深入研究。

第一节 剂型研究

医生根据临床诊断开具处方，依据处方调配药物，制成一定剂型，供患者服用后才能取得预期的疗效，可见剂型是药物发挥疗效的载体。因为病有缓急，证有表里，所以临床用药选择剂型非常重要。南北朝时期陶弘景曾指出："病有宜服丸者，服散者，服汤者，服酒者，服膏煎者，亦兼参用，察病之源，以为其制也。"金元四大家之李东垣也云："汤者荡也，去久病者用之；散者散也，去急病者用之；丸者缓也，不能速去其病，用药徐缓而治之也。"点明剂型与疾病是相适应的。另外，就药物而言，其与剂型的相适应性，也要高度重视。对此，我国最早的药学专著《神农本草经》已经论及，其云："药性有宜丸者，宜散者，宜水煮者，宜酒渍者，宜膏煎者，亦有一物兼宜者，亦有不可入汤酒者，并随药性，不得违越。"张仲景也高度重视，根据患者病情的不同，灵活应用了多种不同的剂型，更创新了一些剂型，同时还记载了多种剂型的制备方法，这是中药科学体系中的宝贵财富。

在《伤寒论》与《金匮要略》中，张仲景应用的中药剂型种类繁多，除汤剂外，还有丸剂、散剂、膏煎剂（内服）、栓剂、灌肠剂和洗剂等剂型。此外，还有一些诸如烟熏（烙）、舌下含药、鼻腔给药、灌喉等特殊给药方法，这些特殊用法可看作是某些现代剂型的雏形。

一、汤剂

汤剂是我国药学中最古老的剂型，有殷商宰相伊尹"制汤液"之说。汤剂也称煎剂，是将调配好的药物用水或酒、醋、蜜等溶媒浸泡煎煮，去除药渣，取煎汁服用的液体制剂。调配汤剂的药物为经炮制制备的饮片，陶弘景称此"粒片调匀，药力共出"。李东垣云："夫㕮咀者……令如麻豆，为粗药煎之，使药水清饮于腹中，则易升易散也，此所谓㕮咀也……㕮咀之法，取汁清易循行经络故也。"日本人丹波元坚也说："汤之为物，煮取精液，药之性味，浑然融出，气势完壮，其力最峻，表里上下，无所不达，卒病痼疾，无所不适，是故补泻温凉，有毒无毒，皆以汤为便。"

汤剂是张仲景临床中最常用的剂型，在《伤寒论》中，汤剂约占了方剂的四分之三。其应用灵活，可随症加减化裁，而且制备简单易行，服后起效较快，疗效显著，故至今仍广泛应用。下面拟从汤剂溶媒的选择与用量、煎煮法（先煎、后下、烊化、去滓再煎等）诸方面加以讨论。

（一）溶媒的选择

张仲景在汤剂制备中，用到很多种溶媒，但不同的溶媒因其性质不同，作用也有所差异。张仲景在辨证论治的基础上，因病、因证、因方区别选用溶媒，某些方剂仅仅因为溶媒不同或溶媒用量有差异，而直接影响方剂的功效。可见汤剂溶媒的选择，在保证汤剂疗效方面具有重要意义。

在《伤寒论》与《金匮要略》中，制备汤剂的溶媒主要是水。现代研究也表明，多数中药的药效物质可溶于水，部分药物含有的生物碱、挥发油、油脂等，难溶于水。复方多由两味或两味以上的药物组成，煎煮过程中，药物之间可能会发生化学反应，或生成新物质，起到助溶、增溶的作用，从而使难溶物质变得可溶于水。

1. 水

（1）普通井水：是张仲景方中最常用的溶媒，相当于现今的自来水，主要目的是溶解药物的药效物质，以治疗疾病。

（2）井花水：即凌晨自井中汲取的第一桶水，《本草纲目》云："将旦首汲曰井华。"此水味甘，性平，无毒，有清热之效，主治"酒后热痢，洗目中肤翳，治人大惊，九窍四肢指歧皆出血，以水噀面。和朱砂服，令人好颜色，镇心安神。治口臭，堪炼诸药石"。可用于炼诸药石，宜煎补阴药及一切痰火气血药。清·朱彝尊在《食宪鸿秘》中说："凡井水澄蓄一夜，精华上升，故第一汲为最妙。"

《金匮要略》之风引汤，制法为"上十二味，杵，粗筛，以韦囊盛之，取三指撮，井花水三升，煮三沸"，该方便是用井花水煎煮，主"除热癫痫"，"治大人风引，少小惊痫瘛疭，日数十发，医所不疗，除热"。乃治疗热盛风动证，用井花水煎药，可增其滋阴潜阳、通窍解热之功。

（3）泉水：即地下或山石中涌出之水，李时珍称之为"井泉水"，其云："凡井水有远从地脉来者为上，有从近处江湖渗来者次之。"其水味甘，性寒凉，下热气，利小便，有清热、养阴之功。

《金匮要略》中治疗百合病的百合知母汤、滑石代赭汤、百合鸡子汤和百合地黄汤四方均用到泉水，皆"以水洗百合，渍一宿，当白沫出，去其水，更以泉水二升，煎取一升，去滓。"其中百合知母汤用泉水煎药，取其清热养阴之功；滑石代赭汤用泉水煎药，取其清润心肺之功；百合鸡子汤、百合地黄汤用泉水煎药，取其清热利小便之功。

（4）东流水：指江河溪涧之流水。李时珍曰："流水者，大而江河，小而溪涧，皆流水也。"宋代医药学家寇宗奭曰："后世又用东流水者，取其快顺疾速，通关下膈者也。"即寓源远流长，性主直达之功。《本草纲目》载，张从正曰："昔有患小便闭者，众工不能治，今取长川急流之水煎前药，一饮立溲，则水可不择乎。"

《金匮要略》泽漆汤，"泽漆三斤，以东流水五斗，煮取一斗五升"，然后以泽漆汁煮余药。泽漆汤治水饮内停，咳而脉沉之证，用东流水煮药，取其引饮下行之意。

（5）潦水：即积存的雨水。李时珍曰："降注雨水谓之潦。"《中国医学大辞典》解释云："潦水，地上所积之雨水也。甘、平、无毒，治伤寒蓄热在里，身发黄。并宜煎调脾胃、去湿热之药，此水味薄而不助湿热。"

《伤寒论》麻黄连轺赤小豆汤用潦水煮药，治"伤寒瘀热在里，身发黄"，取其味薄不助湿热，而能除瘀热之功。为避免污染，现时已不再用此水煎煮汤药了。

（6）甘澜水:《伤寒论》《金匮要略》之茯苓桂枝甘草大枣汤，以甘澜水煮药，且载述做甘澜水的方法:"取水二斗，置大盆内，以勺扬之，水上有珠子五六千颗相逐，取用之。"李时珍称其为"劳水即扬泛水，张仲景谓之甘烂水……盖水性本咸而体重，劳之则甘而轻，取其不助肾气而益脾胃也"。虞抟《医学正传》云:"甘烂水甘温而性柔，故烹伤寒阴证等药用之。"今日观之，以勺扬之千万遍，有珠子五六千颗相逐，当增其含氧量，可视为活化水，以之煎药或可增加药效物质溶出。

（7）麻沸汤:即滚沸之开水。《伤寒论》有治"心下痞，按之濡，其脉关上浮者"之大黄黄连泻心汤和治"心下痞，而复恶寒汗出者"之附子泻心汤。前方之大黄、黄连二味药，后方之大黄、黄连、黄芩三味药，均以麻沸汤渍，而且"须臾绞去滓"，表明浸渍时间不长。对证都是"心下痞"，乃取黄连（后方加黄芩）清心肺之热结，取大黄泄热，共奏消心下痞之效。三黄中药效物质均可溶于水，沸水溶解性更好，且短时间即可溶出。尤其大黄泄热，沸水短时间浸渍如同后下，可避免药效物质长时间煎煮发生水解而降低泻下之力，可谓张仲景之奇思妙想，实则为长期用药经验的总结。

2. 其他溶媒

（1）（清）浆水:又名酸浆。《本草纲目》引明代医药学家陈嘉谟之语:"浆，酢也。炊粟米热，投冷水中，浸五六日，味酢，生白花，色类浆，故名。若浸至败者，害人。"可见浆水当为轻微发酵产物，味甘、酸，无毒，有调中引气、宣和强力、通关开胃、止渴、消宿食、调理脏腑之功。现代伤寒学家刘渡舟也说:"清浆水带一点酸味，它能清热除烦，理气宽中，帮助消化，对于肠胃的凝滞还有些作用。"现代研究发现，浆水中含有大量的酵母菌和有机酸，能健脾助消化，并可清热解毒，育阴生津。

用浆水作溶媒的方剂在《伤寒论》中有枳实栀子豉汤，主治大病瘥后劳复，用清浆水煮药，取其清热除烦、调理脏腑之功。方中特别强调"以清浆水七升，空煮取四升"，再煮药，这是由于清浆水作为发酵液，易被杂菌污染，先煎浓缩再煮药更安全有效。张仲景时代能有此意识，实属难能可贵！

《金匮要略》云："干呕吐逆，吐涎沫，半夏干姜散主之。"用浆水煮散，可加强半夏、干姜止呕哕的作用。治"脚气冲心"的矾石汤，用浆水煎矾石，浸脚，或取其"宣和强力"之功效。另外，在《金匮要略》中还有蜀漆散和赤豆当归散用浆水调服散剂。

（2）苦酒：即醋。陶弘景曰："醋酒为用，无所不入，愈久愈良，亦谓之醯。以有苦味，俗呼苦酒。"有诸杂果醋和米醋诸多种类，惟米醋入药用，李时珍谓"古方多用酢字也"。米醋味酸、苦，性温，无毒，有散瘀血、散水气、消痈肿、杀邪毒之功，同时米醋作为有机酸，可与药物中含有的生物碱类成分发生反应生成盐，增强药效成分的溶解度，提高疗效。

《伤寒论》有苦酒汤，用苦酒煮半夏，治"少阴病，咽中伤，生疮，不能语言，声不出者"，乃取半夏治"咽喉肿痛"之功。但半夏有毒，醋煮不但能杀半夏毒，而且对咽喉肿痛的治疗也有协同作用。

《金匮要略》治黄汗，有黄芪芍药桂枝苦酒汤，以苦酒煮药取效，亦因醋有"治黄疸、黄汗"之功，可协同取效。治"饮食中毒烦满"之方，用苦酒煮苦参，可使苦参所含生物碱更好地溶出，疗效更佳。又有救卒死方之"猪脂如鸡子大，苦酒一升，煮沸，灌喉中"，其与孙思邈《备急千金要方》吹醋少许入鼻中的救"鬼击卒死"方法或有异曲同工之妙。

（3）酒：酒在中国历史悠久，有仪狄造酒说，有杜康造酒说，然《素问》已记载酒浆。唐代《新修本草》云："酒，有蒲桃、秫、黍、秔、粟、曲、蜜等，作酒醴以曲为，而蒲桃、蜜等，独不用曲……惟米酒入药。"《周礼·天官·酒正》曰："辨三酒之物，一曰事酒，二曰昔酒，三曰清酒。"事酒，是随酿即用的新米酒；昔酒是冬酿春成的陈米酒，汉代称为白酒；清酒，是冬酿夏成，较昔酒更为陈久而清纯的米酒，汉代称为清酒、美清酒。

《本草纲目》称米酒"苦、甘、辛，大热，有毒"，有行药势、杀百邪恶毒气、通血脉、宣言畅意之功。同时酒又是很好的溶媒，既可溶解水溶性药效物质，又可溶解部分难溶于水的药效物质。后世更有"酒为百药之长"之说。

张仲景制汤用"酒"，有清酒、白酒，亦有直言酒者；有单纯以"酒"制汤者，亦有水、酒相合制汤者。

1）以"酒"制汤：《金匮要略》红蓝花酒，治"妇人六十二种风，及腹中血气刺痛"，以酒煎红蓝花，取其通血脉、行药势之功而获效。

下瘀血汤，治"产妇腹痛，法当以枳实芍药散，假令不愈者，此为腹中有干血着脐下"，"亦主经水不利"。该方"炼蜜合为四丸，以酒一升，煎一丸，取八合，顿服之"，服后"新血下如豚肝"，亦取其通血脉之功。

防己地黄汤，治"病如狂状，妄行，独语不休，无寒热，其脉浮"，方中"防己一分，桂枝三分，防风三分，甘草二分。以酒一杯，渍之一宿，绞取汁"。复与生地黄蒸熟后绞取的汁相合再服，当取酒辛热温通血脉，行药势之功。

2）以"清酒"制汤:《金匮要略》之《千金》麻黄醇酒汤,治"黄疸",以"美清酒"煮麻黄,或取其养脾气、扶肝气之功。陈元犀言:"非麻黄不能走肌表,非美酒不能通营卫,故用酒煮以助麻黄发汗,汗出则营卫通,而内蕴之邪,悉从外解矣。"

3）以"白酒"制汤:《金匮要略》栝蒌薤白白酒汤,治"胸痹之病,喘息咳唾,胸背痛,短气,寸口脉沉而迟,关上小紧数",以白酒煮药;栝蒌薤白半夏汤,治"胸痹不得卧,心痛彻背者",亦以白酒煮药,两者均取白酒温经通血脉、行药势之功。

4）水与"酒"（清酒）相合煎药制汤:《伤寒论》当归四逆加吴茱萸生姜汤,治"手足厥寒,脉细欲绝者……其人内有久寒者",方中"以水六升,清酒六升"（水酒各半）煮药,乃取清酒辛温大热,行药势,温经通血脉之功。

《伤寒论》之炙甘草汤治"伤寒脉结代,心动悸",《金匮要略》之《千金翼》炙甘草汤治"虚劳不足,汗出而闷,脉结悸,行动如常,不出百日,危急者十一日死",《外台》炙甘草汤治"肺痿涎唾多,心中温温液液者",三方皆以"（清）酒七升,水八升"煮药,亦取其温经通血脉之功。

《金匮要略》芎归胶艾汤,治"妇人有漏下者,有半产后因续下血都不绝者,有妊娠下血者,假令妊娠腹中痛,为胞阻",方中"以水五升,清酒三升"煮药,亦取其温经通血脉之功。

（4）蜜（白蜜、食蜜）:《神农本草经》将其列为上品,蜜味甘,性平,无毒。李时珍称:"其入药之功有五:清热也,补中也,解毒也,润燥也,止痛也。生则性凉,故能清热;熟则性温,故能补中。甘而和平,故能解毒;柔而濡泽,故能润燥。缓可以去急,故能止心腹、肌肉、疮疡之痛;和可以致中,故能调和百药,而与甘草同功。"

1）以蜜煎药

①以蜜煎药，取药汁加他药稀释：《金匮要略》乌头桂枝汤，治"寒疝腹中痛，逆冷，手足不仁，若身疼痛，灸刺诸药不能治"者，"乌头一味，以蜜二斤，煎减半，去滓"，所得蜜煎汁，再"以桂枝汤五合解之"，即用桂枝汤稀释，得一升后，服混合药液。

②以蜜单煎方中一药，余药水煎，两煎汁再合煎：《金匮要略》乌头汤，"治脚气疼痛，不可屈伸"，方中"川乌五枚，咬咀，以蜜二升，煎取一升，即出乌头"，得乌头蜜煎液；方中余药咬咀后另行水煎，去滓，与乌头蜜煎液合并再煎，之后供服用。

两方乌头均单独蜜煎，但前者以其他药汁稀释后服用，后者与其他药汁合煎后服用，均取蜜煎乌头发挥解毒取效之功，同时也发挥出了蜜缓急止痛之功。

2）以水煮取药汁，加蜜再煎：《金匮要略》乌头煎，治"腹痛，脉弦而紧，弦则卫气不行，即恶寒，紧则不欲食，邪正相搏，即为寒疝。绕脐痛，若发则白汗出，手足厥冷，其脉沉弦者"，方中"乌头大者五枚（熬，去皮，不咬咀）"，先"以水三升，煮取一升，去滓"，再"内蜜二升，煎令水气尽"，供服用。此亦取蜜煎解毒之功，更安全有效，同时也发挥蜂蜜缓急止痛之功效。

《金匮要略》甘遂半夏汤，治"病者脉伏，其人欲自利，利反快，虽利，心下续坚满，此为留饮欲去故也"，方中有甘遂、半夏、芍药、甘草（炙），先单独水煮半夏取汁，再与其他三药合煎，取煎液，加蜜再煎，供服用。此方中甘遂、半夏有毒，其混煎液加蜜再煎，是取蜜煎解毒之功，会更安全有效。

3）蜜与水混合煎药：《伤寒论》大陷胸丸，治"结胸者，项亦强，如柔痉状，下之则和"，其方有大黄、葶苈子等四药捣筛并制成丸，"取如弹丸一枚"，别捣甘遂末一钱匕，白蜜二合，水二升，煮取一升，温顿服之。此制，将蜜与水相合共煎药，可解甘遂之毒，以取安全有效。

《金匮要略》大半夏汤，治"胃反呕吐者"，方中除半夏、人参外，尚有白蜜一升，制汤时"以水一斗二升，和蜜扬之二百四十遍"，煮药供服。此法将水、蜜充分合匀，得蜜水，以之煮药，既能解毒，也能发挥蜂蜜和胃之效。

（5）童子小便：人尿入药始自《名医别录》，宋代寇宗奭曰："人溺，须童子者佳。"其味咸，性寒，无毒，功效甚多，可"疗血闷热狂，扑损，瘀血在内运绝"，"消瘀血"等。明代医学家薛己在《外科发挥》中曾言："予在居庸，见覆车被伤七人，仆地呻吟，俱令灌此，皆得无事。凡一切伤损，不问壮弱，及有无瘀血，俱宜服此。若胁胀，或作痛，或发热烦躁口渴，惟服此一瓯，胜似他药。他药虽效，恐无瘀血，反致误人。童便不动脏腑，不伤气血，万无一失。军中多用此，屡试有验。"

《金匮要略》"治马坠及一切筋骨损方"，该方由七味药组成，制汤"以童子小便量多少，煎汤成，内酒一大盏，次下大黄"，去滓供服用。此方即取童子小便"消瘀血""疗扑损"之功。

《伤寒论》白通加猪胆汁汤，治"少阴病，下利脉微者，与白通汤。利不止，厥逆无脉，干呕烦者"。该方"以水三升，煮取一升，去滓，内胆汁、人尿，和令相得"，供服用。人尿咸寒苦降，用此药旨在引阳药入阴中，以解阴阳格拒之势，此外尚有滋阴养液、补阴和阳之用。现代研究发现，小便中含有一百多种复杂成分，其中富含"褪黑素"，具有镇静、催眠、止痛、解除疲劳等功效，且童便中"褪黑素"的含量较成人高[1]。

（6）马通汁：性温，无毒。《本草纲目》称其"止吐血"，治疗衄血不止，"用赤马粪绞汁，饮一二升，并滴鼻内，干者浸水亦可。"

《金匮要略》柏叶汤，治"吐血不止"，方中柏叶等三味药"以水五升，取马通汁一升，合煮"，供服用，即取马通汁止吐血之功。

（7）药汁：以药物煎汤代水煎煮药液是指取处方中某一味药先煎煮，去除药渣取其药液，以之煎煮处方余药，取得煎煮液供服用。

《伤寒论》治"小结胸病，正在心下，按之则痛，脉浮滑者，小陷胸汤主之。黄连一两，半夏半升（洗），栝蒌实大者一枚。上三味，以水六升，先煮栝蒌，取三升，去滓，内诸药，煮取二升"，供服用。

《金匮要略》泽漆汤，治"肺痿肺痈咳嗽上气"之"脉沉者"，方中"半夏半斤，紫参五两（一作紫菀），泽漆三斤（以东流水五斗，煮取一斗五升），生姜五两，白前五两，甘草、黄芩、人参、桂枝各三两。上九味，㕮咀，内泽漆汁中，煮取五升"，供服。

（二）煎煮法

汤剂取效与否，不仅与组方的药物炮制、配伍、选取的溶媒密切相关，与选择的煎煮方法也密不可分。清代名医徐灵胎在《医学源流论》中对汤剂煎法高度重视，其云："煎药之法，最宜深讲，药之效不效，全在乎此。夫烹饪禽鱼羊豕，失其调度，尚能损人，况药专以之治病，而可不讲乎？"

张仲景在临床中应用汤剂最多，对汤剂煎煮法也非常重视，每个处方都有详细的煎煮方法。汤剂煎煮法，首先要关注溶媒的用量和煎煮的火候，煎煮过程通常是所有处方药物一同煎煮，但由于药物的性质不同，为发挥最佳功效，张仲景便采用了一些特殊的煎煮方法，如某些药物或要求先煎，或要求后下，或要求包煎，或要求分别煎煮后再合煎，有些特殊药物需烊化或煎汤后以药汁溶解再服用，有些药物不经煎煮而采取浸渍、麻沸汤浸渍或酒浸渍制备汤剂供服用，另有特别要求药物煎取药液后，再行煎煮供服用的，实际是浓缩后再服。

1. 溶媒的用量、煎煮火候及煎煮终点的判断

（1）溶媒的用量：汤剂制备最常用的溶媒是水，加水量的多少，对汤剂的质量至关重要。李时珍曾说："剂多水少，则药味不出；剂少水多，又煎耗药力也。"即相对处方药量，加水量较少，则药效物质不能完全溶出；相对处方药量，加水量太多，就会因延长煎煮时间，使药效物质发生变化，如方中有大黄，煎煮时间过长，发挥峻下作用的药效物质二蒽酮苷会水解，使泻下作用降低，即所谓"煎耗药力"了。

总体看来，《伤寒论》《金匮要略》两书中汤剂的加水量以处方药量的6～8倍居多，一些特殊方剂可能会增加或减少。对此，南北朝时期医药学家陶弘景总结曰："凡煮汤，欲微火令小沸。其水数依方多少，大略二十两药，用水一斗，煮取四升，以此为率。然则利汤欲生，少水而多取；补汤欲熟，多水而少取。好详视之，不得令水多少。"清代名医徐灵胎对此进一步解释说："大都发散之药，及芳香之药，不宜多煎，取其生而疏荡。补益滋腻之药，宜多煎，取其熟而停蓄。此其总决也。"

（2）煎煮火候：影响汤剂疗效的另一重要因素是火候。李时珍曾指出："凡服汤药，虽品物专精，修治如法，而煎药者鲁莽造次，

水火不良，火候失度，则药亦无功。"表明汤剂煎煮火候的重要性。早在东汉，张仲景就已非常重视煎药火候了，在汤剂制备过程中多有提及，如桂枝汤、桂枝加桂汤、桂枝加厚朴杏子汤等要求"微火煮取"，乃因方中有药物含挥发油（如桂枝），微火煎煮可避免该类药效成分的损失，能更好发挥药效。

又如大建中汤、小建中汤，两方中都有胶饴，且都要求方中其他药物煎煮去滓取药液后，再下胶饴，以"微火煎取"供服。此处"微火煎取"是将其烊化入汤，可避免焦着煮汤容器，更好发挥疗效。

再如大承气汤、调胃承气汤两方中均有芒硝，并要求其他药物煎汤去滓取药液后（大承气汤大黄后下），再入芒硝，"更上微火一两沸"，供服用，乃是在一两沸的短时间内令芒硝充分溶解，不至于令已溶出的药效物质（如大黄里泻下物质）变化，仍能很好地发挥药效。

而《千金》桂枝去芍药加皂荚汤，更要求"微微火煮"，较微火更弱些，亦是基于疗效考虑。对这些有明确要求用"微火"煎药的方剂，陶弘景称"凡煮汤，欲微火令小沸"，指出都是在平和的火候下煎煮的，这样更利于煎出药效物质，而且有利于药效发挥。

此外，《伤寒论》与《金匮要略》中还有诸多方剂未明确注明煎煮火候，一般在开始煎煮时火力比微火强些，待煮沸后，用微火保持沸腾状，直至煎成去滓，取药液供服用。

（3）煎煮时间：影响汤剂质量的，除溶媒的用量和火候外，还要注意煎煮时间。现代除有特殊要求外，一般汤剂煎煮都是沸腾后再煎半小时左右，即可去滓服用了。但古时无精确的计时工具，衡量汤剂是否煎好，多在一定的加水（或其他溶媒）量和火候条件下，以煎煮前后液体容量的变化为依据。如芍药甘草汤，"以水三升，煮取一升五合"，即煎取二分之一量为准；干姜附子汤"以水三升，煮取一升"，即煎取三分之一；桂枝加芍药生姜各一两人参三两新加汤"以水一斗二升，煮取三升"，即煎取四分之一。可见煎煮时间是随"方"具体要求而定的。

亦有采取特殊要求来表示"汤成"的方剂，如白虎汤、白虎加人参汤、桃花汤、竹叶石膏汤、附子粳米汤，方中皆有粳米，除竹叶石膏汤要先煮诸药，取药汁煮米熟，汤成去米供服用外，另三方的粳米皆与方中诸药同蒸，以"煮米熟，汤成去滓"，供服用，是以米熟作为汤剂煎煮终点的判断指标。

2. 汤剂煎煮中的特殊要求

（1）先煎：是指制备汤剂时，处方中某些药物要先行煎煮，到一定程度后，再加入余药共同煎煮，至汤成，去滓，取药汁供服用。其意有三：其一，如麻黄汤中麻黄，"先煮麻黄，减二升，去上沫，内诸药"，即将麻黄先煮一段时间后，再与其他药物一同煎煮，以防过汗亡阳，又可缓和辛温峻烈之性，避免服药后出现心烦等证候。其二，针对需久煎才能将药力煎出的药物，或方中用量独重的药物，亦以先煎为宜，如酸枣仁汤中的君药酸枣仁，重用至二升，与方中其他药仅一二两形成鲜明对比，制法要求"以水八升，煮酸枣仁，得六升，内诸药，煮取三升"；再如茯苓桂枝甘草大枣汤中的茯苓，重用至半斤，而方中其他药最多者为四两，制法要求"以甘澜水一斗，先煮茯苓，减二升，内诸药，煮取三升，去滓"。两方均采用先煎的方法，可使相应药物作用缓和而持久。其三，如栀子豉汤中豆豉不宜久煎，故栀子相对先煎。

《伤寒论》中用到先煎法的药物主要有麻黄、葛根、蜀漆、茯苓、大黄、茵陈、厚朴和枳实，共计 8 种，涉及方剂 19 首。《金匮要略》中用到先煎法的药物主要有甘草、麻黄、小麦、紫参、茵陈、蜀漆、酸枣仁、大枣、茯苓、葛根、枳实、厚朴和苇茎，共计 13 种，涉及方剂 24 首，相关药物及方剂详见表 6-1。

表 6-1 《伤寒论》与《金匮要略》中用先煎法的药物与方剂统计表

药物	《伤寒论》	《金匮要略》
麻黄	麻黄汤、大青龙汤、小青龙汤、桂枝麻黄各半汤、桂枝二麻黄一汤、桂枝二越婢一汤、麻黄杏仁甘草石膏汤、麻黄连轺赤小豆汤、麻黄细辛附子汤、麻黄附子甘草汤	小青龙汤、甘草麻黄汤、桂枝去芍药加麻黄细辛附子汤、越婢汤、麻黄加术汤、大青龙汤、越婢加半夏汤、麻黄附子汤、射干麻黄汤、《千金方》越婢加术汤、小青龙加石膏汤
麻黄、葛根	葛根汤、葛根加半夏汤、桂枝加葛根汤	葛根汤
葛根	葛根黄芩黄连汤	
蜀漆	桂枝去芍药加蜀漆牡蛎龙骨救逆汤	桂枝救逆汤
茯苓	茯苓桂枝甘草大枣汤	茯苓桂枝甘草大枣汤
大黄	大陷胸汤	
茵陈	茵陈蒿汤	茵陈蒿汤
甘草		甘草粉蜜汤
小麦		厚朴麻黄汤
紫参		紫参汤
酸枣仁		酸枣仁汤
大枣		葶苈大枣泻肺汤

续表

药物	《伤寒论》	《金匮要略》
枳实、厚朴	大承气汤	大承气汤、枳实薤白桂枝汤
葶苈		《千金》苇茎汤
蜀漆、麻黄		牡蛎汤

（2）后下：后下，又称后煎，是指汤剂煎煮时，处方中多数药物煎煮到一定程度后，再将有特别要求的药物加入群药中共煎的一种煎煮方法，其主要目的是防止药物的有效成分被破坏而影响药效。后煎药物多为芳香轻清之品，如桂枝人参汤中的桂枝，该方乃表里双解之方，用桂枝解外感之风寒，用人参汤补脾虚、温中散寒。制方时要求先煮人参汤，后下桂枝，这样桂枝就不会受到人参、甘草等药物的影响，从而发挥解表功效，祛除在表之风寒。现代研究发现，挥发油是桂枝的主要有效成分之一，具有解热、抗炎、抗过敏、镇静等作用，若久煎会导致桂枝挥发油大量损失而降低药效。再如栀子豉汤之豆豉，其气轻清宣扬，后下，是欲其上达，以因势利导，即《黄帝内经》所谓之"其在上者，因而越之"。现代研究发现豆豉多含蛋白及酶类成分，久煎易被破坏，说明张仲景对药物的煎煮处理有一定的科学道理。

张仲景方中还有一些药物虽不是富含挥发油的芳香类药物，但根据治疗需要和药物特性，为避免药效成分变化，亦需后下，如大黄，煎煮时后下能增加其泻下之力。大承气汤"以水一斗，先煮二物，取五升，去滓，内大黄，更煮取二升，去滓，内芒硝"，此处"二物"即厚朴和枳实，配合两者的先煎，后下大黄，以达到先化燥矢，继通地道，后除痞满的功效。现代研究表明，大黄主要含有蒽醌类化合物，其与葡萄糖结合形成二蒽酮苷，为大黄的主要泻下成分。此外大黄还含有大量的鞣质成分，能收敛止泻。已有研究证明大黄久煎，其致泻成分蒽酮苷类会发生水解，而鞣质类成分也会大量溶出，泻下作用大大减弱，甚至出现收敛止泻作用，为大黄煎煮时后下可以保证泻下作用提供了科学依据。

《伤寒论》中用到后下法的药物主要有桂枝、香豉、大黄和粳米，共计4种，涉及方剂7首;《金匮要略》中用到后下法的药物主要有大黄、鸡子黄、紫参、泽泻、戎盐、葶苈和硝石，共计7种，涉及方剂9首。相关药物及方剂详见表6-2。

表6-2 《伤寒论》与《金匮要略》中用后下法的药物和方剂统计表

品种	《伤寒论》	《金匮要略》
桂枝	桂枝人参汤	
香豉	栀子豉汤、栀子甘草豉汤、栀子生姜豉汤	
大黄	大承气汤、柴胡加龙骨牡蛎汤	治马坠及一切筋骨损方（见《肘后方》）、大承气汤、厚朴三物汤
粳米	竹叶石膏汤	
鸡子黄		百合鸡子汤
紫参		紫参汤
泽泻		茯苓泽泻汤
戎盐		茯苓戎盐汤
葶苈		葶苈大枣泻肺汤
硝石		大黄硝石汤

（3）包煎：主要用于一些破碎的矿物药及有一定黏性的药物，如石膏、滑石、代赭石、香豉等。包煎的目的主要在于：① 防止药物沉降而导致汤液糊化；② 防止药物漂浮，保证充分煎煮；③ 防止异物如毛刺等混入汤液；④ 防止药液浑浊。

《伤寒论》中用到包煎法的药物有石膏和香豉，共计 2 种，涉及方剂 9 首；《金匮要略》中用到包煎法的药物有香豉、滑石和代赭石，共计 3 种，涉及方剂 2 首。详见表 6-3。

表 6-3 《伤寒论》与《金匮要略》中用包煎法的药物和方剂统计表

品种	《伤寒论》	《金匮要略》
石膏	白虎加人参汤、桂枝二越婢一汤、麻黄升麻汤、白虎汤、麻黄杏仁甘草石膏汤	
香豉	栀子豉汤、枳实栀子豉汤、栀子甘草豉汤、栀子生姜豉汤	栀子豉汤
滑石、代赭石		滑石代赭汤

（4）烊化、溶化：在汤剂制备过程中，饴糖等黏性大的糖类药物以及阿胶等胶质类药物，易于糊锅煮焦，也易黏附于其他药物上，进而影响药物有效成分的溶出，所以此类药物在煎煮时通常运用"烊化"法。如炙甘草汤，"上九味，以清酒七升，水八升，先煮八味，取三升，去滓，内胶，烊消尽，温服一升"；大建中汤，"上三味，以水四升，煮取二升，去滓，内胶饴一升，微火煎取一升半，分温再服"。

溶化法主要用于芒硝，芒硝为易溶于水的无机盐类物质，只需加入去渣后的药液中加温溶化即可，如桃核承气汤，"上五味，以水七升，煮取二升半，去滓，内芒硝，更上火，微沸下火，先食温服五合"。《本草经集注·序录上》中也明确指出:"芒硝、饴糖、阿胶皆须绞汤竟,内汁中,更上火两三沸,烊尽乃服之。"

《伤寒论》和《金匮要略》中用到烊化、溶化法的药物均为阿胶、胶饴和芒硝3种,《伤寒论》中涉及方剂9首,《金匮要略》中涉及方剂10首,详见表6-4。

表6-4 《伤寒论》与《金匮要略》中用烊化溶化法的药物和方剂统计表

品种	《伤寒论》	《金匮要略》
阿胶	炙甘草汤、猪苓汤、黄连阿胶汤	炙甘草汤(《千金翼》《外台》)、猪苓汤、芎归胶艾汤、白头翁加甘草阿胶汤
胶饴	小建中汤	小建中汤、大建中汤、黄芪建中汤
芒硝	桃核承气汤、大陷胸汤、调胃承气汤、大承气汤、柴胡加芒硝汤	大承气汤、木防己加茯苓芒硝汤、大黄牡丹汤

(5)方中药物先分煎再合煎:《金匮要略》之百合知母汤、滑石代赭汤,前者百合、知母分别单煎,去滓后和合再煎;后者百合单煎,滑石与代赭石另煎,去滓后再和合共煎,合煎液供服用。

(6)药汁对入法:是指汤剂煎好后,对入药汁和合相得供服,或对入药汁后按要求再煎供服用。

汤成,药液对入药汁和合相得供服用的汤剂有《伤寒论》之白通加猪胆汁汤和通脉四逆加猪胆汤。两方都是在群药煮完去滓后,再加猪胆汁供服。

汤成,药液对入药汁再煎,然后供服用的汤剂有《金匮要略》之百合地黄汤与生姜半夏汤。前者先煎百合,去滓后"内地黄汁"继续煎煮,至"一升五合,分温再用";后者先"煮半夏,取二升，"再"内生姜汁"继续煎煮，至"一升半，小冷，分四服"。另有百合鸡子汤，百合单煎去滓后，加入鸡子黄，"搅匀，煎五合，温服"。

（7）方中药物或煎煮取汁或沸汤浸渍取汁，两汁相合供服用：《伤寒论》治"心下痞，而复恶寒汗出者，附子泻心汤主之。大黄二两，黄连一两，黄芩一两，附子一枚（炮，去皮，破，别煮取汁）。上四味，切三味，以麻沸汤二升渍之，须臾绞去滓，内附子汁，分温再服。"此方制备很独特，附子为安全取效，需久煎，故"别煮取汁"，而大黄、黄连、黄芩三药，其药效物质易溶于水，在沸水中溶解度更高，故不煮，而以沸水浸渍，并且时间要短，即可取得药力（药效物质），两汁（附子汁与三黄汁）相合供服用，实为妙想妙用。故清代名医尤在泾评曰："以麻沸汤渍寒药，别煮附子取汁，和合与服，则寒热异其气，生熟异其性，药虽同行，而功则各奏，乃先圣之妙用也。"近代名医张锡纯也说："以大黄、黄连治上，但渍以麻沸汤，取其清轻之气易于上行也。以附子治下，则煎取浓汤，欲其重浊之汁易于下降也。是以如此寒热殊异之药，混合为剂，而服下热不妨寒，寒不妨热，分途施治，同时奏功，此不但用药之妙具其精心，即制方之妙亦几令人不可思议也。"

（8）以溶媒浸渍绞去滓，取汁服用

1）以沸汤浸渍药物制汤：《伤寒论》治"心下痞"的大黄黄连泻心汤，大黄、黄连两药"以麻沸汤（开水）二升渍之，须臾（短时间）绞去滓"，取汁服。徐灵胎称此："不取煎而取泡，欲其轻扬清淡，以涤上焦之邪。"

《金匮要略》"治中恶心痛腹胀，大便不通"之《外台》走马汤，巴豆（去皮心，熬）、杏仁两药"以绵缠，捶令碎"，入热汤

"捻取白汁",供服;"治食犬肉不消,心下坚或腹胀,口干大渴,心急发热,妄语如狂,或洞下方",以杏仁合皮研用,加入沸汤相合取汁,供服用。

2)以水浸渍药物制汤供内服用:《金匮要略》"治六畜鸟兽肝中毒,以水浸豆豉,绞取汁,服数升愈"。

3)以酒渍药,和其他药汁制汤:《金匮要略》防己地黄汤,"治病如狂状,妄行,独语不休,无寒热,其脉浮",方中防己、桂枝、防风、甘草四药,"以酒一杯,渍之一宿,绞取汁",再与生地黄蒸熟后绞取的汁液相合,供服用。

(9)"去滓再煎"之浓缩汤剂:专指汤剂煎好,去滓后汤液再继续煎煮,一般浓缩至一半,如"煮取六升,去滓,再煎取三升",使浓度增大,再供服用。如此操作,不仅能减少患者的服药量,而且有助更好地发挥疗效。

《伤寒论》中汤剂制备要求"去滓再煎"的有小柴胡汤、大柴胡汤、柴胡桂枝干姜汤、半夏泻心汤、生姜泻心汤、甘草泻心汤、旋覆代赭汤7首;《金匮要略》中有小柴胡汤、大柴胡汤、柴胡桂姜汤、半夏泻心汤、甘草泻心汤、柴胡去半夏加栝蒌汤6首。

二、丸剂

丸剂,是一种历史悠久的古老剂型,早在《神农本草经》中就提出"药性有宜丸者"。就疾病而论,李东垣云:"丸者缓也,不能速去其病,用药舒缓而治之也。"《药治通义》也说:"丸之为物,其体也结,势不外达,而以渐溶化,故其力最缓,而补则取次收效,泻则羁下癥癖,然大毒入汤散者,丸以用之。"可见丸剂之所以缓,乃因有成型之赋形剂,内服后在胃肠道内崩解速度慢,缓慢释放药效物质，发挥药效虽缓但持久，对于"不能速去"之慢性病的治疗更相宜。同时，对于含有毒性、药性剧烈或有刺激性的药物方剂，丸剂的缓释特点也更为适宜。

（一）丸剂制法

凡制丸剂，皆需先将处方药物粉碎，再以蜂蜜等赋形剂为辅料制备成丸。即先行粉碎处方药物，按梁代陶弘景所说："亦先细切暴燥乃捣之。有各捣者，有合捣者，并随方所言。其润湿药，如天门冬、干地黄辈，皆先切暴，独捣令偏碎，更出细擘暴干。若逢阴雨亦以微火烘之，既燥，小停冷乃捣之。"粉碎后，制丸剂还要将药粉过筛，陶弘景要求："凡筛丸药，用重密绢令细，于蜜丸易成熟。若筛散草药，用轻疏绢，于酒服则不泥。其石药亦用细绢筛如丸者（达到丸剂要求）。凡筛丸散药竟，皆更合于臼中，以杵研之数百过，视其色理和同为佳。"乃是要求药物要分散均匀一致，以更好地发挥药效。

如前，先制得均一药粉，再以蜂蜜、药汁等辅料为赋形剂搅拌均匀，制成一定大小的丸剂。《伤寒论》中有 5 首丸剂，书中禹余粮丸因有名无方无法考证其剂型，故不列为丸剂。《金匮要略》中有 21 首丸剂。

（二）丸剂分类

1. 以赋形剂的不同分类

从古至今，丸剂制备所用赋形剂种类越来越多，常见的有蜂蜜、枣肉糊、药汁糊（姜汁糊等）、动物胶、水及处方中富含脂油的药味等。药物与赋形剂捣研成丸，故所成丸剂有蜜丸、水丸、糊丸等之分。

（1）蜜丸：即用经过炼制后的蜂蜜作为赋形剂制备的丸剂。陶弘景云："凡用蜜，皆先火上煎，掠去其沫，令色微黄，则丸经久不坏。克之多少，随蜜精粗。"后来雷敩于《雷公炮炙论》中云："凡方炼蜜，每一斤只炼得十二两半或一分是数。若火少，若火过，并用不得也。"二者所论皆称，制蜜丸所用的蜂蜜必须先行煎炼，目的是去除多余水分，则制得的蜜丸"经久不坏"，可较长时间存放。炼蜜要注意火候：火少，炼蜜时间短，含水量多，现俗称"嫩蜜"，制丸易"坏"（即变质）；火多，炼蜜时间较长，现俗称"老蜜"，制丸黏性会降低，也影响丸剂质量。李东垣更称："炼蜜为丸者，取其迟化而气循经络也。"

《伤寒论》中涉及蜜丸2首，即理中丸、麻子仁丸。

《金匮要略》中涉及蜜丸共17首，即崔氏八味丸、薯蓣丸、大黄䗪虫丸、九痛丸、麻子仁丸、皂荚丸、乌头赤石脂丸、防己椒目葶苈大黄丸、栝蒌瞿麦丸、半夏麻黄丸、桂枝茯苓丸、当归贝母苦参丸、长服诃黎勒丸、肾气丸、三物备急丸、赤丸、下瘀血汤。

另外，《伤寒论》和《金匮要略》中的乌梅丸，方中有乌梅300个，与其余药味"异捣筛，合治之"，但乌梅要"以苦酒渍一宿，去核蒸之"，蒸熟"捣成泥，和药令相得，内臼中，与蜜杵二千下，丸如梧子大"，即先用苦酒浸过后蒸熟捣泥相合，再与蜂蜜捣杵制丸。

（2）糊丸：糊丸的辅料有多种，有枣肉为糊制丸者，有药汁为糊制丸者，这些辅料除有赋形作用外，还有自身药效，在糊丸中发挥协同功效，故李东垣云："用半夏、南星或去湿者，以生姜汁煮糊为丸，制其毒也，稀糊丸者，取其易化也。"

《金匮要略》之干姜人参半夏丸，即以生姜汁调糊制丸，协同方中干姜、人参、半夏治疗"妊娠呕吐不止"之证。

《金匮要略》治"妇人乳中虚，烦乱呕逆"，需"安中益气"，制有竹皮大丸，即以枣肉为糊和丸供服。方中枣肉糊不但起到了赋形剂的作用，同时其补中益气之功，亦可协同主药治疗哺乳期妇人之虚弱烦乱证。

（3）药胶丸：药物胶黏合性强，而且可发挥药胶之功效，从而协同诸药更好地发挥疗效。《金匮要略》治"此结为癥瘕，名曰疟母，急治之下，宜鳖甲煎丸"，全方二十三味药，制丸要"取煅灶下灰一斗，清酒一斛五斗，浸灰，候酒尽一半，着鳖甲于中，煮令泛烂如胶漆，绞取汁，内诸药，煎为丸"。即用清酒浸煅灶下灰，可得碱性（碳酸钾）低浓度醇，此时投入鳖甲，在碱性低浓度醇中煮透至烂，绞取其汁，即为鳖甲胶汁，以之为赋形剂，因其胶黏性强，能很好地黏合多达二十二味药的药粉制备丸剂。早在《神农本草经》中就记载鳖甲"主心腹癥瘕坚积，寒热"，与鳖甲煎丸治疗"结为癥瘕"之证正相吻合，且方剂制备过程中无须再引入其他赋形剂，可更好地发挥疗效，真可谓奇思妙用。

（4）以含油脂的药味研如脂制丸：《伤寒论》治疗"结胸者，项亦强，如柔痉状，下之则和"的大陷胸丸，方中大黄、葶苈子二味捣筛取粉，再以杏仁、芒硝"合研如脂，和散"，制成如弹丸大，便是以富含油脂的杏仁与芒硝合研后"如脂"，黏合另两味药捣筛之药粉制备丸剂，也不用另外引入其他赋形剂。

《伤寒论》治疗"伤寒有热，少腹满，应小便不利，今反利者"，用抵当丸，方中要求水蛭、虻虫、桃仁、大黄四药"捣"而制丸，可见这些药味定是干燥过的，惟有富含油脂的桃仁经捣可成脂状，方能黏合另三药之粉制成丸剂，桃仁于方中既是组成药物，又是赋形剂，故不必再用其他赋形剂。

丸剂的大小也与疗效相关，李东垣曾说："去下部之疾，其丸极大而光且圆，治中焦者次之，治上焦者则极小。"

张仲景制备丸剂时也非常重视丸型大小，对每种丸剂的大小都有具体要求：丸"如鸡子黄许大"，如理中丸；丸"如弹子大""弹子大""如弹丸"，如薯蓣丸、竹皮大丸、大陷胸丸；丸"如兔屎大"，如桂枝茯苓丸；丸"大豆许"，如三物备急丸；丸"如小豆大"，如大黄䗪虫丸、半夏麻黄丸、当归贝母苦参丸；丸"如梧子大"，如崔氏八味丸、九痛丸、麻子仁丸、防己椒目葶苈大黄丸、栝蒌瞿麦丸、长服诃黎勒丸、肾气丸、皂荚丸、乌梅丸、乌头赤石脂丸、鳖甲煎丸、干姜人参半夏丸；丸"如麻子"大，如赤丸，此丸制剂工艺十分精细，几乎相当于微丸，这在当时是难能可贵的。

对《伤寒论》和《金匮要略》中的丸剂及其所用的赋形剂进行统计，结果见表6-5。

表6-5 《伤寒论》与《金匮要略》中丸剂及其所用赋形剂统计表

赋形剂	《伤寒论》	《金匮要略》
（炼）蜜	麻子仁丸、理中丸	崔氏八味丸、薯蓣丸、大黄䗪虫丸、皂荚丸、乌头赤石脂丸、九痛丸、赤丸、麻子仁丸、防己椒目葶苈大黄丸、栝蒌瞿麦丸、半夏麻黄丸、桂枝茯苓丸、当归贝母苦参丸、下瘀血汤、肾气丸、长服诃黎勒丸、三物备急丸
生姜汁		干姜人参半夏丸
枣肉		竹皮大丸
鳖甲胶汁		鳖甲煎丸
含油脂的药味研如脂	抵当丸、大陷胸丸	
乌梅肉与蜜	乌梅丸	乌梅丸

2. 按给药方法分类

丸者缓也，张仲景所制丸剂都是供内服的，通常选用"饮""沸水""酒"等溶媒直接送服。少数丸剂对证治疗时急需见效，张仲景灵活制用，要求制丸后煎服或煮服，以实现速效，下面分别述之。

（1）直接用溶液送服的丸剂：其送服溶媒详见后述"丸剂服用之溶媒"。

（2）供煎煮服用的丸剂：要"水煮"供服的丸剂，如抵当丸；要"酒煎"供服的丸剂，如下瘀血汤；要与"甘遂末、白蜜、水"同煮供服的丸剂，如大陷胸丸。

三、散剂

散剂，系指按处方调配饮片或其提取物，经粉碎、混合均匀制成的粉末状制剂，是沿用至今的古老剂型。在张仲景所制方药中，散剂的使用次数当属第二。散剂之用，如李东垣于《珍珠囊补遗药性赋》"用药丸散"中所言："散者，细末也，不循经络，止去膈上病及脏腑之病……散者，散也，去急病者用之。"如《金匮要略》治"宿食在上脘，当吐之，宜瓜蒂散"之涌吐法。

（一）散剂制法

对散剂的制备，梁代陶弘景提出明确要求："先切细暴燥乃捣之。有各捣者，有合捣者，并随方所言。"为保证混合均匀，更要"合治"。

而张仲景这位医学家，早在 3 世纪的东汉末年就已经采用各捣和合捣两法制散了。

《伤寒论》中散剂方有 9 首，方中药味要求各捣（杵）为散者有 4 首，分别为瓜蒂散、半夏散、牡蛎泽泻散、十枣汤。各捣为散者，多要求"筛"，称"捣筛"，对此，梁代陶弘景提出："若筛散草药，用轻疏绢，于酒服则不泥。其石药亦用细绢筛如丸者。凡筛丸散药竟，皆更合于臼中，以杵研之数百过，视其色理和同为佳。"这是为了分散均匀一致，充分发挥疗效。其余 5 首皆共捣为散。

《金匮要略》中散剂方共 44 首，方中药味要求各捣（杵）为散者，只王不留行散，其余皆共捣（杵）为散。

（二）散剂分类

1. 按给药途径分

可分为内服散、外用散两类。

2. 按制备和应用分

内服散又可分为煮散和服散；外用散又可分为摩散与外敷散。

（1）内服散：多数散剂制成散后，即可按方中要求以相应溶媒送服，称"服散"。《伤寒论》《金匮要略》共有 50 首内服散剂方，其中直接服散的有 43 首（包括两书均载的五苓散、文蛤散、十枣汤，重复计入）。供服散的溶媒有多种，详见后述"散剂服用之溶媒"，此处不赘述。

除直接以溶媒和服的散剂外，尚有取一定量药散以溶媒煎煮后或去滓或不去滓而服之者，称为"煮散"。

《伤寒论》之煮散剂只有半夏汤，"若不能散服者，以水一升，煎七沸，内散两方寸匕，更煮三沸，下火，令小冷，少少咽之。半夏有毒，不当散服"。煎后并未去滓。

《金匮要略》之煮散剂有 7 首，即白虎加桂枝汤、《近效方》术附子汤、麻黄杏仁薏苡甘草汤、防己黄芪汤、薏苡附子败酱散、风引汤、半夏干姜散。除半夏干姜散以浆水煮散外，其余均以水煎散，风引汤特别要求用井花水煮散。其中，要求去滓后服用的有 4 首，即麻黄杏仁薏苡甘草汤、防己黄芪汤、白虎加桂枝汤、《近效方》术附子汤，其余 3 首煮散剂都未要求去滓服用。

需注意的是：半夏散既可服散又可煮散，似以煮散服更安全有效；蜘蛛散可散可丸，制成"蜜丸亦可"；而排脓散是处方药物杵为散后，"取鸡子黄一枚，以药散与鸡黄相等，揉和令相得"，再"饮和服之"。

（2）外用散：摩散，顾名思义是把药散置病患处，以手揉摩取效。如《金匮要略》头风摩散，以"大附子一枚（炮），盐等分"，为散，沐浴后，"以方寸匕，已摩疢上，令药力行"以取效。

外敷散，是将药物制为粉散剂，外敷于疮疡表面以取效。如《金匮要略》治疗"浸淫疮"之黄连粉，虽条文中未告知其制备方法，但从名称看，应当是将黄连粉碎成粉状，外敷于疮疡表面。

《金匮要略》有王不留行散，可治"金疮"，称"小疮即粉之，大疮但服之"，说明该散治金疮既可外用，也可内服，要视创面而定。

另外，《伤寒论》在大青龙汤下提到一种扑粉，述称大青龙汤"温服一升，取微似汗。汗多者，温粉粉之"，当如现代扑粉之用，应属散剂一类，但条文并未详细说明该粉是由何药制成。

据统计，《伤寒论》中共收载 1 首煮散剂方及 9 首服散剂，其中半夏散及汤同时列入煮散剂和服散剂，共计 9 首；《金匮要略》中共收载 7 首煮散剂、34 首服散剂和 3 首外用散剂，其中王不留行散同时列入服散剂和外用散剂，共计 43 首。《伤寒论》《金匮要略》中散剂统计详见表 6-6。

表 6-6　《伤寒论》与《金匮要略》中散剂统计表

类型		《伤寒论》	《金匮要略》
内服散剂	煮散剂	半夏散及汤 [*1]	白虎加桂枝汤、《近效方》术附子汤、麻黄杏仁薏苡甘草汤、防己黄芪汤、薏苡附子败酱散、风引汤、半夏干姜散
	服散剂	四逆散、文蛤散、白散、五苓散、十枣汤、瓜蒂散、牡蛎泽泻散、半夏散及汤 [*1]、烧裈散	栝蒌牡蛎散、茵陈五苓散、《肘后》獭肝散、五苓散、百合滑石散、《外台》桔梗白散、蜘蛛散、葵子茯苓散、薏苡附子散、蒲灰散、滑石白鱼散、猪苓散、枳实芍药散、王不留行散 [*2]、鸡屎白散、赤豆当归散、蜀漆散、文蛤散、侯氏黑散、天雄散、当归芍药散、当归散、白术散、土瓜根散、紫石寒食散、硝石矾石散、诃黎勒散、排脓散、十枣汤、瓜蒂散、治自死六畜肉中毒方、治马肝毒中人未死方、食诸果中毒治之方、治食马肉中毒欲死方
外用散剂			头风摩散、黄连粉、王不留行散 [*2]

注 *1：半夏散及汤原文记载为散剂，"上三味，等分，各别捣筛已"，后又记"若不能散服者，以水一升，煎七沸，内散两方寸匕，更煮三沸"，应为煮散剂，故上表分类时均列入。

注 *2：王不留行散内容记载"小疮即粉之，大疮但服之"，亦可外用，故上表分类时均列入。

四、膏煎剂

汤剂都是制备后立即供服用的，若病起紧急，汤剂仍缓不济急，或慢性疾患服药时间较长，随制随用多有不便。煎膏剂以其可提前制备，保存时间稍长，用时即可供服用等特点便应运而生了。汤成，去滓，加入蜂蜜、白粉，"和合相得"，即成煎膏剂，可供内服。

张仲景在临床中依辨证施治需要，制备了4首内服煎膏剂。

《伤寒论》猪肤汤，治"少阴病，下利，咽痛，胸满，心烦"，方中"猪肤一斤，上一味，以水一斗，煮取五升，去滓，加白蜜一升，白粉五合熬香，和令相得，温分六服"。

《金匮要略》甘草粉蜜汤，治疗"蛔虫之为病，令人吐涎，心痛，发作有时。毒药不止"，方中"甘草二两，粉一两，蜜四两，上三味，以水三升，先煮甘草，取二升，去滓，内粉蜜，搅令和，煎如薄粥"，供服用。

此二方，（白）粉、（白）蜜既可认为是处方药物，亦可认为是制剂辅料，前者"合和相得"即得膏，可供六次服；后者"搅令和"后，再"煎如薄粥"，成膏，供服。

《金匮要略》尚有乌头煎，治疗"腹痛，脉弦而紧，弦则卫气不行，即恶寒，紧则不欲食，邪正相搏，即为寒疝。绕脐痛，若发则白汗出，手足厥冷，其脉沉弦者"，方中"乌头大者五枚（熬，去皮，不哎咀），上以水三升，煮取一升，去滓，内蜜二升，煎令水气尽，取二升"，供服用。

此剂称煎，制备法为先煮乌头，汤成，去滓，加蜂蜜再煎，直至"令水气尽"，即浓缩到水分尽失，惟剩蜜煎液了，稠厚，安全而有效。

另还有猪膏发煎，可治"诸黄"病，方中"猪膏半斤，乱发如鸡子大三枚，上二味，和膏中煎之，发消药成，分再服"。此方为乱发拌入猪脂油中，煎至发消，则为油膏，供服用。

上述四膏，前两首为"粉蜜膏"，第三首为"蜜膏"，第四首为"油膏"，其中白粉、白蜜、猪脂油，既是方中之药，又是辅料、基质，可见张仲景不但是伟大的医学家，也是高明的制药学家！

五、栓剂

现代所称栓剂，是指处方药物粉碎之细粉或其提取物，以适当辅料为基质，制成供腔道给药的固体剂型。

早在张仲景时代，他在临床中为适应疾病治疗之需，便制作了"阴中坐药"，此"坐药"就是阴道栓，即可纳入阴道中的制剂。而"内谷道中"的"导"药，即肛门栓。

1. 阴道栓

（1）处方药物调配后粉碎，以基质辅料为赋形剂，制丸，纳入阴道。如《金匮要略》治"妇人经水闭不利，脏坚癖不止，中有干血，下白物"的矾石丸，将处方药物"末之，炼蜜和丸，枣核大，内脏中，剧者再内之"，便是将枣核大的蜜丸纳入阴道中，取其除湿止白带之效。

（2）处方药味，加适当固体辅料，调匀后，以"绵裹"，纳入阴道。如《金匮要略》之温阴中的"坐药"蛇床子散，是将蛇床子仁粉碎后，"以白粉少许，和令相得，如枣大，绵裹"，纳入阴道中，即可令温，乃是发挥蛇床子暖宫除湿、杀虫止痒之功。

2. 肛门栓

（1）张仲景于《伤寒论》中制有蜜煎方，其云："阳明病，自汗出，若发汗，小便自利者，此为津液内竭，虽硬不可攻下之，当须自欲大便，宜蜜煎导而通之。"说的是阳明腑实病，自汗出，小便利则津液亏损，导致大便秘结而硬，但又不能峻下时，可采取蜜煎导的方法。"食蜜七合，上一味，于铜器内，微火煎，当须凝如饴状，搅之勿令焦著，欲可丸，并手捻作挺，令头锐，大如指，长二寸许。当热时急作，冷则硬。以内谷道中，以手急抱，欲大便时乃去之。"即微火炼蜜,炼之微老(勿令焦著),此时乘热捻作两头尖的二寸长指状栓,纳入肛门。

此法取蜂蜜甘缓润滑之性,炼后可塑型制栓,纳谷道可润肠通便,对津亏肠燥之便秘"已试甚良",说明通便之效确切。另外,此法能迅速缓解患者痛苦,可谓立意巧,制作精,疗效速。

(2)《金匮要略》载"猪膏发煎",如前述,乃是治疗黄疸病之"诸黄"的内服油膏剂,但张仲景又巧用于"胃气下泄,阴吹而正喧,此谷气之实也"的治疗,以膏发煎导之。此方猪脂、乱发和合煎炼,发消药成,亦较稠厚,可以塑型,以"导"药纳谷道内,较"蜜煎"易熔融,作用也是润滑津枯之直肠,以通便。

张仲景栓剂之用,乃病灶局部给药,而且是黏膜吸收,构思巧妙,取效迅捷,实在难能可贵。

六、灌肠剂

针对便秘,张仲景除制"蜜煎方""膏发煎"外,更创灌肠剂以疗之。

张仲景于《伤寒论》治便秘之"蜜煎方"下说:"若土瓜根及大猪胆汁,皆可为导。"即治疗便秘,通便之法除栓剂之外,尚有土瓜根及猪胆汁通便之用。土瓜根之用,书中未载,但猪胆汁之用载有明确方法:"大猪胆一枚,泻汁,和少许法醋,以灌谷道内,如一食顷,当大便出宿食恶物,甚效。"通便疗效显著。

此法、此药与当今之灌肠剂,即"将药物制成能直接灌入直肠而起到全身或局部治疗作用的液体制剂"完全一致,可见张仲景早在两千年前已创制运用了。

七、洗剂

洗剂，一般是用药物煎煮或浸渍所得的药液，洗涤局部或全身，以解除病痛。

张仲景因病制宜，在《金匮要略》中创用了4首煎汤外洗治病的洗剂，分别是百合洗方、苦参汤、狼牙汤、矾石汤。

1. 百合洗方

百合洗方治"百合病一月不解，变成渴者"，方中"百合一升，以水一斗，渍之一宿，以洗身。洗已，食煮饼，勿以盐豉也"。此乃用浸渍法制备药液，并以药液洗全身。洗后食，但要注意勿食盐豉，是因患者已经"变为渴者"了，食"盐豉"易"伤津助渴"。

2. 苦参汤

苦参汤治疗"狐惑病之为病……蚀于下部则咽干"，方中"苦参一升，以水一斗，煎取七升，去滓，熏洗，日三服"。

后世宋代庞安石于《伤寒总病论》中也有"苦参半斤，槐白皮四两，狼牙根四两。上锉，以水五升，煎三升半，洗之"的记载。

3. 狼牙汤

狼牙汤治疗"少阴脉滑而数者，阴中即生疮，阴中蚀疮烂者"，方中"狼牙三两，上一味，以水四升，煮取半升，以绵缠箸如茧，浸汤沥阴中，日四遍"。

张仲景时代无阴道冲洗器具，故以绵缠在支持物筷子上，如蚕茧大小，浸入煎好的药液中，浸透后纳入阴道中"沥"洗，日洗四遍，可起到杀虫愈疮的作用。

4. 矾石汤

矾石汤方在《金匮要略》中有两用。

（1）治疗中风历节病之"脚气冲心"，用"矾石二两，以浆水一斗五升，煎三五沸，浸脚良"。陈修园在《金匮方歌括》中评价此方："脚气冲心矾石汤，煮须浆水浸之良，湿收毒解兼除热，补却《灵枢》外法彰。"

（2）"救卒死而壮热者"，方用"矾石半斤，以水一斗半，煮消，以渍脚，令没踝"，将其用于急救，是从阴引阳，使人体阴阳调和，疾病向缓。

八、烟熏（烙）剂

烟熏（烙）剂是指通过烧燃药物，取其烟雾熏向病灶部位，起到局部治疗的作用。

在《金匮要略》中，有2首方剂载录了此法，均涉及雄黄一药。

1. 雄黄熏方

"狐惑之为病……蚀于肛者，雄黄熏之。"方中"雄黄，上一味为末，筒瓦二枚合之，烧，向肛熏之"。

2. 小儿疳虫蚀齿方

"雄黄，葶苈，上二味，末之，取腊月猪脂，以槐枝绵裹头四五枚，点药烙之。"

前者烧燃雄黄，使出烟，以筒瓦二枚相合成圆筒，将雄黄燃烧之烟引向肛门处。后者以槐枝绵裹头四五枚（如制棉签），蘸腊月猪脂油，沾上雄黄、葶苈药末，点燃后靠近龋齿烙之。两法均与烧燃雄黄有关。现知雄黄乃是硫化砷（即二硫化二砷或四硫化四砷），燃烧生成三氧化二砷（即砒霜），有解毒（以毒攻毒）杀虫作用，故两法均可取效！早在两千年前，张仲景有此奇思妙想，以雄黄烧烟疗病，实在神奇而难能可贵！

九、舌下剂

《金匮要略》治尸厥方，用以治疗"尸厥脉动而无气，气闭不通，故静而死也"，方用"菖蒲屑，内鼻两孔中吹之。今人以桂屑着舌下"。

该方用了两种治疗方法，其中"以桂屑着舌下"之法，基本相当于现代的舌下含服，是通过口腔黏膜给药。此方法吸收、作用迅速，为急救的常用给药法，如现代用于急救的硝酸甘油便是舌下含服，意在取其速效之功。另外，方中"桂屑"当为肉桂屑，味甘、辛，性大热，有通血脉、宣导百药之功，能治九种心痛胸闷。晋代葛洪《肘后备急方》治卒心痛，用桂心八两，水煮服；唐代孙思邈《备急千金要方》治卒中恶心痛，用桂心八两，水煮服；葛洪治吐血，用桂心末方寸匕，日夜二十服，亦疗下血。这些记载均证明肉桂（桂心，乃去外栓皮后之内层味厚者）煮汤或以屑含服，有殊效。

十、鼻腔剂

1. 吹药入鼻

吹鼻是将少量药物粉末或少量药汁，以管吹入鼻中的给药方法。

如前述，《金匮要略》治尸厥方中有两种疗法，其一便是将"菖蒲屑，内鼻两孔中吹之"。又如救卒死而目闭者方，要求"骑牛临面，捣薤汁灌耳中，吹皂荚末鼻中"。再如救卒死方之"雄鸡冠割取血，管吹内鼻中"。

上述方法中，菖蒲为石菖蒲，其味辛，性温，有"开心窍""通九窍"之功。宋代苏颂《本草图经》云："卒患心痛，嚼一二寸（菖蒲），热汤或酒送亦效。"石菖蒲有芳香开窍醒神之功，或与其所含细辛醚类物质可通过鼻黏膜迅速吸收，开窍除气闭不通而发挥疗效有关。

皂荚味辛，性温，利九窍，可疗中风口噤。皂荚末吹入鼻腔中治病，后世也多有之。如《梅师方》"治霍乱转筋，皂角末一小豆许，入鼻中，取嚏便瘥"；《斗门方》"治卒头痛，以皂角末，吹入鼻中，令嚏则止"；《证类本草》"治卒死，以末吹入鼻中"，"治人好魇，以末吹鼻中"。上述诸法均可得速效以救急，甚至救卒死。但多以"得（令）嚏便瘥（则止）"，这可能与皂荚中含有皂苷类物质有关，该物质刺激性强，一旦接触鼻黏膜便可令人嚏，即"利九窍"而使人苏醒。

雄鸡冠血，吹鼻腔内，救卒死，后世少用。但多以鸡冠血滴（沥）口中，治多种原因所致中恶、卒死。有称取其"安心神"之功，可能与鸡冠血活血通络有关。

2. 灌药入鼻

《金匮要略》救卒死有"薤捣汁，灌鼻中"之法。《肘后备急方》亦谓："救卒死，或先病痛，或常居寝卧，奄忽而绝，皆是中死。救之方……捣薤汁，以灌鼻中。"薤，《名医别录》称其为"菜芝也"，上述两方皆取其"辛而不荤"之性。此外，薤汁灌鼻乃是通过鼻腔黏膜吸收而发挥疗效，与现代滴鼻剂是同理。

十一、灌药入喉

张仲景于《金匮要略》中载述了2首灌喉中的方药。

一者"猪脂如鸡子大，苦酒一升，煮沸，灌喉中"，救卒死；一者"剔取左角发方寸，烧末，酒和，灌令入喉"，治尸厥。左角发烧末当为血余炭，多用于止血，而唐代王焘《外台秘要》用其治小儿惊啼，宋代寇宗奭以其治破伤中风及沐发中风，均以乱发灰水服或调酒服，可见左角发、乱发在古代的应用较为广泛。张仲景以之灌喉中救治尸厥，其作用机理仍待深入研究。

十二、以药涂面

《金匮要略》救卒死方云："鸡肝及血涂面上，以灰围四旁，立起。"用到了鸡肝及血。古代应用鸡血，《备急千金要方》中有"鸡血涂喉下"治缢死未绝的记载；《肘后备急方》中亦有"割雄鸡颈取血，以涂其面，干复涂，并以灰营死人一周"救卒中恶死的记载。可见鸡血涂面应是有一定作用的。

张仲景作为医中之圣，临床组方制药，选用的剂型除常用的汤剂、丸剂、散剂、膏煎剂、栓剂、灌肠剂、洗剂之外，尚有烟熏（烙）、舌下、鼻腔、灌喉、涂面等给药法，实为很多现代剂型的滥觞，如黏膜给药（舌下含、鼻腔给药）等，值得深入研究。

第二节 服（用）药法探究

中医临床治病，讲究辨证论治，通过四诊合参，确定理、法、方、药，组方之后，选取适宜剂型供病人服用，才能去病获愈，可见服（用）药之法是发挥疗效的最后环节，因此历代医药学家都非常重视服（用）药方法。清人徐灵胎曰："病之愈不愈，不但方必中病。方虽中病，而服之不得其法，则非特无功，而反有害，此不可不知也。"

张仲景临证制方，也非常重视服（用）药方法，而且高度重视药后将息及服用药禁忌，这些对保证药效的发挥都至关重要。

一、服（用）药影响疗效的因素

服（用）药影响疗效的因素，主要有服（用）药时间、服（用）药次数、服（用）药量、服（用）药溶媒、服（用）药温度。

（一）服（用）药时间

我国第一部药学专著《神农本草经》就已经明确提出："病在胸膈以上者，先食后服药；病在心腹以下者，先服药而后食；病在四肢血脉者，宜空腹而在旦；病在骨髓者，宜饱满而在夜。"《太平惠民和剂局方》对此也称："非但药性之多方，其节适早晚，复须调理，今所云先食、后食，盖此义也。"

为了在临床中更好发挥药效，张仲景特别重视服（用）药时间。在《伤寒论》与《金匮要略》中多次提到平旦服药、空腹服药、食前服药（先食饮服）、病未发前服药等。如《伤寒论》之十枣汤，要求"平旦服"。十枣汤由逐水峻猛又有一定毒性的芫花、甘遂、大戟三药组成，针对病证"心下痞硬满"之悬饮，用此峻药，恐劳其正气，故选取平旦阳气升发之时服药，可助正气祛邪，有利药效发挥；再者平旦服药，药势展开，也利于病情变化观察和药效判断。

《金匮要略》之薯蓣丸、鳖甲煎丸、桂枝茯苓丸，均要求"空腹（空心、食前）服"。三方之药，多涉活血化瘀或补益之药，空腹服药利于行药势，发挥药效。

《金匮要略》之乌头赤石脂丸、赤丸、防己椒目葶苈大黄丸、乌梅丸、茵陈五苓散均要求"先食"后服药，这类方剂，或含有毒之乌头、附子，或含有药性峻烈之大黄等，"先食"服药，更为安全，亦利于药效发挥。

《金匮要略》之蜀漆散，要求于疾病"未发前"服药，因蜀漆散用以治疗"疟多寒者"，在发病前服药，可提前控制疟疾发作。

另外，尚有根据病情确定服（用）药时间的。如两书均载之桂枝汤，张仲景云："若一服汗出病差，停后服，不必尽剂。若不汗，更服依前法。又不汗，后服小促其间，半日许，令三服尽。若病重者，一日一夜服，周时观之。服一剂尽，病证犹在者，更作服。若汗不出，乃服至二三剂。"明显视病情而确定服药时间。

更有服（用）药时间与季节有关的，如《伤寒论》之白虎加人参汤，治"伤寒若吐若下后，七八日不解，热结在里，表里俱热，时时恶风，大渴，舌上干燥而烦，欲饮水数升者"，方后云："此方立夏后立秋前乃可服，立秋后不可服。正月二月三月尚凛冷，亦不可与服之，与之则呕利而腹痛。诸亡血虚家亦不可与，得之则腹痛。利者但可温之，当愈。"

除上述有特殊要求的，一般情况下，张仲景并未特别限定服（用）药时间，有顿服者，也有二三服或四五服的。二三服者，恐多为早、晚服，或早、中、晚服，且多在饭后服药为宜，此为就一日服而言。尚有一日三服，但服药间隔时间有特殊要求者，如《伤寒论》之麻黄升麻汤，治"伤寒六七日，大下后，寸脉沉而迟，手足厥逆，下部脉不至，喉咽不利，唾脓血，泄利不止者"。方中诸药煮取三升，去滓后，"分温三服，相去如炊三斗米顷，令尽汗出愈"。即两次服药之间隔，约为煮三斗米饭的时间。又如《金匮要略》之茯苓饮，治"心胸中有停痰宿水，自吐出水后，心胸间虚，气满不能食，消痰气，令能食"，要求"煮取一升八合，分温三服，如人行八九里进之"，即两次服药间隔时间约等于一人走八九里路的时间。

（二）服（用）药次数

处方遣药，是辨证后视病情而定的，为了充分发挥药效，服（用）药次数必当重视。张仲景在《伤寒论》和《金匮要略》所有临证内服药处方中都明确了服药次数，大体可分为每日服一次（"日一服"）、每日服二次（"日二服""日两度服之""分二服""分温再服"）、每日服三次（"三服""日三服""分三服""分温三服"）、日夜服（"日再夜一服""日三夜一服""昼三夜二"）、每日多次服药（"四遍""温分五服""分六服"）及其他要求（"分温服""服一升再服""明日更服""余分再服""和分再服"）。此即陶弘景所谓"服汤则有疏有数"之意。

下面按照汤剂、散剂、丸剂、膏煎剂的顺序，对《伤寒论》和《金匮要略》中方剂之服药次数进行统计和分类，以供临床应用参考。

1. 汤剂服药次数

对《伤寒论》与《金匮要略》中汤剂的服药次数进行统计，结果详见表6-7。

表 6-7 《伤寒论》与《金匮要略》中汤剂服药次数统计表

服药次数		《伤寒论》	《金匮要略》
顿服		桂枝甘草汤、干姜附子汤、调胃承气汤、桂枝麻黄各半汤	升麻鳖甲汤、葶苈大枣泻肺汤、甘遂半夏汤、泻心汤、旋覆花汤、大黄甘遂汤、红蓝花酒、大黄牡丹汤、大黄硝石汤、《千金》麻黄醇酒汤、治食鲙不化成癥病方
日服二次	日二服	茯苓四逆汤、甘草汤	柴胡去半夏加栝蒌汤
	分二服	栀子豉汤、栀子厚朴汤、栀子干姜汤、栀子甘草豉汤、栀子生姜豉汤	栀子豉汤
	分温二服	小承气汤	小承气汤、黄土汤、误食钩吻杀人解之方
	日再服	桂枝二麻黄一汤	排脓汤
	分温再服	葛根黄芩黄连汤、柴胡加芒硝汤、四逆汤、通脉四逆汤、白通汤、白通加猪胆汁汤、芍药甘草汤、甘草干姜汤、大黄黄连泻心汤、附子泻心汤、大承气汤、栀子柏皮汤、干姜黄芩黄连人参汤、四逆加人参汤、通脉四逆加猪胆汤	百合知母汤、百合地黄汤、大承气汤、大建中汤、木防己汤、木防己加茯苓芒硝汤、泽泻汤、厚朴大黄汤、小半夏汤、小半夏加茯苓汤、甘草干姜汤、桔梗汤、栝蒌薤白白酒汤、橘枳姜汤、通脉四逆汤、柏叶汤、四逆汤、大黄甘草汤
	温分再服	枳实栀子豉汤、桔梗汤	

续表

服药次数		《伤寒论》	《金匮要略》
日服三次	日三服	白虎加人参汤、桂枝甘草龙骨牡蛎汤、茯苓桂枝甘草大枣汤、厚朴生姜半夏甘草人参汤、小建中汤、真武汤、小柴胡汤、大柴胡汤、柴胡桂枝干姜汤、桂枝加大黄汤、附子汤、桃花汤、黄连阿胶汤、麻黄细辛附子汤、麻黄附子甘草汤、炙甘草汤、桃核承气汤、半夏泻心汤、生姜泻心汤、甘草泻心汤、旋覆代赭汤、甘草附子汤、白虎汤、猪苓汤、吴茱萸汤、当归四逆汤、竹叶石膏汤	甘草附子汤、白虎人参汤、甘草泻心汤、茯苓杏仁甘草汤、半夏泻心汤、茱萸汤、麻黄附子汤、猪苓汤、柴胡桂姜汤、桂枝芍药知母汤、小柴胡汤、茯苓泽泻汤、炙甘草汤、厚朴七物汤、附子粳米汤、大柴胡汤、当归生姜羊肉汤、《外台》柴胡桂枝汤、苓甘五味姜辛汤、桂苓五味甘草去桂加干姜细辛半夏汤、苓甘五味加姜辛半夏杏仁汤、苓甘五味加姜辛半夏大黄汤、橘皮竹茹汤、桃花汤、芎归胶艾汤、厚朴麻黄汤、小青龙加石膏汤、茯苓桂枝甘草大枣汤、栝蒌薤白半夏汤、人参汤、黄芪桂枝五物汤、小建中汤、黄芪建中汤
	分温三服	茯苓桂枝白术甘草汤、芍药甘草附子汤、茯苓甘草汤、小陷胸汤、赤石脂禹余粮汤、桂枝附子汤、去桂加白术汤、麻黄连翘赤小豆汤、麻黄升麻汤	栝蒌桂枝汤、桂枝附子汤、白术附子汤、《千金》三黄汤、大黄附子汤、甘草干姜茯苓白术汤、茯苓桂枝白术甘草汤、《外台》茯苓饮、桂苓五味甘草汤、竹叶汤、白头翁加甘草阿胶汤、《千金》内补当归建中汤、《千金方》越婢加术汤、桂枝加龙骨牡蛎汤、酸枣仁汤、射干麻黄汤、越婢加半夏汤、《千金》甘草汤、《千金》生姜甘草汤、《千金》桂枝去芍药加皂荚汤、枳实薤白桂枝汤、桂姜枳实汤、茯苓戎盐汤、越婢汤、防己茯苓汤、桂枝去芍药加麻黄细辛附子汤、枳术汤、茵陈蒿汤、栀子大黄汤、紫参汤、温经汤、四时加减柴胡饮子、治马坠及一切筋骨损方

续表

服药次数		《伤寒论》	《金匮要略》
日服三次	温分三服	桂枝加芍药汤	《外台》黄芩汤、甘草小麦大枣汤
	分三服	茵陈蒿汤	治食犬肉不消成病方、贪食食多不消心腹坚满痛治之方
日夜服	日再夜一服	黄芩汤、黄芩加半夏生姜汤、桂枝人参汤	黄芩加半夏生姜汤
	日三夜一服		半夏厚朴汤、麦门冬汤、奔豚汤、生姜半夏汤
	昼三夜二	黄连汤	
日服多次	温分五服	当归四逆加吴茱萸生姜汤	
	数服		食苦瓠中毒治之方
其他	分温服		滑石代赭汤
	服一升再服		《千金》苇茎汤
	余分再服		大半夏汤
	和分再服		防己地黄汤

2.散剂服药次数

对《伤寒论》与《金匮要略》中散剂的服药次数进行统计,结果详见表 6-8。

表 6-8 《伤寒论》与《金匮要略》中散剂服药次数统计表

服药次数		《伤寒论》	《金匮要略》
顿服		瓜蒂散	一物瓜蒂汤、薏苡附子败酱散、半夏干姜散、诃黎勒散
日服一次	日一服		侯氏黑散、排脓散
日服二次	日再服		蜘蛛散、当归散、治马肝毒中人未死方、治食马肉中毒欲死方
	良久再服		防己黄芪汤
日服三次	日三服	四逆散、五苓散、牡蛎泽泻散、烧裈散、半夏散及汤	栝蒌牡蛎散、百合滑石散、赤豆当归散、五苓散、《肘后》獭肝散、当归芍药散、葵子茯苓散、枳实芍药散、滑石白鱼散、硝石矾石散、茵陈五苓散、猪苓散、土瓜根散、蒲灰散、天雄散、薏苡附子散
日夜服	日三夜一服		白术散

3. 丸剂服药次数

对《伤寒论》与《金匮要略》中丸剂的服药次数进行统计，结果详见表 6-9。

表 6-9 《伤寒论》与《金匮要略》中丸剂服药次数统计表

服药次数		《伤寒论》	《金匮要略》
顿服		大陷胸丸	下瘀血汤
日服二次	日再服		崔氏八味丸、肾气丸

续表

服药次数		《伤寒论》	《金匮要略》
日服三次	日三服	乌梅丸、麻子仁丸、理中丸	鳖甲煎丸、麻子仁丸、防己椒目葶苈大黄丸、栝蒌瞿麦丸、干姜人参半夏丸、半夏麻黄丸、乌头赤石脂丸、九痛丸、大黄䗪虫丸
	三服		乌梅丸
日夜服	日再夜一服		赤丸
	日三夜一服		皂荚丸
	日三夜二服		竹皮大丸
	日三四夜二服	理中丸	

4. 煎膏剂服药次数

对《伤寒论》与《金匮要略》中煎膏剂的服药次数进行统计，结果详见表 6-10。

表 6-10 《伤寒论》与《金匮要略》中煎膏剂服药次数统计表

服药次数		《伤寒论》	《金匮要略》
日服一次	不差，明日再服		乌头煎
日服二次	分再服		猪膏发煎
日服多次	温分六服	猪肤汤	
温服一升，差即止			甘草粉蜜汤

（三）服（用）药量

组方遣药，历来尤重剂量。成剂之后，服量多少更与药效密切相关。但人有体质老幼强弱不同，方剂剂量及服（用）药量会有差异，特别是方中含有毒性药物，更需注意服用量。对此《神农本草经》中早有论述："若用毒药疗病，先起如黍粟，病去即止，不去倍之，不去十之，取去为度。"陶弘景更指出："如巴豆、甘遂辈，不可便令至剂耳。"可见古人对毒性药物的用量采用递增法，以保证在安全用药的前提下取得明确疗效。

1. 汤剂

大多数汤剂为煮取三升或再煎（浓缩）制取三升后，温服一升，或煮至二升服一升，亦有因方之异煮取药液有多者、有少者，随方要求服量或多或少，均属常规因方而定。

（1）处方药物剂量因人体质强弱有差别：《伤寒论》之四逆汤，原方"干姜一两半，附子一枚"，但是张仲景于方后强调"强人可大附子一枚，干姜三两"；通脉四逆汤，原方"干姜三两"，张仲景于脚注中强调"强人可四两"。

（2）按方调配后，煎煮汤液时，因人体强弱有差别，煮取药液供服量亦有差别：《金匮要略》之大黄附子汤，原方要"煮取二升，分温三服"，又说"若强人煮二升半，分温三服"，并告知"服后如人行四五里，进一服"。缘于方中药物大黄峻下，附子有毒，细辛亦有小毒，故平人可少煎取药液而少服，身体强壮者则可多煎取药液多服。而且明示服药间隔时间约为人行四五里路，以求取得更好的疗效。

（3）因人身体强弱及老小产妇的差别，煎得药液服用量可有差别：《金匮要略》之小青龙加石膏汤"煮取三升"后，张仲景明示："强人服一升，羸者减之，日三服，小儿服四合。"又如甘草附子汤"煮取三升"后"温服一升"，但若体弱者，则告知："恐一升多者，服六七合为妙",亦乃方中附子有毒之故也。再如升麻鳖甲汤,"煮取一升"后,常人"顿服之","老小再服",因方中雄黄有毒,出于安全考虑,告知老人、小儿要两服,故老小每次的服药量也减半了。《外台》走马汤,由巴豆、杏仁组方,绵缠,捶碎后入热汤捻取白汁,以通大便,而除"中恶心痛腹胀"。但两药均有毒性,尤其巴豆峻烈,故曰"老少量之",提示老人、小儿应视具体情况斟酌服量。

《伤寒论》之去桂加白术汤,原方有"附子三枚",煮取二升,去滓,分温三服。张仲景于方后又提醒:"附子三枚恐多也,虚弱家及产妇,宜减服之。"也缘于方中有附子,恐量大,故服汤要酌减。

(4)因病情需要,酌加服药量:《金匮要略》之乌头桂枝汤,制汤一升,告知:"初服二合,不知,即服三合,又不知,复加之五合。"

综上,汤剂属速效剂型,故对"量"非常重视,尤其方中涉有毒药物,处方、煎汤、服药既要区别体质强弱,更要注意老人、小儿、体虚者、产妇的病情,确定用药剂量及服用量,才能确保安全、有效。

2. 散剂

散剂方药制散后,单次服用量多为"方寸匕""一钱匕",兹不一一列举。

(1)因人体强弱差异,服散量不同:《伤寒论》之白散(《金匮要略》之桔梗白散,实为同方),明示:"强人半钱匕,羸者减之。"十枣汤乃大枣煎汤服散,亦明示:"强人服一钱匕,羸人服半钱。"前者方中含巴豆,有毒;后者组方三药皆为逐水峻药,故体质强的人服量稍多,体质较弱的人服量可减少。

（2）因药物性质峻烈，而服量较少:《伤寒论》《金匮要略》之瓜蒂散,《金匮要略》之天雄散，前者要求服一钱匕，"不吐者，少少加，得快吐乃止。诸亡血虚家，不可与瓜蒂散"；后者要求"酒服半钱匕，日三服，不知，稍增之"，均因药物作用峻烈，初服量要少，免伤正气。若不效，可药量稍增，可得安全有效。

（3）方中含动物药，有异味，一般服散量较小:《金匮要略》之蜘蛛散，蜘蛛熬焦入药；滑石白鱼散中，乱发烧成血余炭，与白鱼同入药。上述药味均有腥味，服量较小，病者更容易接受。

（4）方中含有矿物药，一般服散量较小:《金匮要略》之蜀漆散，方中有云母、龙骨两味矿物药，不同于汤剂煎煮后服，此方为药物制散后用浆水直接送服，故制散服量均少。

3. 丸剂

丸者缓也，故丸剂多用于治疗病程较长的慢性病，其服药量在方中多有规定，不同丸剂丸型大小有别，服用数量有多有少。临床应用时，部分丸剂因人体质强弱不同而服丸量有差异，部分丸剂需视病情变化及时改变服药量，还有部分丸剂含有毒药物，服药量也需注意，现分别论述。

（1）因人体质强弱差异，服丸量不同:《金匮要略》之九痛丸，"治九种心痛"，又治"卒中恶，腹胀痛，口不能言"，"连年积冷，流注心胸痛，并冷肿上气，落马坠车血疾等"，因方中含附子、巴豆等峻药，故明示:"强人初服三丸，日三服，弱者二丸。"

（2）根据病情变化，改变服药量:《伤寒论》《金匮要略》均载之麻子仁丸、乌梅丸，都有根据病情逐渐加量的要求。麻子仁丸治脾约大便硬，作用缓泻，"饮服十丸，日三服"，若大便仍不通，"渐加，以知为度"。乌梅丸治蛔厥，"先食，饮服十丸，三服，稍加至二十丸"。

《金匮要略》三物备急丸，治"心腹诸卒暴百病"时，"若中恶客忤，心腹胀满，卒痛如锥刺，气急口噤，停尸卒死者，以暖水若酒，服大豆许三四丸，或不下，捧头起，灌令下咽，须臾当差。如未差，更与三丸，当腹中鸣，即吐下，便差"。方中大黄、巴豆虽为峻下药，但若一服未起效，为急需见效，仍要加量服用。

（3）根据药性，若有毒性药，以渐加量为宜:《金匮要略》赤丸，"先食酒饮下三丸，日再夜一服；不知，稍增之，以知为度"。乌头赤石脂丸，"先食服一丸，日三服。不知，稍加服"。方中均有乌头等毒性药，服用量渐增则可保证安全。

4. 膏煎剂

膏煎剂，多可常规服，服用剂量随方而定。但若方中含有毒性药物，则需注意用量。如《金匮要略》乌头煎，治"寒疝，绕脐痛，若发则白汗出，手足厥冷，其脉沉弦者"，缘于方中有乌头"大者五枚"，乌头有毒，虽经蜜煎减毒，仍要求"强人服七合，弱人服五合。不差，明日更服，不可一日再服"。乃因体质强弱不同，耐受不同，故服用量有差别，而且强者亦不可一日二服，皆是出于安全有效考虑。

除上述内服方剂需注意服药量外，《伤寒论》与《金匮要略》还有多首外用方剂，应用时也需注意用量。通常随方而定，按要求用量使用即可。

（四）服（用）药溶媒

服（用）药溶媒关系到药效的发挥，所以陶弘景说："有须酒服者、饮服者、冷服者、热服者。"早在张仲景时，其制备汤剂、散剂、丸剂，都高度重视有助于药效发挥的服（用）药溶媒的选用。

汤剂服用之溶媒已在前"汤剂溶媒的选择"中详述，此处不再赘述。下面将重点列述散剂与丸剂所用溶媒。

1. 散剂服用之溶媒

散剂之煮散剂所用溶媒与汤剂类同，已在前"散剂分类"中论及，此处不再复述。服散剂之溶媒有多种：称"白饮（应为米汤或面汤）和服"的有四逆散、白散、五苓散、牡蛎泽泻散、半夏散；称"饮（应为温水）服"的有栝蒌牡蛎散、茵陈五苓散、百合滑石散、《外台》桔梗白散、蜘蛛散、葵子茯苓散、蒲灰散、滑石白鱼散、猪苓散、排脓散；称"水（应为常温）服"的有烧裈散、《肘后》獭肝散、鸡屎白散、治马肝毒中人未死方、食诸果中毒治之方；称用"沸汤"服的有文蛤散；称用"浆水服"的有赤豆当归散、蜀漆散；称用"酒服"的有侯氏黑散、天雄散、当归芍药散、当归散、白术散、土瓜根散、紫石寒食散；称用"大枣汤"服的有十枣汤；称用"大麦粥汁服"的有枳实芍药散、硝石矾石散；称用"粥饮服"的有诃黎勒散；称用"香豉煮汁服"的有瓜蒂散；未注明服散溶媒的有薏苡附子散、王不留行散，只称"服方寸匕"，一般可取温水服用。

2. 丸剂服用之溶媒

供煎、煮服用的丸剂所用溶媒，亦如同汤剂，已在前"丸剂分类"中论及，此处不再复述，只单论送服丸剂的溶媒。

要"饮（应为温水）服"的有麻子仁丸、防己椒目葶苈大黄丸、栝蒌瞿麦丸、半夏麻黄丸、干姜人参半夏丸、当归贝母苦参丸、乌梅丸、竹皮大丸；要"暖水服"的有三物备急丸（也可酒服）；要"沸汤服"的有理中丸；要"酒服（酒下）"的有崔氏八味丸、薯蓣丸、大黄䗪虫丸、长服诃黎勒丸、肾气丸、九痛丸、赤丸；要"枣膏和汤服"的有皂荚丸；未注明具体服丸溶媒的有桂枝茯苓丸、乌头赤石脂丸、鳖甲煎丸，一般可取温水服用。

（五）服（用）药温度

根据病情和药性，患者服药时有需温服者，有需冷服者，更有需沸汤服者。一般补虚散邪剂均温服，冷服、沸汤服极为特殊，服药时要特别留意医嘱。

汤剂，煎煮去滓而得，多放温后服用，二、三服亦需将药液温后再服，有利于药效发挥。但亦有特例，如《伤寒论》《金匮要略》均载之桂枝汤，服时要"适寒温"，以解肌发汗而解表，达"微似有汗者益佳"，如药液过温而热，则恐汗出太过；若药液过凉，又恐汗不得出，邪不去，故须特别注意所服药液的温度。《伤寒论》半夏汤，要求"令小冷，少少咽之"，这是因其证为"少阴病，咽中痛"，咽已痛，热服难以接受，冷服方能更好取效。《金匮要略》生姜半夏汤，要求汤成一升半后"小冷，分四服，日三夜一服"。之所以有此要求，乃因该剂用于治疗"病人胸中似喘不喘，似呕不呕，似哕不哕，彻心中愦愦然无奈者"，该方由半夏半斤，水三升，煮取二升，再加生姜汁一升，合煎取一升半，供服，全方为温热性药物煮汤，小冷服药，则热药凉用以收效。

散剂和丸剂，用白饮、粥汁饮服时多为温服，而用水、酒服时多为常温服。但亦有特殊要求的，如《伤寒论》《金匮要略》均载之文蛤散，要求文蛤制散后"以沸汤五合，和服方寸匕"。《伤寒论》中称该方治疗太阳病"病在阳，应以汗解之，反以冷水潠之若灌之，其热被劫不得去，弥更益烦，肉上粟起，意欲饮水，反不渴者"，《金匮要略》中称该方治疗"渴欲饮水不止者"，文蛤性平，用"沸汤"和药服，当为"热因热用"之意。《金匮要略》之三物备急丸，要求"以暖水若酒，服大豆许三四丸"，以此温热之水或酒服药，用于急救时，更易于发挥药效。

二、服（用）药后的"将息"

药后"将息"，是张仲景临床疗疾，对患者的特别关照，是为了更好地发挥药物作用，达到预期疗效的调护。

如《伤寒论》《金匮要略》均载之桂枝汤，是疗效显著的解肌发汗剂，治疗"太阳中风，阳浮而阴弱，阳浮者，热自发，阴弱者，汗自出，啬啬恶寒，淅淅恶风，翕翕发热，鼻鸣干呕者"。全方煮取三升药液后，服用要求："适寒温，服一升。服已，须臾啜热稀粥一升余，以助药力。温覆令一时许，遍身漐漐，微似有汗者益佳，不可令如水流漓，病必不除。若一服汗出病差，停后服，不必尽剂。若不汗，更服依前法。又不汗，后服小促其间，半日许，令三服尽。若病重者，一日一夜服，周时观之。服一剂尽，病证犹在者，更作服。若汗不出，乃服至二三剂。"之后很多桂枝汤类方，也要求"如桂枝法将息"，所以可以认为张仲景对服药后"将息"内容的描述，首出桂枝汤。

分析桂枝汤的药后"将息"，主要有以下几个重要方面：

（1）服桂枝汤一升后，短时间内喝热稀粥一升，热粥可助药力，促进发汗。

（2）要在患者躺下后，在其身体上盖被以保暖，有利于微微汗出，此时效果是最好的，就无须继续服药了。

（3）要仔细观察患者的出汗情况，不可大汗出如流水，这样反倒不利于解除病患。

（4）若未见汗出，则要依前法再服一升，继续观察，仍无汗出，应要缩短服药间隔的时间，半日内把三升服完。

（5）若患者病情较重，一日一夜把一剂药（三升）都服完，若仍未愈，需要再煎第二剂服用，若仍不见汗出，继续再服第三剂，以取得疗效。

观上述药后"将息"，核心是有利于药物发挥解肌发汗作用，一旦汗出则邪去表解，便要停药，不必将一剂药服尽。若一服未效，应继续服药，甚至连服二三剂，直至取效。同时，为了确保药效发挥，张仲景又提出服（用）药期间的饮食禁忌，这些都成为后世临床医疗的范例与圭臬，影响深远。

其他方剂如桂枝加附子汤、桂枝去芍药汤、桂枝去芍药加附子汤、桂枝麻黄各半汤、桂枝二麻黄一汤，均称药后"将息如前法""将息如上法"或"如法将息"。

葛根汤则提到"不须啜粥"，只"覆取微似汗"，"余如桂枝法将息及禁忌"。桂枝加葛根汤、麻黄汤皆同此。

葛根加半夏汤、桂枝加厚朴杏子汤要求"覆取微似汗"。五苓散要求药后"多饮暖水，汗出愈。如法将息"。可见张仲景在临床中有关"将息"之法有多种，值得后世医家学习、研究并践行。

（一）喝粥或饮水

1. 饮热粥或热水以助药力

（1）桂枝汤类方之桂枝加附子汤、桂枝去芍药汤、桂枝去芍药加附子汤、桂枝麻黄各半汤、桂枝二麻黄一汤、栝蒌桂枝汤、大建中汤、桂枝加黄芪汤均与桂枝汤一样，要求药后啜（饮）热粥，五苓散要求药后多饮暖水，均是须借粥或暖水的温热之势以发汗或助药力。饮用热粥同时也利于养胃，以谷气助中焦之气。此外，有的方剂以热粥之温热，辅助胃阳，行水气，使水邪可由汗解；有的方剂以粥之温热，助药温中，以散腹中之寒，而止心胸之寒痛。

（2）十枣汤"得快下（利）后，糜粥自养"，乃是在服峻下逐水药后，护养胃气，以求邪去正复。大建中汤需要"一日食糜"，其作用也在于祛寒扶养正气。

2. 喝冷粥助药力

《金匮要略》侯氏黑散，服药方法比较特殊，要求"酒服方寸匕，日一服，初服二十日，温酒调服，禁一切鱼肉大蒜"，而且要"常宜冷食，六十日止，即药积在腹中不下也。热食即下矣，冷食自能助药力"。

（二）温覆

上述桂枝汤类方、葛根汤类方（葛根汤、葛根加半夏汤）、麻黄汤、桂枝加厚朴杏子汤、麻黄加术汤、竹叶汤、枳实栀子豉汤，都是借"温覆"助药力以"取微汗"，使邪出而不伤正。理中丸方下作汤者，服药后"如食顷，饮热粥一升许，微自温"，并特别提醒"勿发揭衣被"，亦是如此。

（三）药后观察患者病情及时调整将息措施

《伤寒论》白散（一云三物小白散），治疗太阳病"病在阳……寒实结胸，无热证者"，由桔梗、巴豆（去皮心，熬黑研如脂）、贝母组成，制散以白饮和服，需注意"病在膈上必吐，在膈下必利，不利，进热粥一杯，利过不止，进冷粥一杯"。

《金匮要略》桔梗白散，方药与上述白散完全相同，"治咳而胸满，振寒脉数，咽干不渴，时出浊唾腥臭，久久吐脓如米粥者，为肺痈。"其药后"将息"法基本同白散，即"病在膈上者吐脓血，膈下者泻出，若下多不止，饮冷水一杯则定"。

《伤寒论》小承气汤，"煮取一升二合，去滓，分温二服。初服汤当更衣，不尔者，尽饮之（二服尽），若更衣者，勿服之（不进第三服）"。

《金匮要略》防己黄芪汤，为煮散方，温服后"良久再服……服后当如虫行皮中，从腰下如冰，后坐被上，又以一被绕腰以下，温令微汗，瘥"。

《金匮要略》牡蛎汤，治牡疟，方药煮取二升，温服一升，但需注意，"若吐，则勿更服"。

（四）药后将息注意事项

《金匮要略》麻黄杏仁薏苡甘草汤，要注意药后"有微汗，避风"。

三、服（用）药禁忌

服（用）药期间，若饮食不当，将影响疗效。对此，明代著名医药学家李时珍在《本草纲目》中记有"服药食忌"，明确提出："凡服药，不可杂食肥猪犬肉、油腻羹鲙、腥臊陈臭诸物。凡服药，不可多食生蒜、胡荽、生葱、诸果、诸滑滞之物。"

早在张仲景时代，就已经非常重视服（用）药时的饮食禁忌了，如前述在桂枝汤下就明确提出："禁生冷、黏滑、肉面、五辛、酒酪、臭恶等物。"其他桂枝汤类方也有要求注意饮食禁忌，如桂枝加葛根汤，方后言："余如桂枝法将息及禁忌。"而葛根汤下，不但提出"如桂枝法将息及禁忌"，还明确要求："诸汤皆仿此。"

除上述方剂外，张仲景在一些方剂之下，再度明确提出了禁忌要求，如《伤寒论》《金匮要略》之乌梅丸，强调"禁生冷滑物臭食等"；《金匮要略》之侯氏黑散，强调"禁一切鱼肉大蒜"；《伤寒论》之大陷胸丸，强调"禁如药法"；《金匮要略》之九痛丸，强调

"忌口如常法"。可以看出张仲景在服（用）法中对服（用）药禁忌也高度重视。

参考文献

[1] 范铁兵，杨志旭. 仲景所用溶媒探析 [J]. 辽宁中医药大学学报，2012，14(07):133-136.

第七章 《伤寒论》《金匮要略》临床药效学及急救法之探

张仲景临床诊疗，遵《黄帝内经》，精于辨证论治，所有临床治疗方案都理明而法立；处方遣药之时，又依《神农本草经》，配伍精当，炮制得法，制剂合宜，服用精准，效如桴鼓，后世以医圣称之。不仅如此，张仲景每每都会在服药后对于用药反应进行深入、细致的观察，确认药效发挥的过程与结果，并将这种疗效观察进行总结，此即现代的临床药效学观察。张仲景详细记述了如何通过观察患者服药后汗出、呕吐、大小便等情况判断所用方剂是否充分发挥疗效，与此同时，在部分方剂中以"立效""立起""立差""大验""愈""消""解""差""瘥"等直接表述了方剂的临床疗效。同时，张仲景针对卒死、自缢死、中暍死、溺死等突发性重症和霍乱、疟病等传染性疾病创用了一系列的急救措施和方剂，对现代急救医学和传染病学的发展有着卓越的贡献，其中救自缢死的方法虽技术略显粗糙，但基本包含了现代心肺复苏术的基本要素，堪称经典。

《伤寒论》与《金匮要略》能传之后世，可谓圣人之心，这些从医疗实践中总结出来的宝贵经验，值得后人深入学习、挖掘和继承，并发扬光大，真正做到"继承精华，守正创新"。为深入了解张仲景方剂体现的临床药效学及其急救思想，本章根据《伤寒论》

和《金匮要略》中方剂后注明的通过服药结果判断药效的内容及具体急救方法进行探析。

一、服药后观察汗出，判断药效

（一）发汗解表剂，以汗出为佳

1.《伤寒论》桂枝汤

"太阳中风，阳浮而阴弱，阳浮者，热自发，阴弱者，汗自出，啬啬恶寒，淅淅恶风，翕翕发热，鼻鸣干呕者，桂枝汤主之。

桂枝三两，去皮　芍药三两　甘草二两，炙　生姜三两，切　大枣十二枚，擘

上五味，㕮咀三味，以水七升，微火煮取三升，去滓。适寒温，服一升。服已，须臾啜热稀粥一升余，以助药力。温覆令一时许，遍身漐漐，微似有汗者益佳，不可令如水流漓，病必不除。若一服汗出病差，停后服，不必尽剂。若不汗，更服依前法。又不汗，后服小促其间，半日许，令三服尽。"

用桂枝汤的还有：

《辨太阳病脉证并治》："太阳病，外证未解，脉浮弱者，当以汗解，宜桂枝汤。"

《辨阳明病脉证并治》："阳明病，脉迟，汗出多，微恶寒者，表未解也，可发汗，宜桂枝汤。"

《辨太阴病脉证并治》："太阴病，脉浮者，可发汗，宜桂枝汤。"

《辨厥阴病脉证并治》："下利腹胀满，身体疼痛者，先温其里，乃攻其表。温里宜四逆汤，攻表宜桂枝汤。"

《辨霍乱病脉证并治》："吐利止，而身痛不休者，当消息和解其外，宜桂枝汤小和之。"

从临床药效学（获得疗效）看，上述各篇中服用桂枝汤后，又喝稀热粥、覆盖温暖之衣被，以助药力发挥，使微汗出（"微似有汗者益佳"），即取得了预期疗效。而且张仲景认为汗出即愈，要中病即止，不必再服余药，即"停后服，不必尽剂"。

从中药药理学看，桂枝汤为发汗剂，适应证是"表未解之""可汗"之证，服药后"遍身漐漐，微似有汗"，达到"汗解"之目的，即所谓"解肌发汗"，以达"汗出而表邪解"的疗效。

2.《伤寒论》大青龙汤

"太阳中风，脉浮紧，发热恶寒，身疼痛，不汗出而烦躁者，大青龙汤主之。若脉微弱，汗出恶风者，不可服之。服之则厥逆，筋惕肉瞤，此为逆也。

麻黄六两，去节　桂枝二两，去皮　甘草二两，炙　杏仁四十枚，去皮尖　生姜三两，切　大枣十枚，擘　石膏如鸡子大，碎

上七味，以水九升，先煮麻黄，减二升，去上沫，内诸药，煮取三升，去滓。温服一升，取微似汗。汗出多者，温粉粉之。一服汗者，停后服。若复服，汗多亡阳遂虚，恶风烦躁，不得眠也。"

3.《伤寒论》麻黄汤

"太阳病，头痛发热，身疼腰痛，骨节疼痛，恶风无汗而喘者，麻黄汤主之。

麻黄三两，去节　桂枝二两，去皮　甘草一两，炙　杏仁七十个，去皮尖

上四味，以水九升，先煮麻黄，减二升，去上沫，内诸药，煮取二升半，去滓。温服八合，覆取微似汗，不须啜粥，余如桂枝法将息。"

又，《辨发汗后病脉证并治》："太阳病，脉浮紧，无汗，发热，

身疼痛，八九日不解，表证仍在，此当复发汗。服汤已，微除，其人发烦目瞑，剧者必衄，衄乃解。所以然者，阳气重故也，宜麻黄汤。"

又，《辨可发汗病脉证并治》："脉浮而紧，浮则为风，紧则为寒，风则伤卫，寒则伤荣，荣卫俱病，骨节烦疼，可发其汗，宜麻黄汤。"

又，"太阳与阳明合病，喘而胸满者，不可下，宜麻黄汤。"

麻黄汤证，脉浮紧，头痛，发热，恶寒，恶风，无汗而喘，方中麻黄、桂枝并用，加强发汗之功，服药后只需覆盖温暖衣被，不必喝热稀粥，即可发挥药效而令汗出，解除表证，达到预期疗效。

从中药药理学看，君药麻黄不但能辛温发汗，而且具平喘之功，有利水之效，所以麻黄汤对风寒所致的"荣卫俱病""骨节烦疼""无汗而喘"者有效，对"太阳与阳明合病，喘而胸满者，不可下"者亦有效。

4.《伤寒论》葛根汤

"太阳病，项背强几几，无汗恶风，葛根汤主之。

葛根四两　麻黄三两，去节　桂枝二两，去皮　生姜三两，切　甘草二两，炙　芍药二两　大枣十二枚，擘

上七味，以水一斗，先煮麻黄、葛根，减二升，去白沫，内诸药，煮取三升，去滓。温服一升，覆取微似汗，余如桂枝法将息及禁忌。诸汤皆仿此。"

5.《伤寒论》桂枝加葛根汤

"太阳病，项背强几几，反汗出恶风者，桂枝加葛根汤主之。

葛根四两　麻黄三两，去节　芍药二两　生姜三两，切　甘草二两，炙　大枣十二枚，擘　桂枝二两，去皮

上七味，以水一斗，先煮麻黄、葛根，减二升，去上沫，内诸药，煮取三升，去滓。温服一升，覆取微似汗，不须啜粥，余如桂枝法将息及禁忌。"

6.《伤寒论》葛根加半夏汤

"太阳与阳明合病，不下利但呕者，葛根加半夏汤主之。

葛根四两 麻黄三两，去节 甘草二两，炙 芍药二两 桂枝二两，去皮 生姜二两，切 半夏半升，洗 大枣十二枚，擘

上八味，以水一斗，先煮葛根、麻黄，减二升，去白沫，内诸药，煮取三升，去滓。温服一升，覆取微似汗。"

7.《伤寒论》桂枝二麻黄一汤

"服桂枝汤，大汗出，脉洪大者，与桂枝汤，如前法。若形似疟，一日再发者，汗出必解，宜桂枝二麻黄一汤。

桂枝一两十七铢，去皮 芍药一两六铢 麻黄十六铢，去节 生姜一两六铢，切 杏仁十六个，去尖皮 甘草一两二铢，炙 大枣五枚，擘

上七味，以水五升，先煮麻黄一二沸，去上沫，内诸药，煮取二升，去滓。温服一升，日再服。"

8.《伤寒论》桂枝加厚朴杏子汤

"太阳病，下之微喘者，表未解故也，桂枝加厚朴杏子汤主之。

桂枝三两，去皮 甘草二两，炙 生姜三两，切 芍药三两 大枣十二枚，擘 厚朴二两，炙，去皮 杏仁五十枚，去皮尖

上七味，以水七升，微火煮取三升，去滓。温服一升，覆取微似汗。"

9.《金匮要略》桂枝加黄芪汤

"黄汗之病，两胫自冷，假令发热，此属历节。食已汗出，又

身常暮卧盗汗出者，此劳气也。若汗出已反发热者，久久其身必甲错。发热不止者，必生恶疮。若身重，汗出已辄轻者，久久必身瞤，瞤即胸中痛，又从腰以上必汗出，下无汗，腰髋弛痛，如有物在皮中状，剧者不能食，身疼重，烦躁，小便不利，此为黄汗，桂枝加黄芪汤主之。

桂枝　芍药各三两　甘草二两　生姜三两　大枣十二枚　黄芪二两

上六味，以水八升，煮取三升。温服一升，须臾饮热稀粥一升余，以助药力，温服取微汗；若不汗，更服。"

此水气病，身痛重，腰以上汗出，腰以下无汗，如有物在皮肤中，小便不利，人烦躁。服药后喝热稀粥，以助药力，"取微汗"，黄汗出而病解。

10.《金匮要略》麻黄加术汤

"湿家身烦疼，可与麻黄加术汤发其汗为宜，慎不可以火攻之。

麻黄三两，去节　桂枝二两，去皮　甘草二两，炙　杏仁七十个，去皮尖　白术四两

上五味，以水九升，先煮麻黄，减二升，去上沫，内诸药，煮取二升半，去滓。煮取二升半，去滓，温服八合，覆取微似汗。"

11.《金匮要略》栝蒌桂枝汤

"太阳病，其证备，身体强，几几然，脉反沉迟，此为痉，栝蒌桂枝汤主之。

栝蒌根二两　桂枝三两　芍药三两　甘草二两　生姜三两　大枣十二枚

上六味，以水九升，煮取三升。分温三服，取微汗。汗不出，食顷，啜热粥发之。"

《伤寒论》《金匮要略》之发汗剂使用时均须注意不可过汗，如大青龙汤就强调："一服汗者，勿更服。若复服，汗出多者，亡阳，遂虚，恶风烦躁，不得眠也。"

所以张仲景在《伤寒论·辨可发汗病脉证并治第十六》篇中特别指出，发汗是"大法"，尤"春夏宜发汗"。并指出："凡发汗，欲令手足俱周，时出似漐漐然，一时间许益佳，不可令如水流离。若病不解，当重发汗，汗多者必亡阳，阳虚不得重发汗也。"彰显了中医药汗法药理，并对发汗程度及注意事项都有具体要求。

而且明确告诫："凡服汤发汗，中病便止，不必尽剂也。"这是一个重要原则。

又提示："凡云可发汗，无汤者，丸散亦可用，要以汗出为解，然不如汤随证良验。"

（二）非治太阳病，而以取汗为效

1.《金匮要略》柴胡桂姜汤与《伤寒论》柴胡桂枝干姜汤

柴胡桂姜汤，"治疟寒多微有热，或但寒不热，服一剂如神"。

"柴胡半斤　桂枝三两，去皮　干姜二两　栝蒌根四两　黄芩三两　牡蛎三两，熬　甘草二两，炙

上七味，以水一斗二升，煮取六升，去滓，再煎取三升。温服一升，日三服。初服微烦，复服汗出，便愈。"

柴胡桂枝干姜汤，较柴胡桂姜汤，方中牡蛎由三两减为二两，余药均同，但治"伤寒五六日，已发汗而复下之，胸胁满微结，小便不利，渴而不呕，但头汗出，往来寒热心烦者，此为未解也"，此方浓缩汤成，"温服一升，日三服，初服微烦，复服汗出便愈。"

2.《金匮要略》白虎加桂枝汤

"温疟者，其脉如平，身无寒但热，骨节疼烦，时呕，白虎加

桂枝汤主之。

知母六两　甘草二两，炙　石膏一斤　粳米二合　桂枝去皮，三两

上剉，每五钱，水一盏半，煎至八分，去滓，温服，汗出愈。"

3.《伤寒论》麻黄升麻汤

"伤寒六七日，大下后，寸脉沉而迟，手足厥逆，下部脉不至，喉咽不利，唾脓血，泄利不止者，为难治，麻黄升麻汤主之。

麻黄二两半，去节　升麻一两一分　当归一两一分　知母十八铢　黄芩十八铢　萎蕤十八铢，一作菖蒲　芍药六铢　天门冬六铢，去心　桂枝六铢，去皮　茯苓六铢　甘草六铢，炙　石膏六铢，碎，绵裹　白术六铢　干姜六铢

上十四味，以水一斗，先煮麻黄一两沸，去上沫，内诸药，煮取三升，去滓。分温三服，相去如炊三斗米顷，令尽汗出愈。"

一剂药，分三次服，服药间隔约为三斗米煮熟的时间。三服药服完，"汗出愈"。

4.《伤寒论》枳实栀子豉汤

"大病差后劳复者，枳实栀子豉汤主之。

枳实三枚，炙　栀子十四个，擘　豉一升，绵裹

上三味，以清浆水七升，空煮取四升，内枳实栀子，煮取二升，下豉，更煮五六沸，去滓。分温再服，覆令微似汗。若有宿食者，内大黄如博棋子五六枚，服之愈。"

5.《伤寒论》五苓散

"太阳病，发汗后，大汗出，胃中干，烦躁不得眠，欲得饮水者，少少与饮之，令胃气和则愈。若脉浮，小便不利，微热消渴者，五苓散主之。

猪苓十八铢，去皮　泽泻一两六铢　白术十八铢　茯苓十八铢　桂枝半两，去皮

上五味，捣为散。以白饮和服方寸匕，日三服，多饮暖水，汗出愈。如法将息。"

又，"霍乱，头痛发热，身疼痛，热多欲饮水者，五苓散主之。"服法同上，"多饮暖水，汗出愈。"

又，"太阳病，医发汗，遂发热恶寒，因复下之，心下痞……本以下之，故心下痞，与泻心汤。痞不解，其人渴而口躁烦，小便不利者，属五苓散。"服法同上，"多饮暖水，汗出愈。"

《金匮要略》云："假令瘦人，脐下有悸，吐涎沫而癫眩，此水也，五苓散主之。"服法同上，"多饮暖水，汗出愈。"

五苓散中猪苓、茯苓、泽泻、白术，均为利水药，桂枝通阳，利水以逐水饮，又"多饮暖水"，如同桂枝汤"啜热稀粥"可助发汗。

6.《伤寒论》小柴胡汤

"伤寒五六日中风，往来寒热，胸胁苦满，嘿嘿不欲饮食，心烦喜呕，或胸中烦而不呕，或渴，或腹中痛，或胁下痞硬，或心下悸，小便不利，或不渴，身有微热，或欬者，小柴胡汤主之。

柴胡半斤　黄芩　人参　甘草炙　生姜各三两，切　大枣十二枚，擘　半夏半升，洗

上七味，以水一斗二升，煮取六升，去滓，再煎取三升，温服一升，日三服……若不渴，外有微热者，去人参，加桂枝三两，温覆微汗愈。"

7.《金匮要略》甘草麻黄汤

"里水……甘草麻黄汤亦主之。"

甘草二两　麻黄四两

上二味，以水五升，先煮麻黄，去上沫，内甘草，煮取三升。温服一升，重覆汗出，不汗，再服。慎风寒。"服药后要重覆，使汗出，而水去。

8.《伤寒论》《金匮要略》甘草附子汤

"风湿相搏，骨节疼烦，掣痛不得屈伸，近之则痛剧，汗出短气，小便不利，恶风不欲去衣，或身微肿者，甘草附子汤主之。

甘草二两，炙　附子二枚，炮，去皮，破　白术二两　桂枝四两，去皮

上四味，以水六升，煮取三升，去滓，温服一升，日三服。初服得微汗则解，能食，汗止复烦者，将服五合，恐一升多者，宜服六七合为始（始服）。"

9.《金匮要略》升麻鳖甲汤

"阳毒之为病，面赤斑斑如锦纹，咽喉痛，唾脓血，五日可治，七日不可治，升麻鳖甲汤主之。阴毒之为病，面目青，身痛如被杖，咽喉痛，五日可治，七日不可治，升麻鳖甲汤去雄黄蜀椒主之。

升麻二两　当归一两　蜀椒炒去汗，一两　甘草二两　鳖甲手指大一片，炙　雄黄半两，研

上六味，以水四升，煮取一升。顿服之，老小再服，取汗。"

10.《金匮要略》麻黄杏仁薏苡甘草汤

"病者一身尽疼，发热，日晡所剧者，名风湿。此病伤于汗出当风，或久伤取冷所致也，可与麻黄杏仁薏苡甘草汤。

麻黄去节，半两，汤泡　甘草一两，炙　薏苡仁半两　杏仁十个，去皮尖，炒

上剉麻豆大，每服四钱匕，水盏半，煮八分，去滓，温服。有微汗，避风。"

11.《金匮要略》续命汤

"治中风痱，身体不能自收，口不能言，冒昧不知痛处，或拘急不得转侧。

麻黄　桂枝　当归　人参　石膏　干姜　甘草各三两　芎劳一两　杏仁四十枚

上九味，以水一斗，煮取四升。温服一升，当小汗。薄覆脊，凭几坐，汗出则愈，不汗更服。无所禁，勿当风。并治但伏不得卧，咳逆上气，面目浮肿。"

其中明确要求"薄覆脊，凭几坐"。薄衣被盖后背，非卧而取坐姿，得"汗出则愈"。

12.《金匮要略》竹叶汤

"产后中风发热，面正赤，喘而头痛，竹叶汤主之。

竹叶一把　葛根三两　防风　桔梗　桂枝　人参　甘草各一两　附子一枚，炮　大枣十五枚　生姜五两

上十味，以水一斗，煮取二升半，分温三服，温覆使汗出。"亦需盖衣被助汗出。

13.《金匮要略》三黄汤

"治中风，手足拘急，百节疼痛，烦热心乱，恶寒，经日不欲饮食。

麻黄五分　独活四分　细辛二分　黄芪二分　黄芩三分

上五味，以水六升，煮取二升。分温三服，一服小汗，二服大汗。"

14.《金匮要略》文蛤汤

"吐后渴欲得水而贪饮者，文蛤汤主之，兼主微风，脉紧头痛。

文蛤五两　麻黄　甘草　生姜各三两　石膏五两　杏仁五十枚大枣十二枚

上七味，以水六升，煮取二升，温服一升，汗出即愈。"

上述十四方，虽非治疗太阳病，但都是以汗出为取效之依据。

二、服药后观察呕吐，判断药效

（一）涌吐剂

1.《伤寒论》瓜蒂散

"病如桂枝证，头不痛，项不强，寸脉微浮，胸中痞硬，气上冲喉咽，不得息者，此为胸有寒也。当吐之，宜瓜蒂散。

瓜蒂一分，熬黄　赤小豆一分

上二味，各别捣筛，为散已，合治之。取一钱匕，以香豉一合，用热汤七合，煮作稀糜，去滓，取汁和散，温顿服之。不吐者，少少加，得快吐乃止。"

因为此是涌吐剂，故特别提醒："诸亡血虚家，不可与瓜蒂散。"

又，"病人手足厥冷，脉乍紧者，邪结在胸中，心下满而烦，饥不能食者，病在胸中，当须吐之，宜瓜蒂散。"服药后，要注意"得快吐乃止"及前述的注意事项。

《金匮要略》云："宿食在上脘，当吐之，宜瓜蒂散。"服药后亦"以快吐为度而止"，并提醒："亡血及虚者不可与之。"对"宿食"诊断以脉为据："脉紧如转索无常者，有宿食也。脉紧，头痛，风寒，腹中有宿食不化也。"

上述均用瓜蒂散，一者寒邪在胸中，"胸中痞硬，气上冲喉咽，不得息者";二者亦寒邪结在胸中,"心下满而烦",但"饥不能食者";三者"宿食在上脘"。故服瓜蒂散,涌吐后胸中寒邪去,痞满得除,宿食出,胸中痞硬、上脘满闷得消。

2.《金匮要略》苇茎汤

"治咳有微热,烦满,胸中甲错,是为肺痈。

苇茎二升　薏苡仁半升　桃仁五十枚　瓜瓣半升

上四味,以水一斗,先煮苇茎,得五升,去滓,内诸药,煮取二升,服一升,再服当吐如脓。"

(二)非涌吐剂,但服药后观察吐,判断药效

1.《金匮要略》桔梗汤

"咳而胸满,振寒脉数,咽干不渴,时出浊唾腥臭,久久吐脓如米粥者,为肺痈,桔梗汤主之。

桔梗一两　甘草二两

上二味,以水三升,煮取一升,分温再服,则吐脓血也。"

2.《金匮要略》三物黄芩汤

"治妇人在草蓐,自发露得风,四肢苦烦热,头痛者,与小柴胡汤。头不痛,但烦者,此汤主之。

黄芩一两　苦参二两　干地黄四两

上三味,以水八升,煮取二升,温服一升,多吐下虫。"

3. 栀子豉汤及类方

《伤寒论》云:"发汗后,水药不得入口为逆,若更发汗,必吐下不止。发汗吐下后,虚烦不得眠,若剧者,必反覆颠倒,心中懊恼,栀子豉汤主之;若少气者,栀子甘草豉汤主之;若呕者,栀子生姜豉汤主之。"

(1)栀子豉汤

"栀子十四个，擘　香豉四合，绵裹

上二味，以水四升，先煮栀子，得二升半，内豉，煮取一升半，去滓，分为二服，温进一服，得吐者，止后服。"

又云："发汗若下之而烦热，胸中窒者，栀子豉汤主之。伤寒五六日，大下之后，身热不去，心中结痛者，未欲解也，栀子豉汤主之。"

"阳明病，脉浮而紧，咽燥口苦，腹满而喘，发热汗出，不恶寒反恶热，身重。若发汗则躁，心愦愦反谵语。若加温针，必怵惕烦躁不得眠。若下之，则胃中空虚，客气动膈，心中懊恼，舌上胎者，栀子豉汤主之。"

《金匮要略》栀子豉汤，主"下利后更烦，按之心下濡者，为虚烦也"，服法如上，服药后，要"得吐则止"。

（2）栀子甘草豉汤

"栀子十四个，擘　甘草二两，炙　香豉四合，绵裹

上三味，以水四升，先煮栀子、甘草，取二升半，内豉，煮取一升半，去滓，分二服，温进一服，得吐者，止后服。"

（3）栀子生姜豉汤

"栀子十四个，擘　生姜五两　香豉四合，绵裹

上三味，以水四升，先煮栀子、生姜，取二升半，内豉，煮取一升半，去滓，分二服，温进一服，得吐者，止后服。"

（4）栀子厚朴汤

"伤寒下后，心烦腹满，卧起不安者，栀子厚朴汤主之。

栀子十四个，擘　厚朴四两，炙，去皮　枳实四枚，水浸，炙令黄

上三味，以水三升半，煮取一升半，去滓，分二服，温进一

服,得吐者,止后服。"

（5）栀子干姜汤

"伤寒,医以丸药大下之,身热不去,微烦者,栀子干姜汤主之。

栀子十四个,擘　干姜二两

上二味,以水三升半,煮取一升半,去滓,分二服,温进一服,得吐者,止后服。"

可见,栀子豉汤及其类方,服药后,均"得吐",同时取清热除烦之效。

三、服药后观察止呕哕,判断药效

1.《金匮要略》生姜半夏汤

"病人胸中似喘不喘,似呕不呕,似哕不哕,彻心中愦愦然无奈者,生姜半夏汤主之。

半夏半斤　生姜汁一升

上二味,以水三升,煮半夏,取二升,内生姜汁,煮取一升半,小冷,分四服,日三夜一服。止,停后服。"

2.《金匮要略》橘皮汤

"干呕,哕,若手足厥者,橘皮汤主之。

橘皮四两　生姜半斤

上二味,以水七升,煮取三升,温服一升,下咽即愈。"

四、服药后观察下、利，判断药效

（一）服药后，通腑而下，泻下实热而病愈

1.《伤寒论》《金匮要略》之大承气汤、小承气汤

《伤寒论》《金匮要略》之大承气汤、小承气汤有多处论及。

《辨阳明病脉证并治第八》云："阳明之为病，胃家实是也。""若发汗，若下，若利小便，此亡津液，胃中干燥，因转属阳明。不更衣，内实，大便难者，此名阳明也。"

"阳明病，脉迟，虽汗出不恶寒者，其身必重，短气，腹满而喘，有潮热者，此外欲解，可攻里也。手足濈然汗出者，此大便已硬也，大承气汤主之。若汗多，微发热恶寒者，外未解也，其热不潮，未可与承气汤。若腹大满不通者，可与小承气汤，微和胃气，勿令至大泄下。"

"阳明病，潮热，大便微硬者，可与大承气汤；不硬者，不可与之。若不大便六七日，恐有燥屎，欲知之法，少与小承气汤，汤入腹中，转失气者，此有燥屎也，乃可攻之。若不转失气者，此但初头硬，后必溏，不可攻之，攻之必胀满不能食也。欲饮水者，与水则哕。其后发热者，必大便复硬而少也，以小承气汤和之。不转失气者，慎不可攻也。"

"伤寒若吐若下后不解，不大便五六日，上至十余日，日晡所发潮热，不恶寒，独语如见鬼状。若剧者，发则不识人，循衣摸床，惕而不安，微喘直视，脉弦者生，涩者死。微者，但发热谵语者，大承气汤主之。"

"产后七八日，无太阳证，少腹坚痛，此恶露不尽，不大便，烦躁发热，切脉微实，再倍发热，日晡时烦躁者，不食，食则谵

语，至夜即愈，宜大承气汤主之。热在里，结在膀胱也。"

（1）大承气汤

"大黄四两，酒洗　厚朴半斤，炙，去皮　枳实五枚，炙　芒硝三合

上四味，以水一斗，先煮二物，取五升，去滓，内大黄，更煮取二升，去滓，内芒硝，更上微火一两沸，分温再服，得下，余勿服。"或称："利则止后服。"又言："得下，余勿服。"

另，"发汗后不解，腹满痛者，急下之，宜大承气汤。"服汤，"得利者，止后服。"

另，"少阴病，得之二三日，口燥咽干者，急下之，宜大承气汤。"服汤，"一服得利，止后服。"

《金匮要略》云："痉为病，胸满口噤，卧不着席，脚挛急，必齘齿，可与大承气汤。"汤成，"分温再服，得下止服。"

又，"腹满不减，减不足言，当须下之，宜大承气汤。"汤成，"分温再服，下，余勿服。"

又，"寸口脉浮而大，按之反涩，尺中亦微而涩，故知有宿食，大承气汤主之。脉数而滑者，实也，此有宿食，下之愈，宜大承气汤。下利不饮食者，有宿食也，当下之，宜大承气汤。"

（2）小承气汤

《伤寒论》小承气汤：

"大黄四两，酒洗　厚朴二两，炙，去皮　枳实三枚，大者，炙

上三味，以水四升，煮取一升二合，去滓，分温二服。初服汤当更衣，不尔者，尽饮之，若更衣（解大便）者，勿服之。"

（《金匮要略》小承气汤：除大黄未注酒洗外，余与《伤寒论》

内容同。)

另，"下利谵语者，有燥屎也，宜小承气汤。"汤成，"分二服。初一服，谵语止，若更衣者，停后服，不尔尽服之。"

另，"太阳病，若吐若下若发汗后，微烦，小便数，大便因硬者，与小承气汤和之愈。"

《金匮要略》厚朴三物汤，组方药味同小承气汤，但厚朴、枳实量增。书中言："病者腹满，按之不痛为虚，痛者为实，可下之。"故用该方主"痛而闭者"，用法："煮取三升，温服一升，以利为度。"

2.《伤寒论》调胃承气汤

"伤寒十三日，过经谵语者，以有热也，当以汤下之。若小便利者，大便当硬，而反下利，脉调和者，知医以丸药下之，非其治也。若自下利者，脉当微厥，今反和者，此为内实也，调胃承气汤主之。

大黄四两，去皮，清酒洗 甘草二两，炙 芒硝半升

上三味，以水三升，煮取一升，去滓，内芒硝，更上火微煮令沸。少少温服之。"

又，"阳明病，不吐不下，心烦者，可与调胃承气汤。"以和胃气。

3.《伤寒论》桃核承气汤

"太阳病不解，热结膀胱，其人如狂，血自下，下者愈。其外不解者，尚未可攻，当先解其外；外解已，但少腹急结者，乃可攻之，宜桃核承气汤。

桃仁五十个，去皮尖 大黄四两 桂枝二两，去皮 甘草二两，炙 芒硝二两

上五味，以水七升，煮取二升半，去滓，内芒硝，更上火，微沸下火。先食，温服五合，日三服，当微利。"

4.《伤寒论》大陷胸汤与大陷胸丸

（1）大陷胸汤："太阳病，脉浮而动数，浮则为风，数则为热，动则为痛，数则为虚。头痛发热，微盗汗出，而反恶寒者，表未解也。医反下之，动数变迟，膈内拒痛，胃中空虚，客气动膈，短气躁烦，心中懊憹，阳气内陷，心下因硬，则为结胸，大陷胸汤主之。若不结胸，但头汗出，余处无汗，剂颈而还，小便不利，身必发黄，大陷胸汤。

大黄六两去皮　芒硝一升　甘遂一钱匕

上三味，以水六升，先煮大黄取二升，去滓，内芒硝，煮一两沸，内甘遂末。温服一升，得快利止后服。"

又，"伤寒六七日，结胸热实，脉沉而紧，心下痛，按之石硬者，大陷胸汤主之。"

又，"伤寒十余日，热结在里……但结胸，无大热者，此为水结在胸胁也。但头微汗出者，大陷胸汤主之。"

另，"太阳病，重发汗而复下之，不大便五六日，舌上燥而渴，日晡所小有潮热，从心下至少腹硬满，而痛不可近者，大陷胸汤主之。"汤成，"温服一升，得快利止后服。"

（2）大陷胸丸："病发于阳，而反下之，热入因作结胸；病发于阴，而反下之，因作痞也。所以成结胸者，以下之太早故也。结胸者（按之痛，寸脉浮，关脉沉，名曰结胸也），项亦强，如柔痉状，下之则和，宜大陷胸丸。

大黄半斤　葶苈子半升，熬　芒硝半升　杏仁半升，去皮尖，熬黑上四味，捣筛二味，内杏仁芒硝，合研如脂，和散，取如弹丸一枚，别捣甘遂末一钱匕，白蜜二合，水二升，煮取一升。一宿乃下，如不下，更服，取下为效，禁如药法。"

5.《伤寒论》《金匮要略》十枣汤

"太阳中风，下利呕逆，表解者，乃可攻之。其人漐漐汗出，发作有时，头痛，心下痞硬满，引胁下痛，干呕短气，汗出不恶寒者，此表解里未和也，十枣汤主之。

芫花熬　甘遂　大戟

上三味等分，各别捣为散，以水一升半，先煮大枣肥者十枚，取八合，去滓，内药末。强人服一钱匕，羸人服半钱，温服之，平旦服。"

服药后，"若下少，病不除者，明日更服，加半钱，得快下利后，糜粥自养。"

《金匮要略》云："饮后水流在胁下，咳唾引痛，谓之悬饮……病悬饮者，十枣汤主之。"服法、服药后药效均同前。

6.《伤寒论》大柴胡汤

"太阳病，过经十余日，反二三下之，后四五日，柴胡证仍在者，先与小柴胡。呕不止，心下急，郁郁微烦者，为未解也，与大柴胡汤，下之则愈。

柴胡半斤　黄芩三两　芍药三两　半夏半升，洗　生姜五两，切　枳实四枚，炙　大枣十二枚，擘

上七味，以水一斗二升，煮取六升，去滓再煎，温服一升，日三服。一方加大黄二两。若不加，恐不为大柴胡汤。"

7.《伤寒论》白散

"寒实结胸，无热证者……白散亦可服。

桔梗三分 巴豆一分，去皮心，熬黑研如脂 贝母三分

上三味为散，内巴豆，更于臼中杵之，以白饮和服。强人半钱匕，羸者减之。病在膈上必吐，在膈下必利，不利，进热粥一杯，利过不止，进冷粥一杯。"

《金匮要略》桔梗白散，与白散完全相同，"治咳而胸满，振寒脉数，咽干不渴，时出浊唾腥臭，久久吐脓如米粥者，为肺痈。"服法及药后药效亦一致。

8.《金匮要略》走马汤

"治中恶心痛腹胀，大便不通。

巴豆二枚，去皮心，熬 杏仁二枚

上二味，以绵缠，捶令碎，热汤二合，捻取白汁饮之，当下。老小量之。"

9.《金匮要略》三物备急丸

"三物备急丸方见《千金方》，司空裴秀为散用。亦可先和成汁，乃倾口中，令从齿间得入，至良验。

大黄一两 干姜一两 巴豆一两，去皮、心，熬，外研如脂

上药各须精新，先捣大黄、干姜为末，研巴豆内中，合治一千杵，用为散，蜜和丸亦佳，密器中贮之，莫令歇。主心腹诸卒暴百病，若中恶客忤，心腹胀满，卒痛如锥刺，气急口噤，停尸卒死者，以暖水若酒，服大豆许三四丸，或不下，捧头起，灌令下咽，须臾当差。如未差，更与三丸，当腹中鸣，即吐下，便差。若口噤，亦须折齿灌之。"

上述三方均有巴豆（三物备急丸中还有大黄），取泻下之意，服"当下"而愈。

10.《伤寒论》《金匮要略》麻子仁丸

"趺阳脉浮而涩，浮则胃气强，涩则小便数，浮涩相搏，大便则坚，其脾为约，麻子仁丸主之。"

《伤寒论》麻子仁丸：

"麻子仁二升　芍药半斤　枳实半斤，炙　大黄一斤，去皮
厚朴一尺，炙，去皮　杏仁一升，去皮尖，熬，别作脂

上六味，蜜和丸如梧桐子大。饮服十丸，日三（服），（渐加）以知为度。"

《金匮要略》麻子仁丸：

"麻子仁二升　芍药半斤　枳实一斤　大黄一斤　厚朴一尺
杏仁一升

上六味，末之，炼蜜和丸梧子大。"

《伤寒论》《金匮要略》两书所载麻子仁丸，两方药味相同（枳实用量不同），但《金匮要略》方中，厚朴未炙，杏仁未去皮尖，也未熬，别作脂。应该以《伤寒论》麻子仁丸方中各药炮炙用为宜。

上述阳明腑实证，痞、满、燥、实、坚；结胸证，结胸热实，膈内拒痛，心下痛，按之石硬，均为实证，通大便、利小便则解，此乃中医药下法之药理学认识。

又特别强调："凡可下者，用汤胜丸散，中病便止，不必尽剂也。"

（二）蜜煎方（肛门栓）、灌肠剂通便，判断疗效

1.《伤寒论》蜜煎方

"阳明病，自汗出，若发汗，小便自利者，此为津液内竭，虽硬不可攻下之，当须自欲大便，宜蜜煎导而通之。

食蜜七合

上一味，于铜器内，微火煎，当须凝如饴状，搅之勿令焦著，欲可丸，并手捻作挺，令头锐，大如指，长二寸许。当热时急作，冷则硬。以内谷道中，以手急抱，欲大便时乃去之……已试甚良。"

2.《伤寒论》猪胆汁灌肠方

"大猪胆一枚，泻汁，和少许法醋，以灌谷道内，如一食顷，当大便出宿食恶物，甚效。"

张仲景首创蜜煎方，乃肛门栓，又创制灌肠液，以通便取效。

（三）服药后下瘀血乃愈，确证疗效

1.《伤寒论》《金匮要略》抵当汤与抵当丸

（1）抵当汤

1)《伤寒论》抵当汤："太阳病六七日，表证仍在，脉微而沉，反不结胸，其人发狂者，以热在下焦，少腹当硬满，小便自利者，下血乃愈。所以然者，以太阳随经，瘀热在里故也。抵当汤主之。

水蛭熬 虻虫各三十个，去翅足，熬 桃仁二十个，去皮尖 大黄三两，酒洗

上四味，以水五升，煮取三升，去滓，温服一升。不下，更服。"

又，"太阳病身黄，脉沉结，少腹硬，小便不利者，为无血也。小便自利，其人如狂者，血证谛也，抵当汤主之。"

又，"阳明证，其人喜忘者，必有蓄血。所以然者，本有久瘀血，故令喜忘。屎虽硬，大便反易，其色必黑者，宜抵当汤下之。"

又，"病人无表里证，发热七八日，脉虽浮数者，可下之。假令已下，脉数不解，今热则消谷，喜饥，至六七日，不大便者，有瘀血，属抵当汤。"

2)《金匮要略》抵当汤:"妇人经水不利下,抵当汤主之。亦治男子膀胱满急有瘀血者。

水蛭三十个,熬　虻虫三十枚,熬,去翅足　桃仁二十个,去皮尖　大黄三两,酒浸

上四味,为末,以水五升,煮取三升,去滓。温服一升。"

(2)《伤寒论》抵当丸

"伤寒有热,少腹满,应小便不利,今反利者,为有血也,当下之,不可余药,宜抵当丸。

水蛭二十个,熬　虻虫二十个,去翅足,熬　桃仁二十五个,去皮尖　大黄三两

上四味,捣分四丸。以水一升,煮一丸,取七合服之,晬时当下血,若不下者更服。"

2.《金匮要略》下瘀血汤

"产妇腹痛,法当以枳实芍药散,假令不愈者,此为腹中有干血着脐下,宜下瘀血汤主之。亦主经水不利。

大黄二两　桃仁二十枚　䗪虫二十枚,熬,去足

上三味,末之,炼蜜合为四丸。以酒一升,煎一丸,取八合,顿服之。新血下如豚肝。"

3.《金匮要略》大黄甘遂汤

"妇人少腹满如敦状,小便微难而不渴,生后者,此为水与血并结在血室也,大黄甘遂汤主之。

大黄四两　甘遂二两　阿胶二两

上三味,以水三升,煮取一升,顿服之,其血当下。"

4.《金匮要略》大黄牡丹汤

"肠痈者,少腹肿痞,按之即痛如淋,小便自调,时时发热,

自汗出，复恶寒，其脉迟紧者，脓未成，可下之，当有血。脉洪数者，脓已成，不可下也，大黄牡丹汤主之。

大黄四两　牡丹一两　桃仁五十个　瓜子半升　芒硝三合

上五味，以水六升，煮取一升，去滓，顿服之。有脓当下，如无脓，当下血。"

5.《金匮要略》治马坠及一切筋骨损方

"大黄一两，切，浸，汤成下　绯帛如手大，烧灰　乱发如鸡子大，烧灰用　久用炊单布一尺，烧灰　败蒲一握三寸　桃仁四十九个，去皮，尖，熬　甘草如中指节，炙，剉

上七味，以童子小便，量多少，煎汤成，内酒一大盏，次下大黄，去滓。分温三服，先剉败蒲席半领，煎汤浴，衣被盖覆，斯须通利数行，痛楚立差。利及浴水赤，勿怪，即瘀血也。"

（四）服药后，利大小便，判断药效

《金匮要略》硝石矾石散："黄家日晡所发热，而反恶寒，此为女劳得之。膀胱急，少腹满，身尽黄，额上黑，足下热，因作黑疸。其腹胀如水状，大便必黑，时溏，此女劳之病，非水也。腹满者难治。硝石矾石散主之。

硝石　矾石烧，等分

上二味，为散。以大麦粥汁，和服方寸匕，日三服。病随大小便去，小便正黄，大便正黑，是候也。"

五、服药后观察小便利，判断药效

1.《伤寒论》《金匮要略》茵陈蒿汤

《伤寒论》茵陈蒿汤："阳明病，发热汗出者，此为热越，不能发黄也。但头汗出，身无汗，剂颈而还，小便不利，渴引水浆者，

此为瘀热在里，身必发黄，茵陈蒿汤主之。

茵陈蒿六两　栀子十四枚，擘　大黄二两，去皮

上三味，以水一斗二升，先煮茵陈，减六升，内二味，煮取三升，去滓，分三服。小便当利，尿如皂荚汁状，色正赤，一宿腹减，黄从小便去也。"

《金匮要略》茵陈蒿汤："谷疸之为病，寒热不食，食即头眩，心胸不安，久久发黄，为谷疸，茵陈蒿汤主之。"方药组成、服法、药效皆同上。

2.《金匮要略》苓桂术甘汤

"心下有痰饮，胸胁支满，目眩，苓桂术甘汤主之。

茯苓四两　桂枝　白术各三两　甘草二两

上四味，以水六升，煮取三升，分温三服，小便则利。"

又，"夫短气有微饮，当从小便去之，苓桂术甘汤主之。"

3.《金匮要略》木防己汤、木防己加茯苓芒硝汤

"膈间支饮，其人喘满，心下痞坚，面色黧黑，其脉沉紧，得之数十日，医吐下之不愈，木防己汤主之。虚者即愈，实者三日复发，复与不愈者，宜木防己汤去石膏加茯苓芒硝汤主之。"

木防己汤

"木防己三两　石膏十二枚，如鸡子大　桂枝二两　人参四两

上四味，以水六升，煮取二升，分温再服。"

木防己加茯苓芒硝汤

"木防己　桂枝各二两　人参　茯苓各四两　芒硝三合

上五味，以水六升，煮取二升，去滓，内芒硝，再微煎。分温再服，微利则愈。"

4.《金匮要略》栝蒌瞿麦丸

"小便不利者，有水气，其人若渴，用栝蒌瞿麦丸主之。

栝蒌根二两　茯苓　薯蓣各三两　附子一枚，炮　瞿麦一两

上五味，末之，炼蜜丸梧子大。饮服三丸，日三服。不知，增至七八丸，以小便利，腹中温为知。"

5.《金匮要略》葵子茯苓散

"妊娠有水气，身重，小便不利，洒淅恶寒，起则头眩，葵子茯苓散主之。

葵子一斤　茯苓三两

上二味，杵为散。饮服方寸匕，日三服，小便利则愈。"

6.《金匮要略》肾气丸

"妇人病，饮食如故，烦热不得卧而反倚息者……此名转胞，不得溺也，以胞系了戾，故致此病。但利小便则愈，宜肾气丸主之。

干地黄八两　薯蓣四两　山茱萸四两　泽泻三两　茯苓三两牡丹皮三两　桂枝　附子炮，各一两

上八味，末之，炼蜜和丸梧子大。酒下十五丸，加至二十五丸，日再服。"

7.《金匮要略》猪膏发煎

"诸黄，猪膏发煎主之。

猪膏半斤　乱发如鸡子大三枚

上二味，和膏中煎之，发消药成。分再服，病从小便出。"

8.《金匮要略》薏苡附子败酱散

"肠痈之为病，其身甲错，腹皮急，按之濡，如肿状，腹无积聚，身无热，脉数，此为腹内有痈脓，薏苡附子败酱散主之。

薏苡仁十分 附子二分 败酱五分

上三味，杵为末，取方寸匕，以水二升，煎减半，顿服。小便当下。"

9.《伤寒论》桂枝去桂加茯苓白术汤

"服桂枝汤，或下之，仍头项强痛，翕翕发热，无汗，心下满，微痛，小便不利者。

芍药三两 甘草二两，炙 生姜切 白术 茯苓各三两 大枣十二枚，擘

上六味，以水八升，煮取三升，去滓，温服一升，小便利则愈。"

10.《伤寒论》牡蛎泽泻散

"大病差后，从腰以下有水气者，牡蛎泽泻散主之。

牡蛎熬 泽泻 蜀漆暖水洗，去腥 葶苈子熬 商陆根熬 海藻洗，去咸 栝蒌根各等分

上七味，异捣，下筛为散，更于臼中治之。白饮和服方寸匕，日三服。小便利，止后服。"

11.《伤寒论》烧裈散

"伤寒阴易之为病，其人身体重，少气，少腹里急，或引阴中拘挛，热上冲胸，头重不欲举，眼中生花，膝胫拘急者，烧裈散主之。

妇人中裈近隐处，取烧作灰。

上一味，水服方寸匕，日三服，小便即利，阴头微肿，此为愈矣。"

六、服药后观察止下利效果，判断药效

1.《伤寒论》赤石脂禹余粮汤

"伤寒，服汤药，下利不止，心下痞硬，服泻心汤已，复以他药下之，利不止，医以理中与之，利益甚。理中者，理中焦，此利在下焦，赤石脂禹余粮汤主之。复不止者，当利其小便。

赤石脂一斤，碎　太一禹余粮一斤，碎

上二味，以水六升，煮取二升，去滓，分温三服。"

2.《伤寒论》桃花汤

"少阴病，下利便脓血者，桃花汤主之。

赤石脂一斤，一半全用，一半筛末　干姜一两　粳米一升

上三味，以水七升，煮米令熟，去滓。温服七合，内赤石脂末方寸匕，日三服。若一服愈，余勿服。"

又，"少阴病，二三日至四五日腹痛，小便不利，下利不止，便脓血者，桃花汤主之。"

3.《伤寒论》白头翁汤

"热利下重者，白头翁汤主之。

白头翁二两　黄柏三两　黄连三两　秦皮三两

上四味，以水七升，煮取二升，去滓，温服一升，不愈，更服一升。"

七、服药后观察温经、温阳、温里效果判断药效

（一）内服药温里、温阳、复脉，确证疗效

1.《金匮要略》《伤寒论》附子汤

《金匮要略》云："妇人怀娠六七月，脉弦发热，其胎愈胀，腹

痛恶寒者，少腹如扇，所以然者，子脏开故也，当以附子汤温其脏。"此条下无具体方药，但《伤寒论》载录附子汤云："少阴病，得之一二日，口中和，其背恶寒者，当灸之，附子汤主之。

附子二枚，炮，去皮，破八片　茯苓三两　人参二两　白术四两　芍药三两

上五味，以水八升，煮取三升，去滓，温服一升，日三服。"

又，"少阴病，身体痛，手足寒，骨节痛，脉沉者，附子汤主之。"

2.《伤寒论》《金匮要略》甘草干姜汤

《伤寒论》云："伤寒脉浮，自汗出，小便数，心烦，微恶寒，脚挛急，反与桂枝，欲攻其表，此误也，得之便厥。咽中干，烦躁，吐逆者，作甘草干姜汤与之，以复其阳。若厥愈足温者，更作芍药甘草汤与之，其脚即伸……若重发汗，复加烧针者，四逆汤主之。

甘草干姜汤

甘草四两，炙　干姜二两

上二味，以水三升，煮取一升五合，去滓。分温再服。"

方后释曰："作甘草干姜汤与之，以复其阳。"阳复足温是也；"更作芍药甘草汤与之，其脚即伸。"缓急止痛也。"因加附子参其间，增桂令汗出，附子温经，亡阳故也。厥逆，咽中干，烦躁，阳明内结，谵语烦乱，更饮甘草干姜汤，夜半阳气还，两足当热，胫尚微拘急，重与芍药甘草汤，尔乃胫伸，以承气汤微溏，则止其谵语，故知病可愈。"

《金匮要略》云："肺痿吐涎沫而不咳者，其人不渴，必遗尿，小便数，所以然者，以上虚不能制下故也。此为肺中冷，必眩，多

誕唾，甘草干姜汤以温之。"药味相同，干姜注"炮"，服法同前。

3.《伤寒论》理中丸与汤

"大病差后，喜唾，久不了了，胸上有寒，当以丸药温之，宜理中丸。

人参　干姜　甘草炙　白术各三两

上四味，捣筛，蜜和为丸，如鸡子黄许大。以沸汤数合，和一丸，研碎，温服之，日三服。"

"霍乱，头痛发热，身疼痛，热多欲饮水者，五苓散主之；寒多不用水者，理中丸主之。"服法同上，但服药次数为"日三四，夜二服。腹中未热，益至三四丸，然不及汤。汤法，以四物，依两数切，用水八升，煮取三升，去滓，温服一升，日三服。"

4.《伤寒论》通脉四逆汤

"少阴病，下利清谷，里寒外热，手足厥逆，脉微欲绝，身反不恶寒，其人面色赤，或腹痛，或干呕，或咽痛，或利止脉不出者，通脉四逆汤主之。

甘草二两，炙　附子大者一枚，生用，去皮，破八片　干姜三两，强人可四两

上三味，以水三升，煮取一升二合，去滓，分温再服，其脉即出者愈。"

又，"下利清谷，里寒外热，汗出而厥者，通脉四逆汤主之。"服法同上，亦称"其脉即出者愈"。

5.《伤寒论》通脉四逆加猪胆汤

"吐已下断，汗出而厥，四肢拘急不解，脉微欲绝者，通脉四逆加猪胆汤主之。

甘草二两，炙　干姜三两，强人可四两　附子大者一枚，生，

去皮，破八片　猪胆汁半合

上四味，以水三升，煮取一升二合，去滓，内猪胆汁。分温再服，其脉即来。"

6.《金匮要略》乌头赤石脂丸

"心痛彻背，背痛彻心，乌头赤石脂丸主之。

蜀椒一两，一法二分　乌头一分，炮　附子半两，炮，一法一分　干姜一两，一法一分　赤石脂一两，一法二分

上五味，末之，蜜丸如梧子大。先食服一丸，日三服。不知，稍加服。"

7.《金匮要略》乌头煎

"腹痛，脉弦而紧，弦则卫气不行，即恶寒，紧则不欲食，邪正相搏，即为寒疝。绕脐痛，若发则白汗出，手足厥冷，其脉沉弦者，大乌头煎主之。

乌头大者五枚，熬，去皮，不㕮咀

上以水三升，煮取一升，去滓，内蜜二升，煎令水气尽，取二升。强人服七合，弱人服五合。不差，明日更服，不可一日再服。"

8.《金匮要略》赤丸

"寒气厥逆，赤丸主之。

茯苓四两　半夏四两，洗，一方用桂　乌头二两，炮　细辛一两，《千金》作人参

上四味，末之，内真朱为色，炼蜜丸如麻子大。先食酒饮下三丸，日再夜一服；不知，稍增之，以知为度。"

（二）内服药，温经、祛风寒、止痛，判断药效

《金匮要略》乌头汤，治"脚气疼痛，不可屈伸"。

"麻黄　芍药　黄芪各三两　甘草三两，炙　川乌五枚，㕮咀，

以蜜二升，煎取一升，即出乌头

上五味，㕮咀四味，以水三升，煮取一升，去滓，内蜜煎中更煎之。服七合，不知，尽服之。"

（三）外用药

《金匮要略》蛇床子散为"温阴中坐药"，即阴道栓。

"蛇床子仁

上一味，末之。

以白粉少许，和令相得，如枣大，绵裹内之，自然温。"

八、服药后观察安胎、养胎效果判断药效

1.《金匮要略》芎归胶艾汤

"妇人有漏下者，有半产后因续下血都不绝者，有妊娠下血者。假令妊娠腹中痛，为胞阻，胶艾汤主之。

芎劳　阿胶　甘草各二两　艾叶　当归各三两　芍药四两　干地黄四两

上七味，以水五升，清酒三升，合煮，取三升，去滓，内胶，令消尽，温服一升，日三服，不差更作。"此水与清酒共同煮汤。

2.《金匮要略》当归散

"妇人妊娠，宜常服当归散主之。

当归　黄芩　芍药　芎劳各一斤　白术半斤

上五味，杵为散。酒饮服方寸匕，日再服。妊娠常服即易产，胎无苦疾，产后百病悉主之。"

3.《金匮要略》白术散

"妊娠养胎，白术散主之。

白术四分　芎劳四分　蜀椒三分，去汗　牡蛎二分

上四味，杵为散。酒服一钱匕，日三服，夜一服。但苦痛，加芍药；心下毒痛，倍加芎䓖；心烦吐痛，不能食饮，加细辛一两，半夏大者二十枚，服之后更以醋浆水服之；若呕，以酸浆水服之复不解者，小麦汁服之；已后渴者，大麦粥服之。病虽愈，服之勿置。"此为妊娠养胎药，诸症加味，病愈，仍要继续服用白术散，乃"病虽愈，服之勿置"之意也。

九、服药后观察清热、解毒效果判断药效

（一）内服药

1.《伤寒论》《金匮要略》白虎加人参汤

（1）《伤寒论》白虎加人参汤："伤寒若吐若下后，七八日不解，热结在里，表里俱热，时时恶风，大渴，舌上干燥而烦，欲饮水数升者，白虎加人参汤主之。

知母六两　石膏一斤，碎，绵裹　甘草炙，二两　粳米六合
人参三两

上五味，以水一斗，煮米熟，汤成，去滓。温服一升，日三服。此方立夏后立秋前乃可服，立秋后不可服。正月二月三月尚凛冷，亦不可与服之，与之则呕利而腹痛。诸亡血虚家亦不可与，得之则腹痛。利者但可温之，当愈。"

又，"服桂枝汤，大汗出后，大烦渴不解，脉洪大者，白虎加人参汤主之。"

（2）《金匮要略》白虎人参汤："太阳中热者，暍是也。汗出恶寒，身热而渴，白虎加人参汤主之。

知母六两　石膏一斤，碎　甘草二两　粳米六合　人参三两

上五味，以水一斗，煮米熟，汤成，去滓。温服一升，日

三服。"

白虎加人参汤，《伤寒论》中甘草炙二两，而《金匮要略》中甘草二两，未炙，此二方适应症也稍有差异。但仍是以甘草炙用，助粳米护胃气，佐石膏之寒凉，为宜。

2.《伤寒论》甘草汤

"少阴病，二三日，咽痛者，可与甘草汤。

甘草二两

上一味，以水三升，煮取一升半，去滓，温服七合，日二服。""不差，与桔梗汤。"

3.《伤寒论》桔梗汤

"桔梗一两　甘草二两

上二味，以水三升，煮取一升，去滓，温分再服。"此处治咽痛。

4.《伤寒论》苦酒汤

"少阴病，咽中伤，生疮，不能语言，声不出者，苦酒汤主之。

半夏洗，破如枣核，十四枚　鸡子一枚，去黄，内上苦酒，着鸡子壳中

上二味，内半夏，著苦酒中，以鸡子壳置刀环中，安火上，令三沸，去滓。少少含咽之，不差，更作三剂。"

5.《金匮要略》百合地黄汤与百合滑石散

"百合病者……其证或未病而预见，或病四五日而出，或病二十日，或一月微见者，各随证治之。"

（1）百合地黄汤："百合病不经吐、下、发汗，病形如初者，百合地黄汤主之。

百合七枚，擘　生地黄汁一升

上以水洗百合，渍一宿，当白沫出，出其水，更以泉水二升，煎取一升，去滓，内地黄汁，煎取一升五合，分温再服。中病，勿更服，大便当如漆。"

（2）百合滑石散："百合病变发热者，百合滑石散主之。

百合一两，炙　滑石三两

上为散。饮服方寸匕，日三服，当微利者，止服，热则除。"

（二）外用药

《金匮要略》矾石汤"治脚气冲心"。

"矾石二两

上一味，以浆水一斗五升，煎三五沸，浸脚良"。

十、服药后观察服药反应，判断药效

1.《伤寒论》去桂加白术汤（桂枝附子汤去桂加白术）

"伤寒八九日，风湿相搏，身体疼烦，不能自转侧，不呕，不渴，脉浮虚而涩者，桂枝附子汤主之。若其人大便硬，小便自利者，去桂加白术汤主之。

附子三枚，炮，去皮，破　白术四两　生姜三两，切　甘草二两，炙　大枣十二枚，擘

上五味，以水六升，煮取二升，去滓，分温三服。初一服，其人身如痹，半日许复服之，三服都尽，其人如冒状，勿怪，此以附子、术，并走皮内，逐水气未得除，故使之耳，法当加桂四两。此本一方二法，以大便硬，小便自利，去桂也；以大便不硬，小便不利，当加桂，附子三枚恐多也，虚弱家及产妇，宜减服之。"

2.《金匮要略》防己黄芪汤

"风湿，脉浮，身重，汗出，恶风者，防己黄芪汤主之。

防己一两　甘草半两，炒　白术七钱半　黄芪一两一分，去芦

上剉麻豆大，每抄五钱匕，生姜四片，大枣一枚，水盏半，煎八分，去滓，温服，良久再服。喘者，加麻黄半两；胃中不和者，加芍药三分；气上冲者，加桂枝三分；下有陈寒者，加细辛三分。服后当如虫行皮中，从腰下如冰，后坐被上，又以一被绕腰以下，温令微汗，瘥。"

3.《金匮要略》乌头桂枝汤

"寒疝腹中痛，逆冷，手足不仁，若身疼痛，灸刺诸药不能治，抵当乌头桂枝汤主之。

乌头

上一味，以蜜二斤，煎减半，去滓，以桂枝汤五合解之，得一升后，初服二合，不知，即服三合，又不知，复加之五合。其知者，如醉状，得吐者，为中病。"

4.《金匮要略》甘草干姜茯苓白术汤

"肾著之病，其人身体重，腰中冷，如坐水中，形如水状，反不渴，小便自利，饮食如故，病属下焦，身劳汗出，衣里冷湿，久久得之，腰以下冷痛，腹重如带五千钱，甘姜苓术汤主之。

甘草　白术各二两　干姜　茯苓各四两

上四味，以水五升，煮取三升，分温二服，腰中即温。"

5.《金匮要略》防己椒目葶苈大黄丸

"腹满，口舌干燥，此肠间有水气，己椒苈黄丸主之。

防己　椒目　葶苈熬　大黄各一两

上四味，末之，蜜丸如梧子大。先食饮服一丸，日三服，稍增，口中有津液。"

6.《金匮要略》黄芪芍药桂枝苦酒汤

"黄汗之为病，身体肿（一作重），发热汗出而渴，状如风水，汗沾衣，色正黄如柏汁，脉自沉……以汗出入水中浴，水从汗孔入得之，宜芪芍桂酒汤主之。

黄芪五两　芍药三两　桂枝三两

上三味，以苦酒一升，水七升，相和，煮取三升，温服一升，当心烦，服至六七日乃解；若心烦不止者，以苦酒阻故也。"

7.《金匮要略》桂枝去芍药加麻黄细辛附子汤

"气分，心下坚大如盘，边如旋杯，水饮所作，桂枝去芍药加麻辛附子汤主之。

桂枝三两　生姜三两　甘草二两　大枣十二枚　麻黄　细辛各二两　附子一枚，炮

上七味，以水七升，煮麻黄，去上沫，内诸药，煮取二升，分温三服，当汗出，如虫行皮中，即愈。"

8.《金匮要略》枳术汤

"心下坚大如盘，边如旋盘，水饮所作，枳术汤主之。

枳实七枚　白术二两

上二味，以水五升，煮取三升，分温三服，腹中软，即当散也。"

十一、服药驱蛔，判断药效

《金匮要略》甘草粉蜜汤："蛔虫之为病，令人吐涎，心痛，发作有时。毒药不止，甘草粉蜜汤主之。

甘草二两　粉一两　蜜四两

上三味，以水三升，先煮甘草，取二升，去滓，内粉蜜，搅令

和，煎如薄粥，温服一升，差即止。"

十二、救卒死及解饮食毒之效果，判断药效

1. 救卒死

（1）救卒死而目闭者："骑牛临面，捣薤汁灌耳中，吹皂荚末鼻中，立效。"

（2）治尸厥方："尸厥脉动而无气，气闭不通，故静而死也，治方……剔取左角发方寸，烧末，酒和，灌令入喉，立起。"

（3）治马坠及一切筋骨损方：以大黄、桃仁等七味药组方（全方见前），"煎汤浴，衣被盖覆，斯须通利数行，痛楚立差。利及浴水赤，勿怪，即瘀血也。"

2. 解诸毒

（1）治黍米中藏干脯食之中毒方："大豆浓煮汁，饮数升即解。"

（2）治六畜鸟兽肝中毒方："水浸豆豉，绞取汁，服数升愈。"

（3）治食马肉中毒欲死方："香豉二两，杏仁三两。上二味，蒸一食顷，熟，杵之服，日再服。又方，煮芦根汁，饮之良。"

（4）治啖蛇牛肉食之欲死方："牛肚细切，以水一斗，煮取一升，暖饮之，大汗出者愈。"

（5）治食牛肉中毒方："甘草煮汁饮之，即解。"

（6）治食犬肉不消成病方："治食犬肉不消，心下坚或腹胀，口干大渴，心急发热，妄语如狂，或洞下方。杏仁一升（合皮，熟，研用），以沸汤三升和，取汁分三服，利下肉片，大验。"

（7）治食鸟兽中箭肉毒方："鸟兽有中毒箭死者，其肉有毒，解之方：大豆煮汁及蓝汁，服之，解。"

（8）治食鲙不化成癥病方："鲙食之，在心胸间不化，吐复不

出，速下除之，久成癥病，治之方：橘皮一两，大黄二两，朴硝二两。上三味，以水一大升，煮至小升，顿服即消。"

（9）食鲙多不消结为癥病治之方："马鞭草，上一味，捣汁饮之。或以姜叶汁，饮之一升，亦消。"

（10）食鱼后中毒面肿烦乱治之方："橘皮，浓煎汁，服之即解。"

（11）食鯸鮧鱼中毒方："芦根，煮汁，服之即解。"

（12）食蟹中毒治之方："紫苏，煮汁，饮之三升。紫苏子，捣汁，饮之，亦良。又方，冬瓜汁，饮二升。食冬瓜亦可。"

（13）食诸菌中毒闷乱欲死治之方："大豆浓煮汁，饮之；服诸吐利药，并解。"

（14）蜀椒闭口者中毒方："蜀椒闭口者，有毒。误食之，戟人咽喉，气病欲绝，或吐下白沫，身体痹冷，急治之方：肉桂煎汁饮之。多饮冷水一二升，或食蒜，或饮地浆，或浓煮豉汁饮之，并解。"

（15）治误食水莨菪中毒方："菜中有水莨菪，叶圆而光，有毒。误食之，令人狂乱，状如中风，或吐血，治之方：甘草，煮汁，服之即解。"

（16）治食芹菜中龙精毒方："春秋二时，龙带精入芹菜中，人偶食之为病，发时手青腹满，痛不可忍，名蛟龙病。治之方：硬糖二三升，上一味，日两度服之，吐出如蜥蜴三五枚，差。"

（17）食苦瓠中毒治之方："黍穰煮汁，数服之解。"

（18）饮食中毒烦满治之方："苦参三两，苦酒一升半。上二味，煮三沸，三上三下，服之，吐食出，即差。或以水煮亦得。又方，犀角汤亦佳。"

（19）贪食食多不消心腹坚满痛治之方："盐一升，水三升。上二味，煮令盐消，分三服，当吐出食，便差。"

十三、自缢死的急救

张仲景在《金匮要略》"救自缢死方"中记载："徐徐抱解，不得截绳，上下安被卧之。一人以脚踏其两肩，手少挽其发，常弦弦勿纵之。一人以手按据胸上，数动之。一人摩捋臂胫，屈伸之。若已僵，但渐渐强屈之，并按其腹。如此一炊顷，气从口出，呼吸眼开而犹引按莫置，亦勿苦劳之。须臾，可少桂汤及粥清含与之，令濡喉，渐渐能咽，乃稍止。若向令两人以管吹其两耳籴好。此法最善，无不活者。"

张仲景所用"救自缢"方法，虽然在急救技术的步骤和方法上稍显粗糙，但是从治疗过程可以看出其大致包括了现代心肺复苏术的基本步骤：① 平卧位："上下安被卧之"。② 通畅气道："一人以脚踏其两肩，手少挽其发，常弦弦勿纵之"，其中"手少挽其发"很重要，是通畅气道的重点。③ 连续胸外按压："胸外按压"是心肺复苏的重要环节，张仲景所说的"一人以手按据胸上，数动之"正是此意。另外，"一人摩捋臂胫，屈伸之"也很重要，臂胫屈伸有利协助胸部按压，令心脏复苏。④ 腹式呼吸："并按其腹"类似于现代的腹部按压，意在恢复腹式呼吸，以配合肺呼吸。而且需要一顿饭的时间，方能恢复，即"如此一炊顷，气从口出"。现代研究表明，腹部按压方法不仅可以建立有效的血液循环，而且具有呼吸支持功能，利于心肺复苏。⑤ 药物救治及饮食调养："可少桂汤及粥清含与之"。

后世多位医家沿用张仲景的方法并进行了补充和完善，为现代心肺复苏术的发展奠定了基础。如《备急千金要方》曰："治自缢死方：凡救自缢死者，极须按定其心，勿截绳，徐徐抱解之。心下尚温者，以氈氉覆口鼻，两人吹其两耳。又方：强卧，以物塞两耳，竹筒纳口中，使两人痛吹之，塞口旁，无令气得出，半日，死人即噫，噫即勿吹也。"《外台秘要》中载自缢死方一十五首，并云："徐徐抱解其绳，不得断之，悬其发，令足去地五寸许，塞两鼻孔，以芦管纳其口中至咽，令人嘘之。""又方：以芦管吹其两耳，极则易人吹，取活乃止。""又方：悬牵其头发，塞两耳，勿令通气，以葱叶刺鼻中，两人极力痛吹之，啮其两脚踵，即活，亦可塞鼻而吹口活也。"上述提到的"覆口鼻""塞两耳""塞两鼻孔"乃是"无令气得出"，与现代心肺复苏术中人工呼吸时捏鼻的方法类似，旨在避免吹入人体的气体从其他地方溢出，无法有效进入肺部，继而影响急救效果。另外，在自缢死的急救中，《金匮要略》和《备急千金要方》都提到了"吹其两耳"，有研究认为耳中的异响可能会刺激患者的末梢神经，从而唤醒患者，但具体机理尚不明确，仍有待研究。

十四、鬼疰、飞尸鬼击病的治疗

早在两三千年前，我国就有关于传染病发生和流行的记载，如《黄帝内经》云："五疫之至，皆相染易，无问大小，病状相似。"已认识到疫病传染性强、病状相似的特点。张仲景在《金匮要略》中提到，獭肝散"治冷劳，又主鬼疰一门相染。獭肝一具，炙干末之，水服方寸匕，日三服"。走马汤"治中恶心痛腹胀，大便不通。巴豆二枚（去皮心，熬），杏仁二枚。上二味，以绵缠，捶令碎，热汤二合，捻取白汁饮之，当下。老小量之。通治飞尸鬼击病"。

虽未详述"鬼疰"和"鬼击"的证候，但提及的"一门相染""飞尸"显示所治之病当为传染性疾病。

关于"鬼疰"和"鬼击"，东晋《肘后备急方》云："尸注鬼注病者，葛云即是五尸之中尸注，又挟诸鬼邪为害也。其病变动，乃有三十六种至九十九种，大略使人寒热，淋沥，恍恍默默，不的知其所苦，而无处不恶，累年积月，渐就顿滞，以至于死，死后复传之旁人，乃至灭门。""鬼击之病，得之无渐，卒着如人刀刺状，胸胁腹内绞急切痛，不可抑按，或即吐血，或鼻中出血，或下血，一名为鬼排。"

唐代王焘在《外台秘要》中云："病源注之言住也，言其连滞停住也。人有先无他病，忽被鬼排击，时或心腹刺痛，或闷绝倒地，如中恶之类，其得差之后，余气不歇，停住积久，有时发动，连滞停住，乃至于死，死后注易旁人，故谓之鬼疰也。""病源鬼击者，谓鬼疠之气击着于人也……一名为鬼排，言鬼排触于人也，气血虚弱，精魂衰微忽与鬼神遇相触突致之，为其所排击，轻者因而获免，重者多死也。"

宋代《太平圣惠方》也言："死后注易旁人，故谓之鬼疰也。"

可见"鬼疰""飞尸鬼击"确属传染性疾病，张仲景在汉代就能认识到"鬼疰""飞尸鬼击"这类"灭门"之患不同于一般疾病，并以獭肝散、走马汤治之，是非常可贵的。

附录一 《伤寒论》载方（113 首）

编号	方名	编号	方名
1	十枣汤	17	文蛤散
2	干姜附子汤	18	去桂加白术汤
3	干姜黄芩黄连人参汤	19	甘草干姜汤
4	大青龙汤	20	甘草汤
5	大承气汤	21	甘草附子汤
6	大柴胡汤	22	甘草泻心汤
7	大陷胸丸	23	四逆加人参汤
8	大陷胸汤	24	四逆汤
9	大黄黄连泻心汤	25	四逆散
10	小青龙汤	26	生姜泻心汤
11	小建中汤	27	白头翁汤
12	小承气汤	28	白虎加人参汤
13	小柴胡汤	29	白虎汤
14	小陷胸汤	30	白通加猪胆汁汤
15	五苓散	31	白通汤
16	乌梅丸	32	白散

续表

编号	方名	编号	方名
33	瓜蒂散	54	茯苓桂枝白术甘草汤
34	半夏泻心汤	55	枳实栀子豉汤
35	半夏散及汤	56	栀子干姜汤
36	芍药甘草汤	57	栀子甘草豉汤
37	芍药甘草附子汤	58	栀子生姜豉汤
38	当归四逆加吴茱萸生姜汤	59	栀子柏皮汤
39	当归四逆汤	60	栀子厚朴汤
40	竹叶石膏汤	61	栀子豉汤
41	赤石脂禹余粮汤	62	厚朴生姜半夏甘草人参汤
42	吴茱萸汤	63	真武汤
43	牡蛎泽泻散	64	桂枝二麻黄一汤
44	附子汤	65	桂枝二越婢一汤
45	附子泻心汤	66	桂枝人参汤
46	抵当丸	67	桂枝去芍药加附子汤
47	抵当汤	68	桂枝去芍药加蜀漆牡蛎龙骨救逆汤
48	苦酒汤	69	桂枝去芍药汤
49	炙甘草汤	70	桂枝去桂加茯苓白术汤
50	茵陈蒿汤	71	桂枝甘草龙骨牡蛎汤
51	茯苓甘草汤	72	桂枝甘草汤
52	茯苓四逆汤	73	桂枝加大黄汤
53	茯苓桂枝甘草大枣汤	74	桂枝加芍药生姜各一两人参三两新加汤

编号	方名	编号	方名
75	桂枝加芍药汤	95	黄芩加半夏生姜汤
76	桂枝加附子汤	96	黄芩汤
77	桂枝加厚朴杏子汤	97	黄连汤
78	桂枝加桂汤	98	黄连阿胶汤
79	桂枝加葛根汤	99	猪苓汤
80	桂枝汤	100	猪肤汤
81	桂枝附子汤	101	猪胆汁方（导）
82	桂枝麻黄各半汤	102	麻子仁丸
83	桔梗汤	103	麻黄升麻汤
84	桃花汤	104	麻黄汤
85	桃核承气汤	105	麻黄杏仁甘草石膏汤
86	柴胡加龙骨牡蛎汤	106	麻黄连轺赤小豆汤
87	柴胡加芒硝汤	107	麻黄附子甘草汤
88	柴胡桂枝干姜汤	108	麻黄细辛附子汤
89	柴胡桂枝汤	109	旋覆代赭汤
90	烧裈散	110	葛根加半夏汤
91	调胃承气汤	111	葛根汤
92	通脉四逆加猪胆汤	112	葛根黄芩黄连汤
93	通脉四逆汤	113	蜜煎方
94	理中丸		

附录二 《金匮要略》前二十二篇载方（205 首）

编号	方名	编号	方名
1	一物瓜蒂汤	17	大黄硝石汤
2	十枣汤	18	大黄䗪虫丸
3	人参汤	19	《千金》三物黄芩汤
4	九痛丸	20	《千金》三黄汤
5	干姜人参半夏丸	21	《千金》内补当归建中汤
6	土瓜根散	22	《千金》甘草汤
7	下瘀血汤	23	《千金》生姜甘草汤
8	大半夏汤	24	《千金》苇茎汤
9	大青龙汤	25	《千金》桂枝去芍药加皂荚汤
10	大建中汤	26	《千金》麻黄醇酒汤
11	大承气汤	27	小儿疳虫蚀齿方
12	大柴胡汤	28	小半夏加茯苓汤
13	大黄甘草汤	29	小半夏汤
14	大黄甘遂汤	30	小青龙加石膏汤
15	大黄牡丹汤	31	小青龙汤
16	大黄附子汤	32	小建中汤

续表

编号	方名	编号	方名
33	小承气汤	53	甘草泻心汤
34	小柴胡汤	54	甘草粉蜜汤
35	王不留行散	55	甘草麻黄汤
36	天雄散	56	甘遂半夏汤
37	木防己加茯苓芒硝汤	57	《古今录验》续命汤
38	木防己汤	58	四逆汤
39	五苓散	59	生姜半夏汤
40	升麻鳖甲汤	60	白术附子汤
41	风引汤	61	白术散
42	乌头汤	62	白头翁加甘草阿胶汤
43	乌头赤石脂丸	63	白头翁汤
44	乌头桂枝汤（同"《外台》乌头汤"）	64	白虎人参汤
45	乌头煎	65	白虎加桂枝汤
46	乌梅丸	66	瓜蒂散
47	文蛤汤	67	《外台》走马汤
48	文蛤散	68	《外台》茯苓饮
49	甘草干姜汤	69	《外台》桔梗白散
50	甘草干姜茯苓白术汤	70	《外台》柴胡桂枝汤
51	甘草小麦大枣汤	71	《外台》黄芩汤
52	甘草附子汤	72	半夏干姜散

编号	方名	编号	方名
73	半夏泻心汤	94	红蓝花酒
74	半夏厚朴汤	95	麦门冬汤
75	半夏麻黄丸	96	赤丸
76	头风摩散	97	赤豆当归散
77	芎归胶艾汤	98	杏子汤
78	百合地黄汤	99	牡蛎汤
79	百合鸡子汤	100	皂荚丸
80	百合知母汤	101	《近效方》术附子汤
81	百合洗方	102	《肘后》獭肝散
82	百合滑石散	103	诃黎勒散
83	当归贝母苦参丸	104	附子汤
84	当归生姜羊肉汤	105	附子粳米汤
85	当归芍药散	106	鸡屎白散
86	当归散	107	抵当汤
87	竹叶汤	108	苦参汤
88	竹皮大丸	109	苓甘五味加姜辛半杏大黄汤
89	阳旦汤	110	苓甘五味加姜辛半夏杏仁汤
90	防己地黄汤	111	苓甘五味姜辛汤
91	防己茯苓汤	112	矾石丸
92	防己黄芪汤	113	矾石汤
93	防己椒目葶苈大黄丸	114	奔豚汤

续表

编号	方名	编号	方名
115	肾气丸	135	厚朴三物汤
116	炙甘草汤	136	厚朴大黄汤
117	泻心汤	137	厚朴麻黄汤
118	泽泻汤	138	侯氏黑散
119	泽漆汤	139	桂苓五味甘草去桂加干姜细辛半夏汤
120	茵陈五苓散	140	桂苓五味甘草汤
121	茵陈蒿汤	141	桂枝去芍药加麻黄细辛附子汤
122	茱萸汤	142	桂枝加龙骨牡蛎汤
123	茯苓戎盐汤	143	桂枝加桂汤
124	茯苓杏仁甘草汤	144	桂枝加黄芪汤
125	茯苓泽泻汤	145	桂枝芍药知母汤
126	茯苓桂枝甘草大枣汤	146	桂枝汤
127	茯苓桂枝白术甘草汤	147	桂枝附子汤
128	枳术汤	148	桂枝茯苓丸
129	枳实芍药散	149	桂枝救逆汤
130	枳实薤白桂枝汤	150	桂姜枳实汤
131	柏叶汤	151	桔梗汤
132	栀子大黄汤	152	栝蒌牡蛎散
133	栀子豉汤	153	栝蒌桂枝汤
134	厚朴七物汤	154	栝蒌薤白白酒汤

续表

编号	方名	编号	方名
155	栝蒌薤白半夏汤	176	猪膏发煎
156	栝蒌瞿麦丸	177	麻子仁丸
157	桃花汤	178	麻黄加术汤
158	柴胡去半夏加栝蒌汤	179	麻黄杏仁薏苡甘草汤
159	柴胡桂姜汤	180	麻黄附子汤
160	射干麻黄汤	181	旋覆花汤
161	胶姜汤	182	越婢加术汤
162	狼牙汤	183	越婢加半夏汤
163	通脉四逆汤	184	越婢汤
164	排脓汤	185	葛根汤
165	排脓散	186	葶苈大枣泻肺汤
166	黄土汤	187	葵子茯苓散
167	黄芩加半夏生姜汤	188	硝石矾石散
168	黄芪芍药桂枝苦酒汤	189	雄黄熏方
169	黄芪建中汤	190	紫参汤
170	黄芪桂枝五物汤	191	温经汤
171	黄连粉	192	滑石代赭汤
172	蛇床子散	193	滑石白鱼散
173	崔氏八味丸	194	蒲灰散
174	猪苓汤	195	蜀漆散
175	猪苓散	196	酸枣仁汤

编号	方名	编号	方名
197	蜘蛛散	202	橘皮汤
198	薯蓣丸	203	橘枳姜汤
199	薏苡附子败酱散	204	藜芦甘草汤
200	薏苡附子散	205	鳖甲煎丸
201	橘皮竹茹汤		

附录三　主要引证书目

一、古籍类

1. ［春秋］孔子《尚书》

2. ［春秋战国］《五十二病方》

3. ［春秋战国］《黄帝内经》

4. ［战国］周公《周礼》

5. ［秦汉］《神农本草经》

6. ［秦汉］《杂疗方》

7. ［汉］司马迁《史记》

8. ［汉］刘向《说苑》（公元前 17 年）

9. ［汉］刘安《淮南子》

10. ［汉］《武威汉代医简》

11. ［汉］班固《汉书》

12. ［汉］许慎《说文解字》

13. ［汉］张仲景《金匮玉函经》

14. ［汉］《名医别录》

15. ［魏晋］吴普《吴普本草》

16. ［晋］皇甫谧《针灸甲乙经》（282 年）

17. ［晋］葛洪《肘后备急方》

18.［南朝刘宋］雷敩《雷公炮炙论》

19.［梁］陶弘景《本草经集注》

20.［梁］陶弘景《辅行诀脏腑用药法要》

21.［北魏］贾思勰《齐民要术》（533—544 年）

22.［隋］《梅师方》

23.［唐］孙思邈《备急千金要方》（652 年）

24.［唐］苏敬等《新修本草》（659 年）

25.［唐］孙思邈《千金翼方》（682 年）

26.［唐］孟诜《食疗本草》（713—741 年）

27.［唐］陈藏器《本草拾遗》（741 年）

28.［唐］王焘《外台秘要》（752 年）

29.［唐］甄权《药性论》（627 年）

30.［唐］李适《广利方》（796 年）

31.［唐］蔺道人《仙授理伤续断秘方》（841—846 年）

32.［唐］昝殷《食医心鉴》（859 年）

33.［五代］日子华《日华子本草》

34.［五代］韩保昇《蜀本草》（935—960 年）

35.［宋］刘翰、马志等《开宝本草》（973 年）

36.［宋］王怀隐等《太平圣惠方》（992 年）

37.［宋］掌禹锡等《嘉祐补注神农本草》（1057—1060 年）

38.［宋］苏颂《本草图经》（1061 年）

39.［宋］唐慎微《证类本草》（1082 年）

40.［宋］韩祗和《伤寒微旨论》（1086 年）

41.［宋］沈括《梦溪笔谈》（1086—1093 年）

42.［宋］陈承《重广补注神农本草并图经》（又名《本草别

说》)（1092 年）

43.［宋］庞安石《伤寒总病论》（1100 年）

44.［宋］寇宗奭《本草衍义》（1116 年）

45.［宋］太医院编《圣济总录》（1117 年）

46.［宋］《太平惠民和剂局方》（1151 年）

47.［宋］陈自明《妇人良方》（1237 年）

48.［宋］林亿等《新校备急千金要方例》

49.［金］成无己《注解伤寒论》（1144 年）

50.［金］成无己《伤寒明理药方论》》（1156 年）

51.［金］刘完素《宣明论方》（1172 年）

52.［金］刘完素《伤寒直格》（1186 年）

53.［元］李东垣《内外伤辨惑论》（1231 年）

54.［元］李东垣《珍珠囊补遗药性赋》

55.［元］黄公绍《韵会》（1292 年）

56.［元］王好古《汤液本草》（1298 年）

57.［元］罗天益《卫生宝鉴》（1343 年）

58.［元］朱丹溪《局方发挥》（1347 年）

59.［明］朱橚《普济方》（1406 年）

60.［明］朱橚《救荒本草》（1406 年）

61.［明］刘文泰等《本草品汇精要》（1505 年）

62.［明］李濂《李濂医史》（1513 年）

63.［明］虞抟《医学正传》（1515 年）

64.［明］陈嘉谟《本草蒙筌》（1525 年）

65.［明］李时珍《本草纲目》（1578 年）

66.［明］方隅《医林绳墨》（1584 年）

67. ［明］李中梓《雷公炮制药性解》（1622 年）

68. ［明］缪希雍《炮炙大法》（1622 年）

69. ［明］张景岳《景岳全书》（1624 年）

70. ［明］倪朱谟《本草汇言》（1624 年）

71. ［明］吴又可《温疫论》（1642 年）

72. ［清］叶天士《温热论》（1642 年）

73. ［清］杨时泰《本草述钩元》（1666 年）

74. ［清］柯韵伯《伤寒论翼》（1674 年）

75. ［清］周扬俊《金匮玉函经二注》（1687 年）

76. ［清］汪昂《本草备要》（1694 年）

77. ［清］汪昂《汤头歌诀》（1694 年）

78. ［清］张璐《本经逢原》（1695 年）

79. ［清］张璐《张氏医通》（1695 年）

80. ［清］张仲岩《修事指南》（1704 年）

81. ［清］叶桂《本草经解》（1724 年）

82. ［清］朱彝尊《食宪鸿秘》（1731 年）

83. ［清］程国彭《医学心悟》（1732 年）

84. ［清］王子接《绛雪园古方选注》（1732 年）

85. ［清］吴谦《医宗金鉴》（1742 年）

86. ［清］黄元御《长沙药解》（1753 年）

87. ［清］吴仪洛《本草从新》（1757 年）

88. ［清］徐灵胎《医学源流论》（1757 年）

89. ［清］黄宫绣《本草求真》（1769 年）

90. ［清］俞根初《通俗伤寒论》

91. ［清］吴鞠通《温病条辨》（1789 年）

92.〔清〕陈修园《长沙方歌括》(1803 年)

93.〔清〕陈修园《神农本草经读》(1803 年)

94.〔清〕陈修园《金匮方歌括》(1811 年)

95.〔清〕章楠《医门棒喝》(1829 年)

96.〔清〕邹澍《本经疏证》(1837 年)

97.〔清〕吴其濬《植物名实图考》(1848 年)

98.〔清〕凌奂《本草害利》(1862 年)

99.〔清〕周学海《读医随笔》(1891 年)

100.〔清〕周岩《本草思辨录》(1904 年)

二、近现代著作类

1. 张锡纯《医学衷中参西录》(1918—1934 年)

2. 谢观等《中国医学大辞典》(1921 年)

3. 郭沫若《甲骨文字研究》(1952 年)

4. 全国中草药汇编编写组《全国中草药汇编》(1975 年)

5. 广州中医学院《方剂学》(1979 年)

6. 邱隆等《中国古代度量衡图集》(1984 年)

7. 汪巽人等《古医籍词义》(1982 年)

8. 李培生《伤寒论讲义》(1985 年)

9. 马继兴《马王堆古医书考释》(1992 年)

10. 卢嘉锡等《中国科学技术史·度量衡卷》(2001 年)

11.《河南省中药饮片炮制规范》(2005 版)

12. 南京中医药大学《中药大辞典》(2006 年)

13. 郑金生《药林外史》(2007 年)

14. 恽铁樵《恽铁樵伤寒金匮研究》(2008 年)

15. 高学敏《中药学》（2010 年）

16. 刘渡舟《新编伤寒论类方》（2013 年）

三、国外著作

1. [朝鲜] 金礼蒙等《医方类聚》（1465 年）

2. [日本] 丹波元坚《药治通义》（1893 年）

跋

　　《医圣张仲景药法研究》编撰工作历时三年多，现将付梓，心情无比激动，回想编撰此书过程中无数次与张世臣教授研讨和反复修订的场景，至今历历在目，感慨颇多。张教授多年来从未间断对医圣张仲景所著《伤寒论》《金匮要略》原文的研读，平时也一直随身携带原书反复研究，不断发现和挖掘张仲景在药学方面的突出成就。在古文献的研读中，具备开拓创新的思维尤为重要，"见人之所未见，言人之所未言"便是张教授的谆谆教诲，此书的很多内容是张教授原创性的发掘和思考。

　　为弘扬中医药文化、振兴发展中医药事业，深入开展中药炮制传承创新研究工作以及在实践中挖掘中药炮制深层次内涵，中国中药协会与盛实百草药业有限公司在中国中医科学院、北京中医药大学的支持下，共同建设了张世臣中药炮制传承创新工作室，并于2017年2月26日，在盛实百草药业有限公司牵头举办的"2017京津冀中医药健康服务产业战略发展论坛"上顺利举行了"张世臣中药炮制传承创新工作室"揭牌仪式，会上中国中药协会房书亭会长为工作室亲笔题词："穷本草之要义，扬国药之灵气"，中国工程院院士、中央文史馆馆员王永炎教授为传承室题词："饮片炮制乃中药之根本，确保辨证用药得以实现，创新品种功效鉴定论深化学科发展"，高度赞誉张世臣教授为中医药事业所做的贡献，对工作室成立以后寄予厚望。

传承创新工作室基于创立宗旨，并根据张教授前期积累的大量研究思路，围绕中医药经典著作《伤寒论》和《金匮要略》，深入开展了相关解读和整理工作。历史上研究这两部经典的著作极为丰富，但多以中医临床或方剂运用等为主，鲜少对其在药学方面的成就进行系统完整的梳理，深入学习、研究就会领悟张仲景不仅是"医圣"，更是一位伟大的药学家，其在药学方面的贡献是非常独特而伟大的。张仲景首创以三阴三阳六经辨证为主的一系列辨证体系，奠定了中医学辨证论治的基础。张仲景方被称为"群方之祖"，其方剂对后世影响巨大。方中首次以"脚注"的形式标注药物的炮制方法，并将生熟异用理论充分应用于临床，涉及炮制方法十分丰富，其中首创大黄、地黄"蒸"而至熟，巴豆"熬研"成脂为霜，雄黄烧"烟"为砒霜而熏，以及诸药"烧灰存性"的炮制方法。张仲景临床疗病，因病选剂，亦重汤剂，除常用的汤剂、丸剂、散剂外，尚有膏煎剂、栓剂、灌肠剂、洗剂及烟熏、舌下给药、鼻腔给药、灌喉、涂面等诸给药法，这是很多现代剂型的源头。张仲景在剂型制备过程中灵活运用丰富的溶媒及介质。在服药法方面，对服药时间、服药次数均提出明确要求，并充分考虑个体差异对服用剂量进行规定，尤其重视药后调护，提出服药后"将息"。《伤寒论》和《金匮要略》所载方剂配伍精当，炮制得法，制剂合宜，服用精准，效如桴鼓，值得后人深入学习和挖掘，继承并发扬光大，真正做到"传承精华，守正创新"。

2020 年 2 月 28 日是张世臣教授八十大寿，年初与北京中医药大学中药学院董玲书记商议共同筹办"张世臣教授从事中药行业 60 周年"纪念活动，由于正值新型冠状病毒肺炎疫情发生的严重时期，此项活动未能开展。但是张教授对中药事业的执着坚守和敬业精神一直在激励和鼓舞着我们。在疫情严重无法出门期间，张教授深夜还在挑灯修改书稿内容，一首一首地核对张仲景方，并一字一句地手写记录，为此视力严重下降。张教授兢兢业业，耄耋之年仍旧笔耕不辍，始终怀着期冀中药事业不断腾飞的梦想，并一直践行习近平总书记对中医药工作做出的"传承精华，守正创新"重要指示，作为晚辈受之感染和熏陶，有感而发，特写一首藏头诗诚奉。

敬赠迟悟轩主张世臣教授

守望杏林岐黄业，

正气凛然勇往前，

创仲景方药学究，

新雅严谨至耄耋。

传道授业笔耕继，

承启中药满桃李，

精神楷模立榜样，

华夏国粹万年长。

张教授历经中药行业六十载的跌宕起伏，始终心怀梦想，不忘初心，砥砺前行，在北京中医学院教学、卫生部药政局和国家药监局注册司从政及对外交流中永葆一颗发扬和传承中医药的拳拳之心。从张教授所著《迟悟轩诗笺》一书中，我们可以深刻感受到其对家事、国事、天下事的责任与担当，言语之间流露出的爱国情怀，以及对中药事业的敬重。张教授孜孜不倦，始终未忘却对中医药古籍文献资料的挖掘。

在此次新型冠状病毒肺炎疫情救治过程中，以张伯礼院士为代表的中医药团队发挥了重要的指导作用，由《伤寒杂病论》中多个经典方剂优化组合而来的清肺排毒汤也发挥了十分重要的治疗作用，取得了很好的临床疗效。今年两会期间，习近平总书记在专家学者座谈会上也强调要加强古典医籍精华的梳理和挖掘工作，正与我们编撰《医圣张仲景药法研究》的想法吻合，更加坚定了我们努力做好这项工作的信念。

此次书籍编撰过程中，一直得到张世臣教授的耐心指导，中国中药协会房书亭会长、申诺秘书长以及盛实百草药业有限公司相关领导的大力支持，在此表示衷心的感谢！书中"《伤寒论》《金匮要略》临床药效学及急救法之探"一章得到了张世臣教授之子张旭老师的全力协助，一并表示真挚的感谢！传承工作室的成员也一直认真核对古籍，反复查阅文献资料，仔细校对书稿，尽量避免书籍中出现一些不该有的错误，但编写水平以及对张仲景用药思想的理解和挖掘程度还有待提高，出版后将会不断修订和完善本书，同时也希望各位专家和同仁不吝赐教和批评指正！

张世臣中药炮制传承创新工作室　曹丽娟

2020 年 8 月